70 项护理操作技术
图解与评分标准

主编 / 贾彦彩　　刘　颖

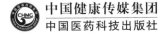

中国健康传媒集团

中国医药科技出版社

内 容 提 要

　　本书根据"全国卫生系统护士岗位技能训练和竞赛活动"和"'优质护理服务示范工程'活动方案"的要求,详细介绍了70项护理技术操作流程和评分标准并配以关键步骤的图解。为了更好地改善护患关系,本书新增"护理技能操作语言沟通规范"一章,最后配以常用护理参考值等附录。该书图文并茂,步骤清晰,便于学习和操作。

　　本书简明扼要、形象易懂,便于护理人员尽快掌握护理操作技术,适用于医院的护理人员、护理管理人员及在校的护士学员,是护理人员培训、考试的参考书。

图书在版编目（CIP）数据

　　70项护理操作技术图解与评分标准／贾彦彩,刘颖主编.—北京：中国医药科技出版社,2017.7

　　ISBN 978 - 7 - 5067 - 9411 - 4

　　Ⅰ.①7… Ⅱ.①贾… ②刘… Ⅲ.①护理 - 图集 Ⅳ.①R47 - 64

　　中国版本图书馆 CIP 数据核字（2017）第 166709 号

70 项护理操作技术图解与评分标准

美术编辑	陈君杞
版式设计	张　璐

出版　**中国健康传媒集团**｜中国医药科技出版社
地址　北京市海淀区文慧园北路甲 22 号
邮编　100082
电话　发行：010 - 62227427　邮购：010 - 62236938
网址　www. cmstp. com
规格　710 × 1020mm ¹⁄₁₆
印张　20¾
字数　371 千字
版次　2017 年 7 月第 1 版
印次　2021 年 6 月第 4 次印刷
印刷　三河市万龙印装有限公司
经销　全国各地新华书店
书号　ISBN 978 - 7 - 5067 - 9411 - 4
定价　**59.00 元**

获取新书信息、投稿、为图书纠错,请扫码联系我们。

编委会

前　言

　　护理学是一门实践性、应用性很强的学科。随着护理工作模式的转变，护理学的理论和实践研究也发生了深刻变化；而且随着医学科学的迅速发展，护理新技术、新方法不断涌现。为进一步规范常用护理技术操作程序，提高护士实际操作能力，保障护理安全，同时为护理管理者提供考核标准，《70 项护理操作技术图解与评分标准》根据原卫生部"全国卫生系统护士岗位技能训练和竞赛活动"和"'优质护理服务示范工程'活动方案"的要求，为规范护理人员的操作行为，真正为患者提供优质的护理服务，本着应用于临床、指导实践的原则，全面、系统地将 70 项护理技术操作项目逐一细化成操作流程和评分标准并配以关键步骤的图解。每一项护理操作本着深化"以患者为中心"的服务理念，注重了操作前评估、操作过程中与患者的交流及操作后整体评价，并将每一操作步骤和评分标准进行细化，使护理人员在培训中更加明确每一步骤的操作方法和评分原则，指导护理人员在临床实践中更加规范、科学地为患者实施护理活动，提高护理技术水平，通过精湛、人性化的护理技能，为患者提供更高质量的护理。

　　本书内容涉及清洁与舒适管理，营养与排泄，身体活动管理，皮肤、伤口、造口护理，气道护理，引流护理，常用监测技术，常用标本采集，给药治疗与护理，孕产期护理，新生儿及婴儿护理，急救技术等 70 项护理技术。为了更好地改善护患关系，本书新增"护理技能操作语言沟通规范"一章，最后配以常用护理正常值等附录。内容图文并茂，步骤清晰，便于学习和操作。

　　本书简明扼要、形象易懂，便于护理人员尽快掌握护理操作技术，适用于医院的护理人员、护理管理人员及在校的护士学员，是护理人员培训、考试的参考书。鉴于编者水平有限，书中难免会有一些疏漏或不成熟之处，敬请广大读者批评指正。

编者
2017 年 6 月

目 录

第一章　清洁与舒适管理

（一）指征

1. 直接接触患者前后。
2. 无菌操作前后。
3. 处理清洁或者无菌物品之前。
4. 穿、脱隔离衣前后，摘手套后。
5. 接触不同患者之间或者从患者身体的污染部位移动到清洁部位时。
6. 处理污染物品后。
7. 接触患者的血液、体液、分泌物、排泄物、黏膜、皮肤或者伤口敷料后。

（二）按部就班——操作和实施步骤

1. 洗手

（1）湿手：用流动水湿润双手。

（2）涂皂：取适量皂液涂抹所有手部皮肤。

（3）揉搓（七步洗手法）

①掌心相对，手指并拢互相搓擦；

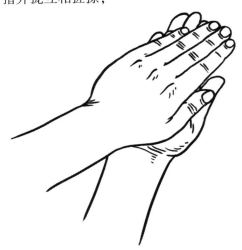

1

②手心对手背，沿指缝互相搓擦；

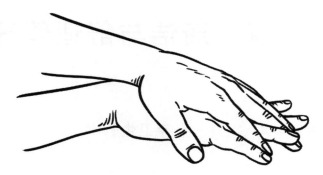

③掌心相对，双手交叉，沿指缝相互搓擦；

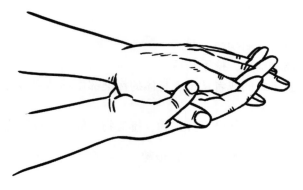

④弯曲各手指关节，双手相扣进行搓擦；

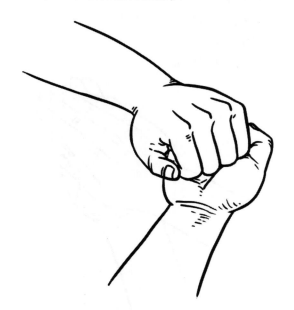

⑤一手握另一手大拇指，旋转搓擦，交换进行；

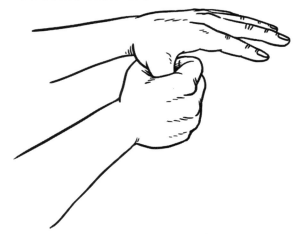

⑥一手指尖在另一手掌心旋转搓擦，交换进行；

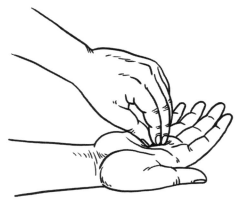

⑦一手环握另一手腕旋转搓擦，左右交替。

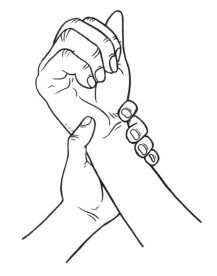

（4）冲洗：用流动水冲洗、清洗双手。

（5）干手：用一次性纸巾或自动烘手机干燥双手。

2. 手消毒

（1）取适量的速干手消毒剂于掌心。

（2）严格按照七步洗手法的揉搓步骤进行揉搓。

（3）揉搓时保证手消毒剂完全覆盖手部皮肤，直至手部干燥使双手达到消毒目的。

（三）未雨绸缪——操作的注意事项

1. 如果手部皮肤无可见污染（血迹、分泌物等），可使用速干手消毒剂作为手卫生方法；当手上有血迹或分泌物等明显污染时，必须洗手；有耐药菌流行或暴发时，洗手时建议使用抗菌皂液。

2. 医务人员进行侵入性操作时应当戴无菌手套，戴手套前后应当洗手。一次性无菌手套不得重复使用。

3. 掌握正确洗手和手消毒方法，应注意清洗手心、手背、指尖、指缝及手掌的各个关节，时间不少于 15 秒。

4. 洗手时如水龙头为手拧式开关，采用防止手部再污染的方法关闭水龙头。

5. 手部不佩戴戒指等饰物。

（四）评分标准

一般洗手操作考核评分标准

项目	操作流程与标准	分值	扣分细则
操作前准备	1. 着装整洁（修剪指甲、锉平甲缘，清除指甲下的污垢）。	6	一项不符合要求扣 1 分。
	2. 用物：肥皂液或肥皂、干净毛巾（纸巾或暖风吹手设备）、指甲刀、流动自来水及水池设备。	7	缺一项扣 1 分。
	3. 用物准备 1 分钟。	2	超时 1 分钟扣 2 分。
操作流程	1. 取下手表，卷袖过肘。	4	一项不符合要求扣 2 分。
	2. 打开水龙头，湿润双手。	4	未用流动水扣 2 分，未湿润扣 4 分。
	3. 取适量肥皂液或洁净肥皂。	5	一项不符合要求扣 2 分。
	4. 双手揉搓（应用七步洗手法）：①掌心相对，手指并拢互相搓擦；②手心对手背，沿指缝互相搓擦；③掌心相对，双手交叉，沿指缝相互搓擦；④弯曲各手指关节，双手相扣进行搓擦；⑤一手握另一手大拇指，旋转搓擦，交换进行；	42	擦洗不到位一处扣 3 分，手法不对一处扣 3 分，漏掉一步扣 6 分。

项目	操作流程与标准	分值	扣分细则
	⑥一手指尖在另一手掌心旋转搓擦，交换进行；⑦一手握住另一手腕部旋转搓擦手腕、手臂达腕上6cm（非手术前洗手者达腕关节上5cm即可），双手交换进行。		
	5. 每个步骤搓洗时间不少于10秒。	6	每步搓洗时间不符合要求扣1分。
	6. 流动水下彻底冲洗。	5	未用流动水扣3分，冲洗不彻底扣2分。
	7. 关闭水源。	5	关闭不符合要求扣5分。
	8. 用一次性纸巾或毛巾彻底擦干，或者用干手机干燥双手。	4	擦拭用物不符合要求扣4分。
评价	1. 操作熟练、规范。	5	操作不熟练扣2分，操作不规范扣2分。
	2. 掌握洗手要领。	5	未掌握洗手要领一处扣1分。
	3. 在规定时间内完成操作。		每超时1分钟扣2分。

外科手消毒操作考核评分标准

项目	操作流程与标准	分值	扣分细则
操作前准备	1. 着装整洁、戴口罩（修剪指甲、锉平甲缘，清除指甲下的污垢）。	6	一项不符合要求扣2分。
	2. 用物：消毒液、灭菌刷（或小纱布）、无菌纱布（或小毛巾）、指甲刀、流动自来水及水池设备。	7	缺一项扣1分。
	3. 用物准备1分钟。	2	超时1分钟扣2分。

续表

项目	操作流程与标准	分值	扣分细则
操作流程	1. 取下手表或饰物，卷袖过肘。	4	一项不符合要求扣2分。
	2. 检查无菌纱布，打开备用。	2	未检查扣2分
	3. 打开水龙头，流动水冲洗双手、前臂和上臂下1/3。	4	未用流动水冲洗扣2分，漏掉一处扣2分。
	4. 取肥皂液3.5～7ml，擦洗双手。	5	取消毒液过少或过多扣2分，擦洗时间不符合要求扣3分。
	5擦洗顺序：①～⑦按照七步洗手法。⑧清洗前臂，至肘上1/3，流动水冲洗。	16	擦洗不到位一处扣1分，漏擦一处扣2分。
	6. 每个步骤搓洗时间不少于10秒。	6	每步搓洗时间不符合要求扣1分。
	7. 取适量手消毒剂揉搓双手，①～⑦按照七步洗手法。⑧清洗前臂，至肘上1/3。	8	一项不符合要求扣2分。
	8. 每个步骤搓洗时间不少于10秒。	6	每步搓洗时间不符合要求扣1分。
	9. 双臂屈曲于胸前，将肘部置于最低位，流动水下彻底冲洗。	4	一项不符合要求扣2分。
	10. 取无菌巾自手部向上臂方向依次拭干已刷洗过的部位。	10	擦拭方法不对扣5分。污染一次扣5分。
	11. 取适量手消毒剂揉搓双手（按七步洗手法）、前臂和上臂下1/3。	8	未按七步洗手法揉搓一处扣1分，漏掉一处扣2分。
	12. 至消毒剂干燥。	2	
评价	1. 操作熟练、规范。	5	操作不熟练扣2分，操作不规范扣2分。
	2. 达到外科手消毒指征，掌握洗手要领。	5	未掌握洗手要领一处扣1分。
	3. 在规定时间内完成操作。		每超时1分钟扣2分。

｜二、无菌技术｜

无菌技术是指专门用于防止微生物污染的技术，执行无菌技术可以减少乃至杜绝患者因诊断、治疗和护理所引起的意外感染。

无菌技术是创造无菌条件。因为肉眼难以察觉微生物的污染，所以工作人员必须树立无菌观念，明确无菌物品、有菌物品、无菌区域和有菌区域的概念。凡已经过灭菌且未被污染的物品称为无菌物品。未经灭菌或灭菌后被污染的物品为有菌物品。已经过灭菌未被污染的区域称为无菌区域。未经灭菌或灭菌后被污染的区域称有菌区域。

（一）评估

环境宽敞、符合无菌原则，各种无菌物品符合规范要求，摆放合理。

（二）操作一般步骤

1. 衣帽整齐、洗手、戴口罩。
2. 用物准备：治疗盘、无菌敷料巾、无菌持物钳罐、无菌持物钳、无菌敷料罐、外用无菌溶液、无菌手套。
3. 查看治疗巾有效期。取治疗巾，双折铺于治疗盘上，将上层折成扇形，边缘向外。
4. 查看无菌物品名称、有效期。
5. 根据所需无菌盘的用途取相应的无菌物品置于无菌盘内。
6. 检查无菌溶液的有效期、药液质量、包装瓶质量。
7. 按无菌操作原则消毒瓶口，打开瓶塞冲洗瓶口，按要求倒溶液于治疗碗内。
8. 覆盖无菌巾，将正面向上翻折两次，两侧向下反折，注明铺盘日期和时间并签名。
9. 分别在打开的无菌敷料巾、无菌持物钳罐、无菌敷料罐、无菌溶液瓶上注明打开日期、时间。
10. 戴手套：检查有效期、号码。按无菌原则正确戴手套，保证手套不被污染。
11. 脱手套：正确摘脱手套，保持双手不被污染。
12. 处理用物，分类放置。

（三）无菌持物钳的使用方法

1. 取放无菌钳时，钳端闭合向下，不可触及容器口边缘，用后立即放回容器内。

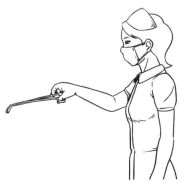

2. 取远处物品时，应当连容器一起搬移到物品旁使用。

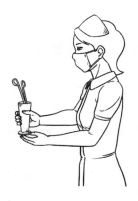

（四）无菌容器使用法

1. 打开无菌容器时，应将盖子全部打开，容器盖内面朝上置于稳妥处，或者拿在手中。

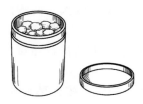

2. 从中取物品时，避免物品触碰边缘而污染。

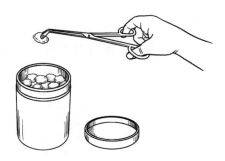

（五）取用无菌溶液法

1. 打开瓶口橡胶塞，消毒瓶口边缘。

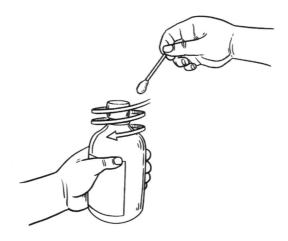

用持物钳翻起瓶盖。

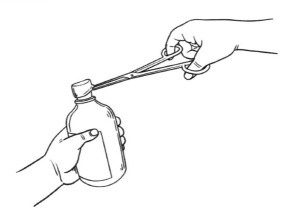

向下旋转消毒。

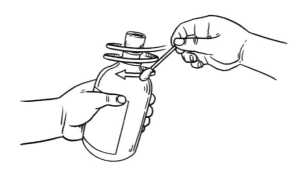

　　2. 手握标签面，先倒少量溶液于弯盘内，再由原处倒所需液量于无菌容器内。

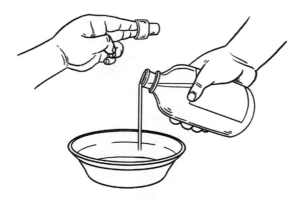

3. 取用后立即塞上橡胶塞，消毒瓶塞边缘后盖紧。

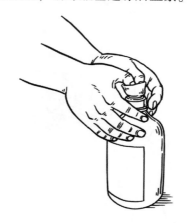

（六）戴无菌手套法

1. 打开包皮，捏住手套的翻折部分（手套内面）。

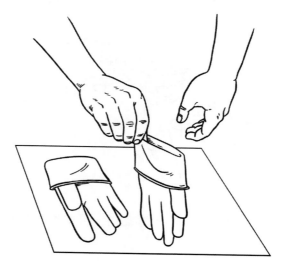

取出手套，左手对准五指戴上。

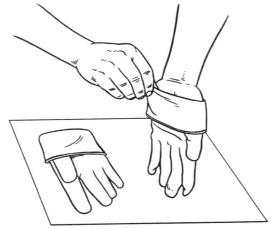

再用戴好无菌手套的手插入另一手套翻折内面（手套外面）。

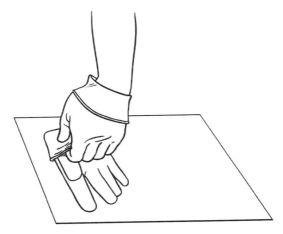

同法将右手手套戴好。

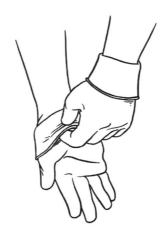

2. 双手对合交叉调整手套位置，将手套翻边扣套在工作服衣袖外面。

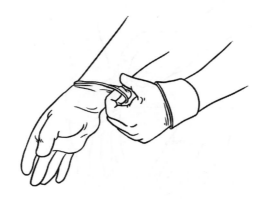

3. 脱手套：一手捏住另一手套腕部外面。

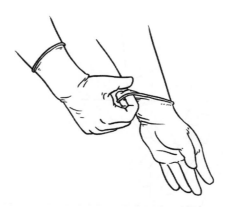

翻转脱下。

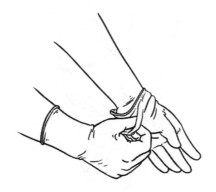

再以脱下手套的手插入另一手套内侧，将其往下翻转脱下。

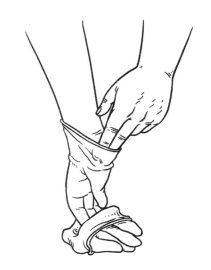

（七）铺无菌盘

1. 打开无菌包，夹无菌巾于盘上。

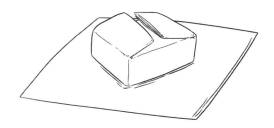

2. 放物品于盘内。

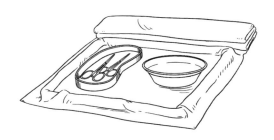

3. 打开无菌溶液，消毒瓶口边缘，倒取无菌溶液。

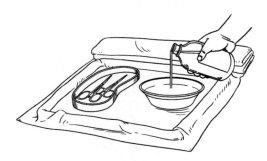

4. 将无菌巾边沿对齐盖好。

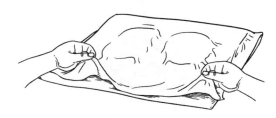

（八）未雨绸缪——操作的注意事项

1. 无菌操作前30分钟应停止清扫工作，避免尘埃飞扬。

2. 无菌物品必须与非无菌物品分开放置，并且有明显标识。无菌物品不可暴露在空气中，应存放于无菌包或无菌容器中。

3. 进行无菌操作时，操作者身体应与无菌区保持一定距离。取放无菌物品时，应面向无菌区。取用无菌物品时应使用无菌持物钳。手臂应保持在腰部或治疗台面以上，不可跨越无菌区，手不可直接接触无菌物品。

4. 无菌物品一经取出即使未用，也不可放回无菌容器内。如用物疑有污染或已被污染，应予以更换并重新灭菌。

5. 一套无菌物品只供一位患者使用一次。

（九）评分标准

项目	操作流程与标准	分值	扣分细则
操作前准备	1. 着装整洁，洗手，戴口罩。	3	一项不符合要求扣1分。
	2. 用物：治疗盘、无菌持物钳包、无菌巾包、无菌棉球罐、无菌容器两个（分别放治疗碗与血管钳）、无菌手套、无菌溶液、碘伏、棉签、弯盘、便条纸、笔、表。	5	缺一项扣1分。
	3. 用物准备3分钟。	2	超时1分钟扣2分。

项目	操作流程与标准	分值	扣分细则
评估	环境整洁,有宽敞的操作台。	5	评估不全面少一项扣1分,未评估不得分。
操作流程	(一)无菌持物钳的使用方法 1. 检查无菌持物钳包有无破损、潮湿,消毒指示胶带是否变色及其有效期。	3	检查不全面扣2分,不检查扣3分。
	2. 打开无菌钳包,取出持物钳罐置于治疗台面上。	5	打包及取持物钳手法不符合要求各扣1分,横跨一次扣2分,污染一次扣5分。
	3. 取放无菌钳时,钳端闭合向下,不可触及容器口边缘,用后立即放回容器内;取远处物品时,应当连容器一起搬移到物品旁使用。	9	钳端未闭合扣2分,远处取物方法不对扣3分,横跨一次扣2分,污染一次扣5分。
	4. 标明打开日期及时间。	2	未注明日期、时间各扣1分。
	(二)无菌容器使用法 1. 检查无菌容器消毒指示胶带是否变色及其有效期。	3	检查不全面扣2分,不检查扣3分。
	2. 打开无菌容器时,应将盖子全部打开,容器盖内面朝上置于稳妥处,或者拿在手中。	4	容器盖未全打开扣2分,未将容器盖内面朝上扣2分。
	3. 从中取物品时,避免物品触碰边缘而污染。	8	横跨一次扣2分,污染一次扣5分。
	4. 用毕即将容器盖严。	2	未将容器盖严扣2分。
	5. 手持无菌容器时,应当托住底部。	2	持无菌容器手法不对扣2分。
	(三)取用无菌溶液法 1. 检查、核对无菌溶液。	3	检查不全面扣2分,不检查扣3分。
	2. 打开瓶口橡胶塞,消毒瓶口边缘后取下瓶塞。	3	消毒不规范扣1分,未消毒扣2分。
	3. 手握标签面,先倒少量溶液于弯盘内,再由原处倒所需液量于无菌容器内。	8	未握标签面扣1分,未冲洗瓶口扣2分,溶液量不足扣2分,横跨一次扣2分,污染一次扣5分。
	4. 取用后立即塞上橡胶塞,消毒瓶塞边缘后盖紧。	3	未及时塞瓶塞扣1分,未消毒扣2分。
	5. 记录开瓶日期、时间,已打开的溶液有效使用时间是24小时。	2	未注明日期、时间各扣1分。

续表

项目	操作流程与标准	分值	扣分细则
	（四）戴无菌手套法		
	1. 选择尺码合适的无菌手套，检查有无破损、潮湿及其有效期。	5	手套型号不合适扣 2 分，检查不全面扣 2 分，不检查扣 3 分。
	2. 取下手表，洗手。	2	一项不符合要求扣 1 分。
	3. 打开包皮，捏住手套的翻折部分（手套内面），取出手套，右手对准五指戴上。再用戴好无菌手套的手插入另一手套翻折内面（手套外面），同法将左手手套戴好。	8	横跨一次扣 2 分，污染一次扣 5 分。
	4. 双手对合交叉调整手套位置，将手套翻边扣套在工作服衣袖外面。	2	手套戴好后不标准扣 2 分。
	5. 脱手套：一手捏住另一手套腕部外面，翻转脱下，再以脱下手套的手插入另一手套内侧，将其往下翻转脱下。	2	脱手套方法不对扣 2 分。
操作流程	**铺无菌盘**		
	1. 检查无菌物品名称及灭菌日期；检查无菌包有无破损、潮湿，消毒指示胶带是否变色及其有效期。	4	横跨一次扣 2 分；污染一次扣 5 分，未检查一项扣 1 分，无菌包不符合要求扣 2 分，有过期物品一件扣 4 分。
	2. 擦治疗盘。	2	未擦治疗盘扣 2 分。
	3. 打开无菌持物钳包，取出持物钳罐置于治疗台面上，并注明开包日期及时间。	5	打包及取持物钳手法不符合要求各扣 2 分，未注明开包日期及时间各扣 1 分。
	4. 打开无菌包，夹无菌巾于盘上，剩余物品按原折包好，注明开包日期及时间。	5	未按原折包好扣 2 分，未注明开包日期及时间各扣 1 分。
	5. 将无菌巾双折平铺于盘上，将上层呈扇形折叠到对侧，边缘向外。	3	不符合要求扣 3 分。
	6. 放下列物品：（治疗碗、血管钳）于盘内，干棉球于治疗碗内，记录开启日期及时间。	10	持物钳使用不符合要求扣 3 分，漏取一件扣 2 分，未注明日期及时间各扣 1 分。
	7. 打开无菌溶液，消毒瓶口边缘，倒取无菌溶液；消毒瓶塞边缘后盖紧，注明开瓶日期及时间。	12	不符合要求一处扣 2 分，未注明日期及时间各扣 1 分。
	8. 整理治疗盘内物品。	2	物品放置杂乱扣 2 分。
	9. 将无菌巾边沿对齐盖好，将开口处向上折返两次，两侧边缘向下反折一次。	4	不符合要求一处扣 1 分。

注：本栏中（一）、（二）、（三）、（四）各占 100 分的 19 分。

项目	操作流程与标准	分值	扣分细则
	10. 注明铺盘日期及时间。	2	未注明日期及时间各扣1分。
	11. 选择型号合适的无菌手套，打开包皮，捏住手套的翻折部分（手套内面），取出手套，对准五指戴上。再用戴好无菌手套的手插入另一手套翻折内面（手套外面），同法将手套戴好。	6	手套型号不合适扣3分，一处不符合要求扣2分。
	12. 双手对合交叉调整手套位置，将手套翻边扣套在工作服衣袖外面。	2	手套戴好后不标准扣2分。
	13. 脱手套：一手捏住另一手套腕部外面，翻转脱下，再以脱下手套的手插入另一手套内侧，将其往下翻转脱下。	2	脱手套方法不对扣2分。
	14. 整理用物。	2	漏掉一件扣1分。
评价	1. 操作准确、熟练，查对规范。	5	操作不熟练扣1分，查对不规范扣2分。
	2. 无菌原则强。	5	污染三次以上不得分。
	3. 在规定时间内完成操作。		每超时1分钟扣2分。

三、口腔护理

（一）运筹帷幄——评估、计划和观察要点

1. 评估患者的病情、意识、配合程度。

2. 观察口唇、口腔黏膜、牙龈、舌苔有无异常，口腔有无异味，牙齿有无松动，有无活动性义齿。

（二）按部就班——操作和实施步骤

1. 衣帽整洁，洗手，戴口罩。

2. 准备用物：治疗盘、治疗碗、盐水棉球、弯血管钳、小镊子、弯盘、压舌板、纱布、吸水管、颌下巾、另备手电筒、漱口溶液、液体石蜡油、棉签。

3. 携用物至床旁，核对床号、姓名。协助患者侧卧，头偏向护士。取颌下巾围于患者颌下，置弯盘于口角旁，有义齿者取下。

4. 将治疗碗移向近侧，用血管钳和镊子使生理盐水与棉球充分均匀地浸湿并清点棉球的数量。左手持小镊子夹棉球，右手持血管钳在弯盘上接取并将多余水分挤掉后擦拭口唇。

5. 用血管钳夹住棉球由内向外擦拭远侧、近侧颊部，远侧、近侧上下牙齿外面，远侧、近侧上下牙齿内面，远侧、近侧上下牙齿咬合面。

6. 擦洗上腭、舌面、舌下及口腔底部。

7. 擦洗完毕，协助患者使用吸水管漱口，漱口不少于两次。用颌下巾擦干颌面部。

8. 取压舌板和手电筒检查口腔情况并评估口腔护理效果，观察口腔是否清洁，黏膜和牙龈有无损伤，口唇涂石蜡油，再次清点棉球数量。

9. 协助患者取舒适卧位，整理床单位。

10. 处理用物，分类放置。

11. 洗手，记录。

（三）操作图解

1. 用手电筒检查患者口腔情况，协助患者头偏向一侧，铺治疗巾，弯盘置于患者口角旁。

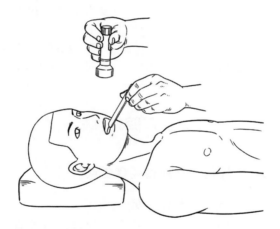

2. 注意血管钳使用方法。

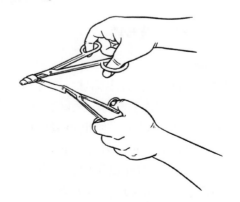

3. 擦洗牙齿左上内侧面至门齿、左上咬合面至门齿、左下内侧面至门齿、

左下咬合面至门齿、左侧颊部。每擦洗一处更换一个棉球。

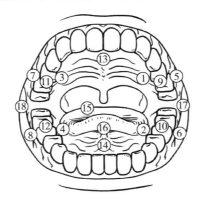

（四）护患配合——评价和指导要点

1. 告知患者口腔护理的目的和配合方法。

2. 指导患者正确的漱口方法。

（五）未雨绸缪——操作的注意事项

1. 操作时避免血管钳触及牙龈或口腔黏膜。

2. 昏迷或意识模糊的患者棉球不能过湿，操作中注意夹紧棉球，防止遗留在口腔内，禁止漱口。

3. 有活动性义齿的患者协助其清洗义齿。

4. 使用开口器时从磨牙处放入。

5. 选择合适的口腔护理溶液及用物。根据口腔 pH 值或遵医嘱选择合适的口腔护理溶液。

（六）评分标准

项目	操作流程与标准	分值	扣分细则
操作前准备	1. 着装整洁，洗手，戴口罩。	3	一项不符合要求扣 1 分。
	2. 准备用物：治疗盘、治疗碗（内盛温水、吸管）、血管钳（两把）、压舌板、纱布、治疗巾、弯盘、石蜡油、棉球、棉棒、手电筒、开口器（必要时）。	5	缺一项扣 1 分。
	3. 用物准备 3 分钟。	2	超时 1 分钟扣 2 分。
评估	1. 了解患者身体状况、口腔情况及有无活动义齿等。	5	未评估不得分，评估不全面少一项扣 1 分。
	2. 向患者解释口腔护理的目的，取得患者的配合。	5	

项目	操作流程与标准	分值	扣分细则
操作流程	1. 备齐用物，携至患者床旁，查对治疗护理项目执行单和腕带信息（床号、姓名、性别、住院号），问候患者。	5	未问候扣1分，查对不认真扣2分，未查对扣4分。
	2. 向患者解释操作目的及方法，取得其合作。	4	解释不到位扣2分，未解释扣4分。
	3. 安全与舒适：患者体位舒适，病房环境整洁安全。	3	一项不符合要求扣1分。
	4. 用手电筒检查患者口腔情况，协助患者头偏向一侧，铺治疗巾，弯盘置于患者口角旁。	3	一项不符合要求扣1分。
	5. 协助清醒患者用温水漱口，指导患者正确漱口方式，避免呛咳。	3	未漱口扣3分。
	6. 清点棉球数量，用棉棒清洁口唇，嘱患者轻咬上下齿，用压舌板轻轻撑开左侧颊部，用血管钳夹棉球擦洗上、下齿左外侧面，由内向门齿纵向擦拭（注意血管钳使用方法）。	6	一项不符合要求扣1分。
	7. 同法擦洗右外侧面。	6	一项不符合要求扣1分。
	8. 嘱患者张口，擦洗牙齿左上内侧面至门齿、左上咬合面至门齿、左下内侧面至门齿、左下咬合面至门齿、左侧颊部。每擦洗一处更换一个棉球。	12	未嘱张口扣1分，擦洗顺序不对一处扣1分，擦洗不到位一处扣1分。漏掉一处扣2分。钳端碰到牙齿一处扣1分。棉球湿度不符合要求扣3分，擦洗过程中未询问患者感受扣5分，未核对棉球数量扣1分。
	9. 同法擦洗另一侧，擦洗舌面、硬腭、舌根部（每个棉球只擦一面，棉球以不滴水为宜，擦洗过程中注意询问患者感受）。擦洗完毕，核对棉球数量。	16	
	10. 协助患者漱口（昏迷患者严禁漱口），擦口周围，撤去弯盘，撤治疗巾。	4	一项不符合要求扣1分。
	11. 用手电筒检查口腔，有口腔黏膜溃疡时，遵医嘱给予适当药物，口唇干裂涂石蜡油。	2	一项不符合要求扣1分。
	12. 再次核对并在治疗护理项目单上签字。协助患者取舒适卧位，交待注意事项。	3	卧位不适扣1分，交待不全扣1分，未交待扣2分。
	13. 整理床单位及用物。	3	未整理扣2分，漏一件扣1分。

项目	操作流程与标准	分值	扣分细则
评价	1. 操作轻柔、熟练，查对规范。	3	操作不熟练扣 1 分，查对不规范扣 2 分。
	2. 与患者沟通有效。	4	未有效沟通扣 1 分。
	3. 爱伤观念强。	3	爱伤观念差酌情扣 1~2 分。
	4. 在规定时间内完成操作。		每超时 1 分钟扣 2 分。

四、会阴护理

（一）评估与观察要点

1. 了解患者病情、意识、配合程度，有无尿失禁及留置导尿管。
2. 评估病室温度及遮蔽程度。
3. 观察患者会阴部皮肤黏膜状况、分泌物性质及量、伤口状况。

（二）按部就班——操作和实施步骤

1. 会阴冲洗

（1）衣帽整洁，洗手，戴口罩。

（2）准备用物：治疗盘、量杯（内盛温度为41~43℃的冲洗液）、弯盘、大棉球、长镊子、便盆、尿垫。

（3）携用物至患者床旁，核对床号、姓名并解释，遮挡患者。

（4）协助患者取仰卧位，双腿屈曲分开，褪去对侧裤腿，盖在近侧腿上，对侧腿用盖被遮盖，露出外阴。

（5）将尿垫及便盆置于患者臀下，使便盆平面置于患者臀部。

（6）持量杯，测试冲洗液温度，持镊子夹紧棉球，边擦拭边冲洗，由内至外，由上至下，先清洁尿道口周围，后清洁肛门，每擦洗一次均应更换棉球。留置尿管者，由尿道口处向远端依次用消毒棉球擦洗。会阴部有伤口者，由伤口处向远端依次用棉球擦洗。

（7）冲洗后持镊子夹纱布擦干会阴部，协助患者抬高臀部，取出便盆。

（8）协助患者恢复舒适体位并穿好衣裤，整理床单位。

（9）处理用物，分类放置，洗手。

2. 会阴擦洗

（1）衣帽整洁，洗手，戴口罩。

（2）准备用物：治疗盘、弯盘、碘伏棉球、长镊子、手套。

（3）携用物至患者床旁，核对床号、姓名，做好解释。遮挡患者。

（4）协助患者取仰卧位，双腿屈曲稍分开，褪去对侧裤腿，盖在近侧腿上，对侧腿用盖被遮盖，露出外阴。

（5）患者臀下垫治疗巾，将弯盘置于外阴处。

（6）戴手套，一手分开大阴唇，一手持镊子夹消毒棉球由内向外，自上而下，擦洗会阴，先清洁尿道口，后清洁肛门。每个棉球只用一次。留置尿管者，由尿道口处向远端依次用消毒棉球擦洗。

（7）撤去会阴消毒用物，脱下手套，协助患者恢复舒适体位并穿好衣裤，整理床单位。

（8）处理用物，分类放置，洗手。

（三）护患配合——评价和指导要点

1. 告知患者会阴护理的目的及配合方法。
2. 告知女性患者观察阴道分泌物的性质，有无异味等。

（四）未雨绸缪——操作的注意事项

1. 水温适宜。
2. 女性患者月经期宜采取会阴冲洗。
3. 为患者保暖，保护隐私。
4. 避免牵拉引流管、尿管。

（五）评分标准

项目	操作流程与标准	分值	扣分细则
操作前准备	1. 着装整洁，洗手，戴口罩	3	一项不符合要求扣1分。
	2. 用物：橡胶手套、一次性垫单、一次性换药碗、棉球、碘伏、污物桶1个。	5	缺一项扣1分，一项不合要求扣1分。
	3. 用物准备3分钟。	2	超时1分钟扣2分。
评估	1. 评估患者病情、会阴清洁度及外阴皮肤情况。	5	评估不全面少一项扣1分，未评估不得分。
	2. 评估患者导尿管是否通畅。	5	

项目	操作流程与标准	分值	扣分细则
操作流程	1. 备齐用物，携至床旁，查对治疗护理项目单和腕带信息（床号、姓名、性别、住院号），问候患者。	5	未问候扣1分，查对不认真一项扣2分，未查对扣4分。
	2. 向患者解释操作目的和配合方法，取得合作。拉上床幔，关闭门窗。	6	未解释扣4分，解释不到位扣2分。其余一项不符合要求扣1分。
	3. 舒适与安全：病室清洁、温度适宜，患者卧位舒适、安全。	3	一项不符合要求扣1分。
	4. 协助患者取仰卧位，松开衣裤，暴露会阴部，臀下垫一次性垫单。	5	一项不符合要求扣1分。
	5. 观察会阴部清洁度，皮肤有无破损，炎症，有无分泌物过多。	5	未观察扣5分。观察不到位扣2分。
	6. 打开换药碗，准备碘伏棉球。	5	横跨一次扣2分，污染一次扣5分。棉球数量不够扣3分。
	7. 戴手套，轻轻提起导尿管，沿导尿管口依次用碘伏棉球擦洗。擦洗顺序男性为：尿道口 – 龟头 – 冠状沟 – 阴茎 – 尿管（距尿道口5cm以上）；女性为：尿道口 – 阴道口 – 小阴唇—大阴唇 – 会阴 – 肛门 – 尿管。每擦洗一处需更换棉球。如患者有会阴部切口，也应轻轻擦净。有外阴伤口者，操作时注意观察外阴伤口周围组织有无红肿，分泌物性质和伤口愈合情况。擦洗过程中注意询问患者感受，适时安慰鼓励患者。	32	未戴手套扣2分，擦洗顺序不对一处扣3分，漏擦一处扣5分，擦洗不彻底一处扣5分，未更换棉球一个扣5分，未观察扣2分，未安慰鼓励患者扣2分。
	8. 擦洗完毕，撤下一次性垫单，摘手套，为患者穿好衣裤。	3	一项不符合要求扣1分。
	9. 协助患者取舒适体位，再次核对并签字，交待注意事项。	3	卧位不适扣1分，交待不全扣1分，未交待扣2分。
	10. 整理床单位及用物。	3	未整理扣2分，漏一件扣1分。
评价	1. 操作准确、熟练，查对规范。	3	操作不熟练扣1分，查对不规范扣2分。
	2. 与患者沟通有效。	4	未有效沟通扣1分。
	3. 爱伤观念强。	3	爱伤观念差酌情扣1~2分。
	4. 在规定时间内完成操作。		每超时1分钟扣2分。

┃五、协助沐浴和床上擦浴┃

（一）运筹帷幄——评估、计划和观察要点

1. 评估患者的病情、自理能力、沐浴习惯及合作程度。
2. 评估病室或浴室环境。
3. 评估患者皮肤状况。
4. 观察患者在沐浴中及沐浴后的反应。

（二）按部就班——操作和实施步骤

1. 协助沐浴

（1）向患者解释沐浴的目的及注意事项，取得配合。
（2）调节室温和水温。
（3）必要时护理人员护送进入浴室，协助穿、脱衣裤。
（4）观察病情变化及沐浴时间。

2. 床上擦浴

（1）衣帽整洁，洗手。
（2）准备用物：毛巾、浴巾、浴皂、梳子、护肤剂、脸盆、水桶、清洁衣裤和被服、便器、屏风，根据患者需要另备会阴冲洗用物。
（3）携用物至床旁，核对患者并询问有无特殊的用物需求，向患者解释。遮挡患者。
（4）协助患者移近护士侧，并采取舒适体位，保持身体平衡，盖上浴巾，将毛巾浸湿，叠成手套状包于手上，清洁面部，可使用浴皂，洗后用较干毛巾擦净。
（5）协助患者脱去上衣，在擦洗部位下铺大浴巾，并遮盖暴露部位，擦洗双上肢，再用毛巾擦干，注意保暖。
（6）按需换水，检查水温，擦洗胸部及腹部，擦洗后用浴巾擦干。
（7）协助患者侧卧位，背向护士，浴巾盖于患者肩部及臀部，从后颈、背部至臀部擦洗，用浴巾边按摩边擦干。协助患者穿好清洁上衣。
（8）协助患者平卧，脱下裤子，更换盆、热水及毛巾，擦洗双下肢，用温水泡脚并擦干。
（9）换水，洗手。进行会阴冲洗或擦洗，并擦干会阴部，换清洁裤子。
（10）必要时使用润肤用品，协助患者穿好衣服，梳头。
（11）整理床单位，洗手。

（三）护患配合——评价和指导要点

1. 协助沐浴时，指导患者使用浴室的呼叫器。

2. 告知患者沐浴时不要用湿手接触电源开关，不要反锁浴室门。

3. 告知患者沐浴时预防意外跌倒和晕厥的方法。

4. 指导患者经常观察皮肤，预防感染，无压疮并发症的发生。

（四）未雨绸缪——操作的注意事项

1. 浴室内应配备防跌倒设施（防滑垫、浴凳、扶手等）。

2. 床上擦浴时随时观察病情，注意与患者沟通。

3. 妊娠 7 个月以上孕妇不适宜盆浴。

4. 床上擦浴时注意保暖，保护隐私。

5. 保护伤口和管路，避免伤口受压、管路打折、扭曲。

6. 注意擦净皮肤皱褶处，如腹股沟、乳房下等。

7. 擦浴过程中及时换水，保持水温适宜，切忌烫伤或过冷刺激患者，一般 15～30 分钟内完成。

8. 擦拭眼部避免使用浴皂，除眼部外，其他部位一般用清水一遍，浴皂一遍，清水擦净，浴巾擦干的顺序擦洗。

（五）评分标准

项目	赋分	实施要点与标准	评分等级 A	B	C	D	得分	备注
操作前准备	10	1. 用物 ①酒精擦浴：治疗碗（内盛 25%～35% 乙醇 100～200ml，温度 27～37℃）、小毛巾 2 块、浴巾、冰袋（内盛去棱角冰 1/2～2/3 满）及套、热水袋（1/2～2/3 满）、清洁衣裤、便盆及屏风。 ②温水擦浴：盆内盛 32～34℃ 温水至 2/3 满、小毛巾 2 块、浴巾、冰袋及套、热水袋及套、清洁衣裤、便盆及屏风。	5	4	3	2		
		2. 用物准备 3 分钟。	2	1	0	0		
		3. 着装整洁，洗手，戴口罩。	3	2	1	0		
评估	10	1. 评估患者病情及身体状况。 2. 解释操作目的，取得合作，询问大、小便情况。	5 5	4 4	3 3	0 0		

| 项目 | 赋分 | 实施要点与标准 | 评分等级 | | | | 得分 | 备注 |
			A	B	C	D		
操作要点	65	1. 查对医嘱（评估→洗手→戴口罩），备齐用物。	2	2	1	0		
		2. 携用物至床旁，核对床号、姓名，解释。	4	1	0	0		
		3. 关门窗，挡屏风，松床尾盖被，按需要给予便器。	4	3	2	1		
		4. 置冰袋于患者头部，热水袋于患者足底部。	2	1	0	0		
		5. 协助患者脱去近侧衣袖，松裤带，露出一侧上肢，下垫浴巾，将浸有酒精/温水的小毛巾拧至半干呈手套式缠在手上，以离心方向进行揉擦，2块小毛巾交替使用。	4	3	2	1		
		6. 揉擦顺序为自颈部侧面沿上臂外侧至手背；再自侧胸经腋窝沿上臂内侧经肘窝至掌心。擦拭毕，用浴巾擦干皮肤。	4	3	2	1		
		7. 协助患者侧卧，露出背部，下垫浴巾，用同样的手法自颈下至背、臀部揉擦，再用浴巾擦干。	6	5	4	3		
		8. 同法揉擦对侧上肢，更换衣服。每个部位擦拭3分钟。	6	5	4	3		
		9. 协助患者脱去裤子，盖于会阴部。	3	2	1	0		
		10. 露出一侧下肢，下垫浴巾，揉擦顺序为自髂前上棘沿大腿外侧至足背；自腹股沟沿大腿内侧至内踝；自臀下经大腿后侧，再经腘窝至足跟。擦拭毕，用浴巾擦干。	5	4	3	2		
		11. 同法揉擦对侧下肢，每侧下肢擦拭3分钟。	5	4	3	2		
		12. 更换裤子，取下热水袋。	3	2	1	0		
		13. 边擦拭边询问患者感受及观察患者情况。	4	3	2	1		
		14. 协助患者取舒适卧位，整理床单位。	3	2	1	0		
		15. 再次核对床号、姓名，交待注意事项（报告操作完毕）	3	2	1	0		
		16. 整理用物，洗手，签字。	3	2	1	0		
		17. 操作结束30分钟后测试体温，根据情况撤冰袋或更换冰袋，记录（口述）。	4	3	2	1		
提问	5	相关知识。	5	4	3	0		
评价	10	1. 举止端庄，作风严谨，操作规范、熟练。	5	4	3	2		
		2. 用语规范、自然、针对性强，声音响亮，流利。	5	4	3	2		
		3. 每超时1分钟扣2分。						

六、物理降温

（一）运筹帷幄——评估、计划和观察要点

1. 评估患者的年龄、意识，冷敷部位的感知情况、面积大小、血液循环及皮肤情况，有无禁忌证，如循环障碍、组织损伤、水肿等。

2. 向患者解释，取得患者配合。

（二）按部就班——操作和实施步骤

1. 衣帽整洁、洗手、戴口罩。

2. 用物准备

（1）冰袋降温：冰袋、无棱角冰块、布套；

（2）冰帽降温：冰帽、无棱角冰块、毛巾、治疗巾、盆/桶；

（3）冷湿敷降温：盛满冰水的容器、橡胶单、治疗巾、棉签、凡士林、纱布、敷料、长钳（两把）；

（4）温水擦浴降温：热水袋、冰袋、治疗巾、纱布。

3. 携用物至床旁，核对床号、姓名，关闭门窗，为患者进行遮挡。

4. 冰袋降温：取无棱角冰块适量装入冰袋，放置于患者所需部位，观察局部血液循环和体温变化。

5. 冰帽降温

（1）患者平卧，头下垫治疗巾。

（2）取无棱角冰块适量装入冰帽，放置于患者头部。

（3）排水管放在盆/桶内，及时添加冰块。

（4）观察局部血液循环和体温变化。

6. 冷湿敷降温

（1）受敷部位涂凡士林，上盖一层纱布。

（2）用长钳取冷湿布拧干至不滴水，折叠置于患者所需部位。

（3）每2~3分钟酌情更换敷布。

（4）观察局部血液循环和体温变化。

7. 温水擦浴降温：协助患者暴露擦浴部位，头部置冰袋，足底置热水袋，按正确方法及顺序（先远侧后近侧）擦浴。

（1）颈部侧面—肩—上肢外侧—手背；

（2）侧胸—腋窝—上肢内侧—肘窝—手掌（协助患者侧卧，露出背部）；

（3）颈后—背部—臀部（协助患者穿好上衣，褪去裤子）；

（4）髋部—下肢外侧—足背；

（5）腹股沟—下肢内侧—内踝；

（6）股部—下肢后侧—腘窝—足跟。

8. 物理降温后撤去降温用具，协助患者休息，整理床单位。

9. 物理降温后半小时测体温并记录。

10. 处理用物，洗手。

【操作图解】

1. 擦上肢

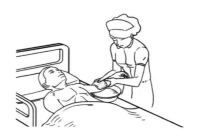

2. 擦下肢

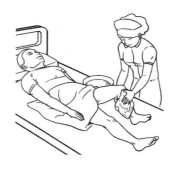

（三）护患配合——评价和指导要点

1. 指导患者在高热期摄入足够水分。

2. 指导患者在高热期间采取正确的疏风散热方法，避免捂盖。

（四）未雨绸缪——操作的注意事项

1. 腋窝、肘窝、腹股沟、腘窝处大血管丰富的部位，应多擦拭片刻，以促进散热。

2. 擦浴时间应控制在 20 分钟内，擦浴时注意保暖及维护患者隐私，冰袋降温时注意避免冻伤。

3. 擦浴中注意观察患者反应，一旦出现寒战、面色苍白、脉搏和呼吸异常等情况应立即停止擦浴，并给予相应处理。

4. 擦浴半小时后测量体温并记录于体温单上，如体温低于39℃则取下冰袋。

5. 禁擦项后、胸前区、腹部及足底。

（五）评分标准

项目	操作流程与标准	分值	扣分细则
操作前准备	1. 着装整洁，洗手，戴口罩。	3	一项不符合要求扣1分。
	2. 用物：小毛巾、大毛巾（2块）、患者服、床单、止血钳（2把）、冰袋、凡士林、棉签、一次性治疗巾、纱布、冰帽、冰桶（内盛冰块）、脸盆、水桶、布套、32~34℃温水、热水袋（备用）、治疗车、屏风、湿敷垫、海绵垫、油布（按照实际操作项目准备用物）。	5	缺一项扣1分。
	3. 用物准备3分钟。	2	超时1分钟扣2分。
评估	1. 患者病情、意识状态及降温目的。	5	评估少一项扣1分，未评估不得分。
	2. 患者对冷、热刺激耐受及自理程度，局部皮肤情况。	5	
操作流程	1. 备齐用物，携至床旁，查对治疗护理项目单和腕带信息（床号、姓名、性别、住院号），问候患者。	5	未问候扣1分，查对不认真扣2分，未查对扣4分。
	2. 向患者解释操作目的，取得配合。	4	解释不到位扣2分，未解释扣4分。
	3. 安全与舒适：环境安静；患者体位舒适、安全；保护患者隐私。	3	一项不符合要求扣1分。
	4. 关闭门窗，将室温调至25℃以上，拉上床幔（或遮挡屏风），用床单代替盖被，盖于患者身上，必要时帮助患者脱去衣物，放于治疗车下。	4	一项不符合要求扣1分。
	（一）冰袋使用 1. 检查冰袋有无破损，擦干冰袋外壁。	5	未检查扣2分，未擦干扣1分。
	2. 将冰袋放入布套内，夹紧袋口。	5	未夹紧扣2分，未套布套扣3分。
	3. 再次核对，将冰袋置于所需部位。高热降温时，将冰袋置于前额、头顶部或体表大血管分布处。	14	未核对扣2分，冰袋放置位置一处不合要求扣5分。
	4. 每10分钟观察一次局部皮肤颜色，注意询问患者感受，有无皮肤苍白、青紫或麻木感等冻伤情况。	8	观察不及时扣3分，不全面扣3分，未观察扣6分，未询问扣3分。
	5. 严格执行交接班制度。30分钟后，撤掉冰袋。	8	交接班不认真扣3分，未交接班扣5分，冰袋使用时间不符合要求扣3分。

项目	操作流程与标准	分值	扣分细则
	6. 用毛巾擦干，根据情况更换衣服和床单，协助患者取舒适卧位（如需长时间使用，间隔60分钟后再使用），交待注意事项。	6	未擦干扣1分，未更换扣2分，卧位不适扣1分，交待不全扣1分，未交待扣2分。
	7. 整理用物。	4	未整理扣2分，冰袋处理不符合要求扣2分。
	（二）冰帽使用		
	1. 检查冰帽有无破损。	2	未检查扣2分。
	2. 将冰块装入冰帽内约1/2满，排净空气，夹紧袋口，擦干。	7	冰块有冰棱角扣1分，装入冰块过多或过少扣2分，未排净空气扣2分
	3. 将冰帽引水管夹紧，检查有无漏水。	5	未夹紧扣2分，未擦干扣1分。
	4. 再次核对，将冰帽内放置海绵垫保护患者后颈部，双耳外面放置纱布，防止冻伤，冰帽戴于患者头部。将冰帽引水管置于水桶中。	7	未检查扣3分，未核对扣2分，冰帽放置位置不合要求扣4分，未垫海绵一处扣1分，一项不符合要求扣1分。
	5. 每10分钟观察一次局部皮肤颜色，注意询问患者感受，有无皮肤苍白、青紫或麻木感等冻伤情况。注意引水管水流情况。	12	观察不及时扣3分，不全面扣3分，未观察扣6分，未询问扣3分。
	6. 严格执行交接班制度。30分钟后，撤掉冰帽。	7	交接班不认真扣3分，未交接班扣5分，冰帽使用时间不符合要求扣3分。
	7. 用毛巾擦干，根据情况更换衣服、床单和枕套，协助患者取舒适卧位，交待注意事项。	6	未擦干扣1分，未更换扣2分，卧位不适扣1分，交待不全扣1分，未交待扣2分。
	8. 整理用物，将冰帽倒空，清洁后倒挂，晾干后系紧带子备用。	4	未整理扣2分，漏一件扣1分，冰帽处理不符合要求扣2分。
	（三）冷湿敷应用		
	1. 协助患者取舒适卧位，适当暴露患处。	5	卧位不舒适扣2分，暴露不充分扣3分。
	2. 在受敷部位下垫油布治疗巾，受敷部位涂凡士林后盖一层纱布。	4	一项不符合要求扣2分。
	3. 将敷布浸入冰水盆中，双手各持一把钳子将浸在冰水中的敷布拧干，抖开敷布，折叠后敷在患处。	9	水温不符合要求扣3分，敷布浸透不均匀扣3分，敷布放置位置不合要求扣3分。
	4. 敷布紧贴患处部位皮肤，注意观察局部皮肤颜色和皮肤温度变化，并经常询问患者感受。	12	观察不及时扣3分，不全面扣3分，未观察扣6分，未询问扣3分。
	5. 每2～3分钟更换一次敷布，一般冷湿敷时间为15～20分钟。	8	更换敷布不及时扣4分，湿敷时间不符合要求扣4分。

项目	操作流程与标准	分值	扣分细则
	6. 冷湿敷结束后，撤去敷布和纱布，擦去凡士林。	3	一项不符合要求扣1分。
	7. 用毛巾擦干，根据患者情况更换衣裤或床单，协助患者取舒适卧位，交待注意事项。	6	未擦干扣1分，未更换扣2分，卧位不舒适扣1分，交待不全扣1分，未交待扣2分。
	8. 整理床单位及用物。	3	未整理扣2分，漏一件扣1分。
	（四）温水擦浴 1. 松开床尾盖被，协助脱去衣服，冰袋置于头部，热水袋置于足下。	8	冰袋、热水袋放置不合要求各扣2分，其余一项不符合要求扣1分。
	2. 暴露擦拭部位，将浴巾垫于擦拭部位下，用浸湿的纱布垫包裹手掌，边擦边按摩，再用浴巾擦干，擦拭过程中注意询问患者感受。	12	暴露不充分扣2分，未垫浴巾扣1分，擦拭手法不对扣6分，未询问扣2分，未擦干扣1分。
	3. 擦拭顺序： 侧颈→肩→上臂外侧→前臂外侧→手背； 侧胸→腋窝→上臂内侧→肘窝→前臂内侧→手心； 颈下肩部→臀部；穿好上衣，撤去裤子。 髋部→下肢外侧→足背； 腹股沟→下肢内侧→内踝； 臀下沟→下肢后侧→腘窝→足跟，穿好裤子。	21	擦拭顺序一处不符合要求扣2分，力度不符合要求扣5分，未达到擦拭的效果扣5分。
	4. 擦拭完毕，协助患者穿好衣服，必要时更换床单，协助患者取舒适卧位，交待注意事项。	6	未按需要更换衣服及床单扣2分，卧位不适扣1分，交待不全扣1分，未交待扣2分。
	5. 整理床单位及用物。	3	未整理扣2分，漏一件扣1分。
	1. 记录用冷部位、时间、反应。	2	记录不全扣1分，未记录扣2分。
	2. 半小时后测量患者体温。	2	未复测扣2分
评价	1. 操作准确、熟练，查对规范。	3	操作不熟练扣1分，查对不规范扣2分。
	2. 与患者沟通有效。	4	未有效沟通扣1分。
	3. 爱伤观念强。	3	爱伤观念差酌情扣1～2分。
	4. 在规定时间内完成操作。		每超时1分钟扣2分。

注：本栏中（一）、（二）、（三）、（四）栏各占100分的50分。

七、床上洗头

（一）运筹帷幄——评估、计划和观察要点

1. 评估患者病情、配合程度、头发卫生情况及有无头皮损伤情况，选择合适的时间进行床上洗头。

2. 评估操作环境。

3. 观察患者在操作中、操作后有无病情变化。

（二）按部就班——操作和实施步骤

1. 衣帽整洁，洗手。

2. 准备用物：治疗车、洗头用具（洗头车、洗头专用盆或马蹄形卷)、一次性纸垫、水桶、毛巾、脸盆、水杯、洗发剂、治疗盘、棉球、纱布、梳子。

3. 携用物至床旁，向患者做好解释。摇平床头，移去枕头，铺橡皮中单及大毛巾于患者头及肩下，松开患者衣领向内反折，将毛巾围于颈部固定。

4. 协助患者仰卧，移枕于肩下，患者屈膝，可垫枕于两膝下。

5. 将马蹄形卷置于床头，马蹄形卷的开口处放一污桶或污盆盛接污水，协助患者将头置于马蹄形卷内，用纱布盖于两眼上，棉球塞入耳道，梳通头发。

6. 准备 40～45℃温水，用水杯倒温水充分浸润头发。

7. 倒洗发剂适量于掌心，涂遍头发，用指腹部揉搓头皮和头发，方向由发际向头顶部；用温水冲洗头发，至洗净为止。

8. 洗发后，解下颈部毛巾，包住头发，一手托患者头，一手撤去马蹄形卷，除去耳内棉球及眼罩或纱布，擦干患者面部，酌情使用护肤霜。

9. 擦干头发，防止受凉，梳理成患者习惯的发型。

10. 协助患者取舒适卧位，整理床单位，清理用物。

（三）护患配合——评价和指导要点

1. 告知患者床上洗头的目的和配合要点。

2. 告知患者操作中如有不适及时通知护士。

（四）未雨绸缪——操作的注意事项

1. 此操作适用于病情稳定的卧床患者，过于虚弱的患者不宜洗发。操作中遵循标准预防、节力、安全的原则。

2. 注意调节室温、水温。冬季注意保暖，及时擦干或吹干头发，避免患者着凉。

3. 操作的过程中，用指腹部揉搓头皮和头发，力量适中，避免抓伤头皮，观察患者反应，了解患者需要。

4. 操作过程中，注意保护伤口及各种管路。

5. 洗发过程中随时观察患者的一般情况，如面色、呼吸、脉搏等，有异常时停止操作给予处理。

（五）评分标准

项目	操作流程与标准	分值	扣分细则
操作前准备	1. 着装整洁，洗手，戴口罩。	3	一项不符合要求扣1分。
	2. 用物准备及放置规范：①洗头车：水温 40~42℃；②橡胶单、大毛巾、小毛巾、纱布、棉球、别针、洗发液、治疗碗、弯盘、梳子、电吹风、患者服。	5	缺一项扣1分，一项不合要求扣1分。
	3. 调节室温：22~25℃，用物准备3分钟。	2	超时1分钟扣2分。
评估	1. 评估患者病情及自理能力。 2. 评估患者的头发情况。	5 5	评估不全面少一项扣1分，未评估不得分。
操作流程	1. 备齐用物，携至床旁，问候患者。	3	一项不符合要求扣1分。
	2. 向患者解释操作目的和配合方法，取得合作。询问大小便，酌情关闭门窗。	5	未解释扣2分，解释不到位扣1分。其余一项不符合要求扣1分。
	3. 检查并接通电源，查看水温（40~42℃）是否合适，拔下电源插头，收好电源线。	6	未检查扣1分，水温不符合要求扣5分。电源线乱扣1分。
	4. 根据患者病情选择合适的助手（1~2人），妥善固定各种管路并保证通畅，危重患者注意观察病情，保证患者安全。	8	助手选择不合适扣2分，配合不好扣1分，管路未固定及保护扣3分，患者不安全扣2分。
	5. 根据环境实际情况，移开床旁桌椅，松开病床脚刹，将床向外拉出，固定好病床脚刹，去掉床头，拉起床档。	5	一项不符合要求扣1分。
	6. 协助患者取平卧位，将衣领松开向内折，将毛巾围于颈下，用夹子固定。	4	一项不符合要求扣1分。
	7. 在床头铺一次性中单，将背托架放于患者背部，洗头盆套在背托架上，颈部靠于洗头盆凹口处（侧洗时可躺在床沿上），整理排水管路，保持通畅。	4	一项不符合要求扣1分。
	8. 用棉球塞住双耳孔道，嘱患者闭上眼睛（昏迷患者用纱布盖上双眼）。	2	一项不符合要求扣1分。

续表

项目	操作流程与标准	分值	扣分细则
操作流程	9. 戴一次性套袖（必要时戴手套），按下控制面板上的喷淋按钮，用温水冲洗头发，再均匀涂上洗发液，由发际至脑后部反复揉搓，同时用指腹轻轻地按摩头发，约3~5分钟，然后用温水边冲边揉搓，直至头发洗净。在洗发过程中，注意询问患者感受，保护伤口和各种管路，并观察面色、脉搏、呼吸，如有异常立即停止。	20	未戴套袖扣1分，水温不符合要求扣2分，涂洗发液不符合要求扣2分，手法不符合要求扣5分，揉搓力度不符合要求扣2分，抓伤头皮扣5分，头发未洗净扣5分，未询问扣2分，未观察扣2分，伤口溅湿扣3分，管路处理不妥扣5分，如脱出本项不得分。
	10. 洗头完毕，用另一干毛巾包住头发，取下耳内棉球（纱布），松开颈部毛巾，擦干面部，擦干或吹干头发，梳理整齐。	6	一项不符合要求扣1分。
	11. 撤去一次性中单，根据情况更换患者服及床单，整理床单位，协助患者取舒适卧位。	4	一项不符合要求扣1分。
	12. 整理用物并做好记录。	3	未整理扣2分，漏一件扣1分。
评价	1. 操作规范、熟练，患者感觉舒适。	3	操作不熟练扣1分，患者感觉不舒适扣2分。
	2. 与患者沟通有效。	4	未有效沟通扣1分。
	3. 爱伤观念强。	3	爱伤观念差酌情扣1~2分。
	4. 在规定时间内完成操作。		每超时1分钟扣2分。

八、协助更衣

（一）运筹帷幄——评估、计划和观察要点

1. 评估患者病情、意识、肌力、移动能力、有无肢体偏瘫、手术部位、引流管及合作能力。

2. 评估患者的体型，选择合适、清洁的患服。

（二）按部就班——操作和实施步骤

1. 衣帽整洁，洗手。

2. 准备用物：清洁衣裤、污衣袋。

3. 备齐用物并携至床旁，做好解释，关闭门窗，调节适宜室温。遮挡患者。

4. 协助患者脱下近侧或健侧的衣袖。协助患者侧卧，将脱下的衣袖塞入背下至另一侧。协助患者脱下另一侧的衣袖。

5. 协助患者穿远侧或患侧或输液侧衣袖，使患者侧身面向护士，整理背部衣服。嘱患者平卧，协助其穿近侧或健侧衣袖，扣好钮扣，整理、拉平衣服。

6. 解开患者裤子的系带。嘱患者抬高臀部，将裤子脱下。将脏裤子放于污衣袋内。

7. 将裤子的左、右腿分别套上，先穿远侧或患侧裤管，再穿近侧或健侧裤管，最后将两侧一齐拉近患者臀部，协助患者抬高臀部，将裤子拉至腰部，系上带子。

8. 为患者盖好被子，协助患者取舒适卧位，整理床单位。

9. 处理用物，洗手。

（三）护患配合——评价和指导要点

告知患者做好准备，尽力配合护士进行操作。

（四）未雨绸缪——操作的注意事项

1. 此操作适用于病情较重、自理受限的患者。

2. 根据患者病情采取不同的更衣方法，病情稳定可采取半坐卧位或坐位更换；手术或卧床可采取轴式翻身法更换。

3. 严格遵循更衣原则

（1）脱衣方法：无肢体活动障碍时，先近侧，后远侧；一侧肢体活动障碍，先健侧，后患侧。

（2）穿衣方法：无肢体活动障碍时，先远侧，后近侧；一侧肢体活动障碍时，先患侧，后健侧。

4. 更衣过程中，注意保护伤口和各种导管，注意保暖。更衣可与温水擦浴、会阴护理等同时进行。

（五）评分标准

项目	操作流程与标准	分值	扣分细则
操作前准备	1. 着装整洁、洗手，戴口罩。 2. 用物：患者服。 3. 用物准备 1 分钟。	2 2 1	一项不符合要求扣 1 分。 缺一项扣 1 分，一项不合要求扣 1 分。 超时 1 分钟扣 2 分。

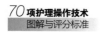
项目	操作流程与标准	分值	扣分细则
评估	1. 患者病情、意识及合作能力。	4	评估不全面少一项扣1分，未评估不得分。
	2. 患者肌力、移动能力、有无肢体偏瘫等。	3	
	3. 患者手术部位、麻醉方式、引流管等。	3	
操作流程	1. 备齐用物，携至床前，查对治疗护理项目单和腕带信息（床号、姓名、性别、住院号），问候患者。	5	未问候扣1分，查对不认真扣2分，未查对扣4分。
	2. 向患者解释操作目的和配合方法，取得合作。拉床幔。	4	解释不到位扣1分，未解释扣2分。未拉床幔扣2分。
	3. 安全与舒适：环境清洁、安静；患者舒适、安全。	3	一项不符合要求扣1分。
	4. 根据患者病情采取不同的更衣方法，病情稳定可采取半坐卧位或坐位更换；手术或卧床可采取轴式翻身法更换。	9	卧位不舒适扣3分，未根据病情选择更衣方法扣6分。
	5.		
	（1）脱衣方法：无肢体活动障碍时，先近侧，后远侧；一侧肢体活动障碍时，先健侧，后患侧；	16	更衣顺序不符合要求一处扣5分，脱衣手法粗暴扣3分，暴露太多扣3分。
	（2）穿衣方法：无肢体活动障碍时，先远侧，后近侧；一侧肢体活动障碍时，先患侧，后健侧。	16	穿衣顺序不符合要求一处扣5分，穿衣手法粗暴扣3分，暴露太多扣3分。
	6. 更衣过程中（适时安慰、鼓励患者），妥善保护伤口和各种管路，注意保暖。密切观察患者病情，出现异常情况时，及时处理。	14	保护不到位一处扣2分，未注意保暖扣2分，未观察扣2分，处理不及时扣5分，未适时安慰、鼓励患者扣3分。
	7. 更衣完毕，拉开床幔，协助患者取舒适卧位，再次核对并签字，交待注意事项。	5	未拉开床幔扣1分，卧位不适扣1分，交待不全扣1分，未交待扣2分。
	8. 整理床单位及用物。	3	未整理各扣2分，漏掉一件扣1分。
评价	1. 操作熟练、查对规范。	3	操作不熟练扣1分，查对不规范扣2分。
	2. 爱伤观念强。	3	爱伤观念差酌情扣1~2分。
	3. 与患者沟通有效。	4	未有效沟通扣1分。
	4. 在规定时间内完成操作。		每超时1分钟扣2分。

九、患者入院/出院护理

（一）患者入院护理

1. 运筹帷幄——评估、计划和观察要点

1. 患者入院原因，观察患者的疾病情况。

2. 患者的皮肤、意识状态、饮食、睡眠、大便、小便、安全及心理状况。

3. 询问患者有无过敏史。

2. 按部就班——操作和实施步骤

（1）衣帽整洁，洗手。

（2）用物准备：备好床单位，根据病情准备好急救物品和药品。

（3）接诊护士/责任护士自我介绍。

（4）通知医师接诊。

（5）妥善安置患者于病床。

（6）责任护士测量生命体征，填写患者入院相关资料。

（7）告知入院后有关管理规定。

（8）完成入院护理评估，与医师沟通确定护理级别。

（9）遵医嘱实施相关治疗和护理。

（10）完成患者清洁护理，使患者舒适。

（二）患者出院护理

1. 运筹帷幄——评估、计划和观察要点

患者疾病康复状况。

2. 按部就班——操作和实施步骤

（1）衣帽整洁。

（2）责任护士听取患者住院期间的意见和建议。

（3）针对患者病情及恢复情况进行出院指导。

（4）患者出院后终止各种治疗和护理，做好出院登记。

（5）整理出院病历。

（6）送患者出病房。

（7）对患者床单位进行常规清洁、消毒。

（8）传染性床单位及病室，均按照传染病终末消毒处理。

（三）评分标准

项目	操作流程与标准	分值	扣分细则
操作前准备	1. 着装整洁。	2	一项不合要求扣0.5分。
	2. 用物：备用床、床头桌、床旁椅、住院所需表格、患者服、体温表、血压计、平车或轮椅，必要时备急救物品、药品。	5	缺一项扣1分，一项不合要求扣1分
	3. 用物准备3分钟。	3	超时1分钟扣2分。
评估	1. 了解患者入院原因及目前疾病情况。	3	评估不全面少一项扣1分，未评估不得分。
	2. 评估患者皮肤、意识状态、饮食、睡眠及大、小便情况，询问患者有无过敏史。	4	
	3. 了解出院患者情况：痊愈、好转等。	3	
操作流程	入院护理 1. 接通知后根据患者病情需要准备床位，将备用床改为暂空床，必要时备好急救物品和药品。	6	一项不符合要求扣2分。
	2. 值班护士热情迎接新患者，将患者安置至指定床位，通知责任护士进行入院宣教、测量体重及生命体征。	10	未落实首迎负责制扣3分，讲解不认真扣2分，漏一项扣1分。
	3. 舒适与安全：病室环境清洁、舒适，光线明亮；病床性能良好。	5	一项不符合要求扣1分
	4. 值班护士完善电子信息，建立住院病历，帮助患者佩戴腕带。	6	一项不符合要求扣2分
	5. 责任护士通知分管医生，分管医师在20分钟内诊视患者；责任护士在10分钟内，护士长在1小时内至患者床前作自我介绍。	6	一处不符合要求扣1分，未落实护患沟通制度扣3分。
	6. 责任护士根据医嘱要求，准确执行医嘱，实施相关治疗及护理。	15	一项不符合要求扣2分。
	7. 责任护士按责任制整体护理实施各项护理措施，并及时进行效果评价。	12	一处不符合要求扣2分。
	8. 护士长、责任护士了解患者的身心需要，根据患者情况适时进行健康宣教，满足患者需求。	10	一项不符合要求扣2分，未进行健康宣教扣5分。

项目	操作流程与标准	分值	扣分细则
	出院护理		
	1. 值班护士接出院医嘱后,通知责任护士,做好出院准备。	6	未落实该项不得分。
	2. 责任护士对患者进行出院指导,指导患者出院后在休息、饮食、用药、功能锻炼、定期复查等方面的注意事项,并提供健康咨询热线。	18	讲解不认真扣2分,漏一项扣2分,未提供咨询电话扣5分。
	3. 责任护士征求患者对医院及护理工作的意见及建议,患者填写出院满意度调查表。	10	一项不符合要求扣3分。
	4. 值班护士按照病历书写要求整理出院病历,做好出院信息归档。	8	一项不符合要求扣2分。
	5. 责任护士协助患者整理用物,清点病房内公用物品。	8	一处不符合要求扣2分。
	6. 外勤人员协助患者或家属办理出院手续。	6	一项不符合要求扣2分。
	7. 责任护士将腕带取下,根据患者病情用平车、轮椅或步行送患者出院。	6	一处不符合要求扣2分。
	8. 床单位进行终末消毒处理,整理病床单元,准备迎接新患者。	8	床位未消毒扣4分,未备好备用床扣4分。
评价	1. 操作准确、熟练,查对规范。	5	操作不熟练扣1分,查对不规范扣2分。
	2. 与患者沟通有效。	5	未有效沟通扣1分。
	3. 在规定时间内完成操作。		每超时1分钟扣2分。

第二章 营养与排泄

｜一、肠内营养｜

（一）运筹帷幄——评估、计划和观察要点

1. 了解患者的病情、意识、心理状态、营养状况、胃肠道功能及合作程度。

2. 评估管饲通路情况、输注方式，有无误吸风险。

3. 观察营养液输注中、输注后的反应。

（二）按部就班——操作和实施步骤

1. 衣帽整洁，洗手，戴口罩。

2. 准备用物：治疗盘、弯盘、小镊子、液体石蜡油纱布、一次性胃管、治疗碗（内盛清水）、灌注器、治疗巾，另备棉签、胶布、营养液（38～40℃）、手电、听诊器、压舌板，酌情备肠内营养输注泵、输注泵管、加温器。

3. 携用物至床旁，核对患者姓名，做好解释。

4. 协助患者取坐位或半卧位，清洁鼻腔，铺治疗巾。

5. 测量插入胃管长度（鼻尖—耳垂—剑突或额头发际正中—剑突，一般45～55cm），润滑胃管前端。

6. 右手持镊子夹持胃管前端自鼻孔向咽部缓缓插入约14～16cm，嘱患者做吞咽动作，并随吞咽迅速将胃管送入胃内。

7. 用回抽胃液、听气过水声或观察有无气泡溢出的方法确认胃管在胃内后，妥善固定。

8. 回抽胃液，自胃管注入少量温开水。

9. 一手反折胃管末端，另一手抽吸营养液接于管口，缓慢、均匀注入营养液后注入30～50ml温开水。封堵胃管，妥善固定。可使用肠内营养输注泵将营养液加温泵入。

10. 携拔管用物至患者旁，核对患者姓名，解释拔管原因。置弯盘于患者颌下，揭去胶带。

11. 封严胃管的末端，轻微地移动胃管。

12. 一手垫纱布靠近鼻孔处包裹胃管，嘱患者做深呼吸，待慢慢呼气时，快速地拔除胃管放入弯盘。

13. 协助患者漱口、清洁面部、观察患者反应。

14. 整理床单位，协助患者取舒适体位。

15. 处理用物，分类放置。

16. 洗手，处理医嘱，记录。

【操作图解】

1. 清洁鼻孔，检查并打开胃管及石蜡油的包装。

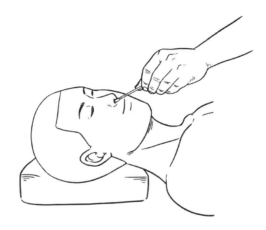

2. 取胃管并检查是否通畅，测量插管的长度（自发际至剑突），约 45～55cm。

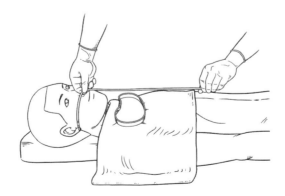

3. 润滑胃管前端，右手持胃管，沿一侧鼻孔缓缓插入，到咽喉部约 15cm 时，嘱患者张口，检查胃管是否在口中。然后嘱患者做吞咽动作，同时快速将胃管送至所需的长度（在插管过程中适时给予鼓励）。

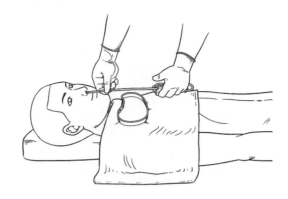

4. 用胶布固定于鼻翼。

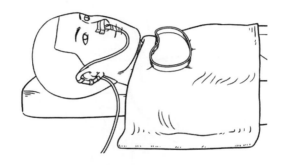

5. 验证胃管是否在胃内（听注气声）。

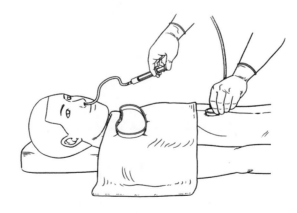

（三）护患配合——评价和指导要点

1. 指导患者插胃管时深呼吸，缓解恶心、呕吐的症状。
2. 置管后嘱其活动量不宜过大，鼻饲时如有不适及时通知护士。
3. 拔管时指导其掌握配合方法。

（四）未雨绸缪——操作的注意事项

1. 营养液现配现用，用粉剂应搅拌均匀，配制后的营养液放置在冰箱冷藏，24 小时内用完。

2. 输注前，检查并确认喂养管位置，抽吸并估计胃内残留量，如有异常及时报告。

3. 病情允许者输注后 30 分钟保持半卧位，避免搬动患者，以免引起误吸。

4. 长期留置鼻胃管或鼻肠管者，每天用油膏涂拭鼻腔黏膜，轻轻转动鼻胃管或鼻肠管，每日进行口腔护理，定期（或按照说明书）更换喂养管，对胃、空腔造口者，保持造口周围皮肤干燥、清洁。

5. 特殊用药前后用约 30ml 温开水或生理盐水冲洗喂养管，药片或药丸经研碎、溶解后注入喂养管。

6. 避免空气入胃，引起胀气。注意放置恰当的管路标识。

（五）评分标准

项目	操作流程与标准	分值	扣分细则
操作前准备	1. 着装整洁，洗手，戴口罩。	3	一项不符合要求扣 1 分。
	2. 用物：50ml 注射器、20ml 注射器、听诊器、胃管、石蜡油棉球、棉签、治疗巾、手电筒、纱布、38～40℃温水、鼻饲食物、口取纸、胶布、弯盘、别针、皮筋。	5	缺一项扣 1 分。
	3. 用物准备 3 分钟。	2	超时 1 分钟扣 2 分。
评估	1. 评估患者合作程度，询问有无插管经历。	5	评估不全面少一项扣 1 分，未评估不得分。
	2. 了解患者鼻腔状况，包括既往有无鼻部疾患、鼻中隔偏曲等。	5	
操作流程	1. 备齐用物，携至床旁，查对治疗护理项目单和腕带信息（床号、姓名、性别、住院号），问候患者。	5	未问候扣 1 分，查对不认真扣 2 分，未查对扣 4 分。
	2. 向患者解释操作目的，取得合作。	4	未解释扣 4 分，解释不到位扣 2 分。
	3. 安全与舒适：卧位舒适，病室环境安静、整洁。	3	一项不符合要求扣 1 分。
	4. 协助患者取平卧或半坐卧位，昏迷患者头稍后仰，颌下铺治疗巾，置弯盘于口角旁。	4	一项不符合要求扣 1 分。

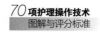
续表

项目	操作流程与标准	分值	扣分细则
操作流程	5. 备胶布，清洁鼻孔，检查并打开胃管及石蜡油的包装。	4	一项不符合要求扣1分。
	6. 戴手套。取胃管并检查是否通畅，测量插管的长度（自发际至剑突），约45~55cm。	7	未戴手套扣1分，未检查扣2分，未试通畅扣2分，测量不准确扣5分。
	7. 润滑胃管前端，右手持胃管，沿一侧鼻孔缓缓插入，到咽喉部约15cm时，嘱患者张口，检查胃管是否在口中。然后嘱患者做吞咽动作，同时快速将胃管送至所需的长度（在插管过程中适时给予鼓励）。	15	未润滑扣1分，未检查扣2分，插管方法不对扣5分，插管失败扣10分，插管过程中未适时给予鼓励扣2分。
	8. 用胶布固定于鼻翼。	2	未固定扣2分。
	9. 验证胃管是否在胃内（口述另两种方法）。	5	未验证扣5分。
	10. 擦净患者口鼻，撤去弯盘，摘手套，用胶布再次固定胃管，标注置管时间。	5	一项不符合要求扣1分。
	11. 先注入20ml温开水，反折胃管末端，遵医嘱抽吸鼻饲食物，接胃管缓推入胃中（推注过程中注意询问患者感受）。鼻饲完毕再注入20ml温开水。	7	温开水温度及剂量不符合要求各扣1分，鼻饲食物温度不符合要求扣2分，注入过快扣1分，前后未注入温开水各扣2分，在注入过程中未询问患者感受扣2分。
	12. 将胃管开口端反折用纱布包好，用别针固定于枕旁。撤去治疗巾。	3	一项不符合要求扣1分。
	13. 再次核对并签字。交待注意事项。	2	交待不全面扣1分，未交待扣2分。
	14. 整理床单位及用物。	2	未整理扣2分，漏掉一件扣1分。
	15. 记录水、食物、药物的量及置胃管、鼻饲时间。	2	记录不全面扣1分，未记录扣2分。
评价	1. 操作准确、熟练，查对规范。	3	操作不熟练扣1分，查对不规范扣2分。
	2. 与患者沟通有效。	4	未有效沟通扣1分。
	3. 爱伤观念强。	3	爱伤观念差酌情扣1~2分。
	4. 在规定时间内完成操作。		每超时1分钟扣2分。

| 二、导尿 |

（一）运筹帷幄——评估、计划和观察要点

1. 评估患者自理能力、合作程度及耐受力。

2. 评估患者病情、意识、膀胱充盈度、会阴部皮肤黏膜状况，了解男性患者有无前列腺疾病等，引起尿路梗阻的情况。

（二）按部就班——操作和实施步骤

1. 衣帽整洁，洗手，戴口罩。

2. 准备用物：治疗盘、无菌导尿包（弯盘、镊子、血管钳、孔巾、无菌手套、润滑剂棉球、碘伏棉球、导尿管、纱布），另备会阴擦洗或冲洗用物、防水垫。

3. 携用物至床旁，核对并解释，遮挡患者。

4. 松开床尾盖被，协助患者取仰卧位，双腿屈膝分开，褪去远侧裤腿，盖在近侧腿上，远侧腿用盖被包裹，露出外阴。

5. 患者臀下垫防水垫，将弯盘置于外阴处，戴手套，一手分开大阴唇，一手持镊子夹消毒棉球由内向外、自上而下擦洗会阴，先清洁尿道口，后清洁肛门，每个棉球只用一次。

6. 撤去会阴消毒用物，脱下手套，洗手。

7. 患者卧位同前，置导尿包于两腿之间，打开导尿包外层将无菌巾上半幅置于患者臀下。

8. 戴无菌手套，铺孔巾，检查尿管气囊有无漏气，石蜡油棉球润滑导尿管前端至囊后 4～6cm 后，置于弯盘内备用。

9. 取弯盘置于会阴旁，左手拇指和示指分开并固定小阴唇，持镊子每次夹取一个碘伏棉球自上而下、由内向外，消毒尿道口、近侧、远侧各两遍，换血管钳夹取碘伏棉球再次消毒尿道口。

10. 取盛有尿管的弯盘置于会阴旁，用小镊子持导尿管轻轻插入尿道约 4～6cm（男性患者提起阴茎与腹壁呈 60°角，插入 20～22cm），见尿后再插入 5～7cm。

11. 夹闭尿管末端，向气囊内注入无菌生理盐水，轻拉尿管有阻力后，连接尿袋，固定尿管及尿袋，尿管有标识并注明置管日期。

12. 导尿完毕，抽出气囊内的全部液体，轻轻拔出尿管，清洁外阴。

13. 协助患者取舒适卧位，整理床单位。

14. 处理用物，分类放置。

15. 洗手，处理医嘱，记录。

【操作图解】

（一）女患者导尿术

1. 臀下垫一次性垫单，在床尾打开导尿包外层，置弯盘于会阴处，左手戴一次性手套，右手持血管钳夹取棉球依次消毒阴阜、双侧大阴唇。

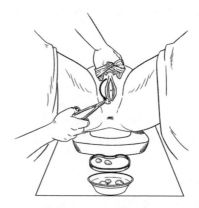

再用戴手套的手分开大阴唇，消毒双侧小阴唇和尿道口、肛门。

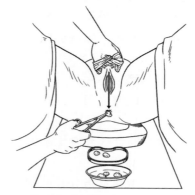

2. 在患者两腿之间打开内层导尿包。

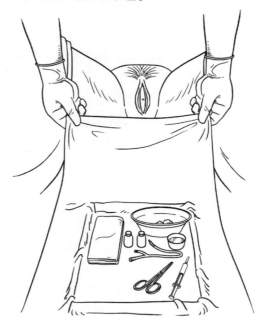

戴手套，铺洞巾，使洞巾和治疗巾内层形成一无菌区。

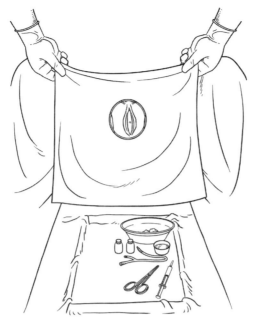

3. 按操作顺序排列好用物，检查尿管气囊是否漏气，接尿袋，并润滑导尿管前端。

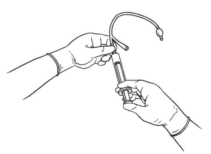

4. 再次消毒，顺序为：尿道口→两侧小阴唇→尿道口。

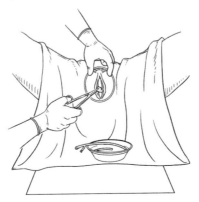

5. 嘱患者深呼吸，插导尿管（适时给予鼓励），进 4～6cm，见尿液后，再进 5～7cm，夹闭尿管。

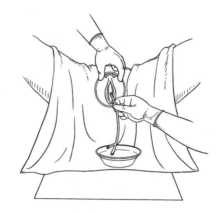

6. 注入气囊 10～15ml 无菌生理盐水，轻拉固定，必要时遵嘱留取尿标本。

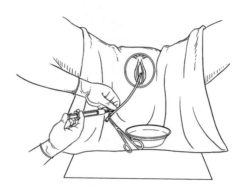

7. 把储尿袋固定。

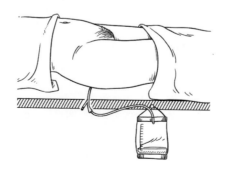

（二）男患者导尿术

1. 臀下垫一次性垫单，在床尾打开导尿包外层，置弯盘于会阴处，左手戴一次性手套，右手持血管钳夹取棉球依次消毒，顺序为阴阜、阴茎、阴囊。

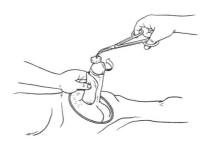

然后左手用纱布裹住阴茎包皮向后推，暴露尿道外口，自尿道口向外向后旋转擦拭尿道口、龟头及冠状沟数次。

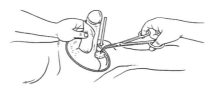

2. 一手用无菌纱布固定阴茎，嘱患者张口呼吸，用另一血管钳夹持导尿管前端，对准尿道口轻轻插入 20～22cm（适时给予鼓励），见尿液流出后再插入 5～7cm，夹闭尿管。注入气囊 10～15ml 无菌生理盐水，轻拉固定，必要时遵嘱留取尿标本。

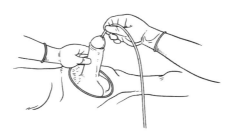

3. 撤洞巾，摘手套，固定尿袋。

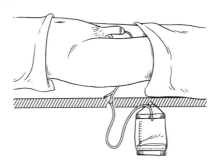

（三）护患配合——评价和指导要点

1. 告知患者导尿的目的及配合方法。

2. 告知患者防止尿管受压、脱出的注意事项。

3. 告知患者离床活动时的注意事项。

（四）未雨绸缪——操作的注意事项

1. 导尿过程中，若尿管触及尿道口以外区域，应重新更换尿管。

2. 膀胱过度膨胀且衰弱的患者第一次放尿不宜超过 1000ml。

3. 男性患者包皮和冠状沟易藏污垢，导尿前要彻底清洁，插管遇阻力时切忌强行插入，必要时请专科医师插管。

（五）评分标准

女患者导尿术操作考核评分标准

项目	操作流程与标准	分值	扣分细则
操作前准备	1. 着装整齐，洗手，戴口罩。	3	一项不符合要求扣 1 分。
	2. 无菌导尿包： 外层：弯盘 1 个、碘伏棉球袋、一次性手套 2 只、纸垫； 内层：一次性无菌手套、洞巾、弯盘、消毒盘、气囊尿管、塑料镊子、纱布、注水器、碘伏棉球袋、石蜡油棉球袋、引流袋、塑料试管； 其他：一次性垫单、浴巾、屏风或床幔、便盆。	5	缺一项扣 1 分。
	3. 用物准备 3 分钟。	2	超时 1 分钟扣 2 分。
评估	1. 了解患者的身体状况。	5	评估不全面少一项扣 1 分，未评估不得分。
	2. 评估患者膀胱充盈度及局部皮肤情况。	5	
操作流程	1. 备齐用物，携至床旁，查对治疗护理项目单和腕带信息（床号、姓名、性别、住院号），问候患者。	5	未问候扣 1 分，查对不认真扣 2 分，未查对扣 4 分。
	2. 向患者解释操作目的，取得合作。	4	解释不到位扣 2 分，未解释扣 4 分。
	3. 安全与舒适：患者体位正确、舒适；关闭门窗，酌情遮挡屏风。	3	一项不符合要求扣 1 分。
	4. 松开盖被，脱去患者对侧裤腿盖于右腿（必要时盖浴巾），被子盖于左腿上，协助患者取屈膝仰卧位，两腿略外展，暴露外阴。	4	未松盖被扣 1 分，卧位不符合要求扣 3 分，暴露过多或不充分扣 3 分。

项目	操作流程与标准	分值	扣分细则
	5. 评估患者外阴情况。	3	未评估扣3分。
	6. 臀下垫一次性垫单，在床尾打开导尿包外层，置弯盘于会阴处，左手戴一次性手套，右手持血管钳夹取棉球依次消毒阴阜、双侧大阴唇，再用戴手套的手分开大阴唇，消毒双侧小阴唇和尿道口、肛门。脱下手套置于弯盘内，移至治疗车下。	8	未垫垫单及放弯盘各扣1分，未戴手套扣1分，消毒顺序不对一处扣2分，消毒方法不对扣5分，消毒不彻底扣3分，未摘手套扣1分，用物处置不妥扣2分。
	7. 在患者两腿之间打开内层导尿包，戴手套，铺洞巾，使洞巾和治疗巾内层形成一无菌区。	5	横跨一处扣2分，污染一处扣2分，一项不符合要求扣2分。
	8 按操作顺序排列好用物，检查尿管气囊是否漏气接尿袋，并润滑导尿管前端。	3	排列不符合要求扣2分。未润滑扣1分，
	9. 再次消毒，顺序为：尿道口→两侧小阴唇→尿道口。	8	消毒顺序不对一处扣2分，消毒方法不对扣5分。
	10. 嘱患者深呼吸，插导尿管（适时给予鼓励），进4~6cm，见尿液后，再进5~7cm，夹闭尿管。注入气囊10~15ml无菌生理盐水，轻拉固定，必要时遵嘱留取尿标本。	12	插管方法不对扣5分，插管失败扣10分，插管深度不合要求扣3分，插管中未适时给予鼓励扣5分。盐水剂量不合要求扣2分，未轻拉固定扣2分。
	11. 撤洞巾，摘手套，固定尿袋。	4	一项不符合要求扣1分。
	12. 观察导出尿液的性质、颜色及量，注意询问患者的感受。	3	未观察扣1分，未询问扣2分。
	13. 协助患者穿好衣服，取舒适卧位，交待注意事项。	3	卧位不适扣1分，交待不全扣1分，未交待扣2分。
	14. 再次核对并签字。整理床单位及用物。	3	未整理扣2分，漏一件扣1分。
	15. 标记置管日期及时间。	2	一项不符合要求扣1分。
评价	1. 操作准确、熟练，查对规范。	3	操作不熟练扣1分，查对不规范扣2分。
	2. 与患者沟通有效。	4	未有效沟通扣1分。
	3. 无菌观念强。	3	污染三次以上不得分。
	4. 在规定时间内完成操作。		每超时1分钟扣2分。

男患者导尿术操作考核评分标准

项目	操作流程与标准	分值	扣分细则
操作前准备	1. 着装整齐，洗手，戴口罩。	3	一项不符合要求扣1分。
	2. 无菌导尿包： 外层：弯盘1个、碘伏棉球袋、一次性手套2只、纱布； 内层：一次性无菌手套、洞巾、弯盘、消毒盘、气囊尿管、塑料镊子、纱布、注水器、碘伏棉球袋、石蜡油棉球袋、引流袋、塑料试管； 其他：一次性垫单、浴巾、屏风或床幔、便盆。	5	缺一项扣1分。
	3. 用物准备3分钟。	2	超时1分钟扣2分。
评估	1. 了解患者的身体状况。	5	未评估不得分，评估不全面少一项扣1分。
	2. 评估患者膀胱充盈度及局部皮肤情况。	5	
操作流程	1. 备齐用物，携至床旁，查对治疗护理项目单和腕带信息（床号、姓名、性别、住院号），问候患者。	5	未问候扣1分，查对不认真扣2分，未查对扣4分。
	2. 向患者解释操作目的，取得合作。	4	解释不到位扣2分，未解释扣4分。
	3. 安全与舒适：患者体位正确、舒适；关闭门窗，酌情遮挡屏风。	3	一项不符合要求扣1分。
	4. 松开盖被，脱去患者对侧裤腿盖于右腿（必要时盖浴巾），被子盖于左腿上，协助患者取屈膝仰卧位，两腿略外展，暴露外阴。	4	未松盖被扣1分，卧位不符合要求扣2分，暴露过多或不充分扣3分。
	5. 评估患者外阴情况。	3	未评估扣3分。
	6. 臀下垫一次性垫单，在床尾打开导尿包外层，置弯盘于会阴处，左手戴一次性手套，右手持血管钳夹取棉球依次消毒，顺序为阴阜、阴茎、阴囊。然后左手用纱布裹住阴茎包皮向后推，暴露尿道外口，自尿道口向外向后旋转擦拭尿道口、龟头及冠状沟数次。初步消毒完毕，脱下手套置于弯盘内，移至治疗车下。	8	未垫方垫及弯盘各扣1分，未戴手套扣1分，消毒顺序不对一处扣2分，消毒方法不对扣3分，消毒不彻底扣3分，未摘手套扣1分，用物处置不妥扣1分。

项目	操作流程与标准	分值	扣分细则
	7. 在患者两腿之间打开内层导尿包，戴手套，铺洞巾，使洞巾和治疗巾内层形成一无菌区。	5	污染一处扣5分，横跨一处扣2分，无菌区域不符合要求扣2分。
	8. 按操作顺序排列好用物，检查尿管气囊是否漏气接尿袋，并润滑导尿管前端。	3	排列不符合要求扣2分。未润滑扣1分。
	9. 一手用无菌纱布裹住阴茎并提起，使之与腹壁成60度角，将包皮向后推暴露尿道口，用消毒棉球消毒尿道口、龟头及冠状沟数次。一个棉球只用一次，消毒完毕，置弯盘于床尾。	8	阴茎提起角度不符合要求扣2分，尿道口暴露不充分扣2分，消毒顺序不对一处扣2分，消毒方法不对扣3分，用物处置不妥扣2分。
	10. 一手用无菌纱布固定阴茎，嘱患者张口呼吸，用另一血管钳夹持导尿管前端，对准尿道口轻轻插入 20～22cm（适时给予鼓励），见尿液流出后再插入 5～7cm，夹闭尿管。注入气囊 10～15ml 无菌生理盐水，轻拉固定，必要时遵嘱留取尿标本。	12	插管方法不对扣3分，插管失败扣10分，插管深度不合要求扣3分，插管中未适时给予鼓励扣2分。注入盐水剂量不符合要求扣2分，未轻拉固定扣2分。
	11. 撤洞巾，摘手套，固定尿袋。	4	一项不符合要求扣1分。
	12. 观察导出尿液的性质、颜色及量，注意询问患者的感受。	3	未观察扣1分，未询问扣2分。
	13. 协助患者穿好衣服，取舒适卧位，交待注意事项。	3	卧位不适扣1分，交待不全扣1分，未交待扣2分。
	14. 再次核对并签字。整理床单位及用物。	3	未整理扣2分，漏一件扣1分。
	15. 标记置管时间。	2	不符合要求扣2分。
评价	1. 操作准确、熟练，查对规范。	3	操作不熟练扣1分，查对不规范扣2分。
	2. 与患者沟通有效。	4	未有效沟通扣1分。
	3. 无菌观念强。	3	污染三次以上不得分。
	4. 在规定时间内完成操作。		每超时1分钟扣2分。

| 三、灌肠 |

（一）运筹帷幄——评估、计划和观察要点

1. 了解患者病情，评估意识、自理情况、合作及耐受程度。
2. 了解患者排便情况，评估肛门周围皮肤黏膜状况。

（二）按部就班——操作和实施步骤

1. 大量不保留灌肠法

（1）衣帽整洁，洗手，戴口罩。

（2）准备用物：治疗盘、无菌灌肠袋、大量杯、小量杯、水温计、卫生纸、防水垫，另备 S 钩。

（3）配制灌肠液，温度为 39～41℃。

（4）打开无菌灌肠袋外包装，取出无菌灌肠袋，将灌肠液倒入灌肠袋内。

（5）携用物至床旁，核对患者姓名，做好解释，遮挡患者。

（6）半松被尾，协助患者取左侧卧位，双膝屈曲，褪裤至膝部，臀部移至床沿，将防水垫置于臀下。

（7）戴手套，挂灌肠袋于输液架上，液面距肛门 40～60cm。

（8）润滑肛管前端，松开调节器，排尽管内气体，钳闭肛管。

（9）左手分开臀部，显露肛门，右手持肛管缓缓插入肛门 7～10cm，固定肛管，松开调节器，使溶液缓缓流入，观察液面下降情况及患者耐受程度。

（10）灌肠液即将灌完时，夹闭肛管，取卫生纸包住肛管拔出，擦净肛门，嘱患者尽量于 5～10 分钟后排便。

（11）整理床单位，协助患者取舒适卧位，开窗通风。

（12）处理用物，分类放置。

（13）洗手，处理医嘱，记录排便情况。

【操作图解】

（1）协助患者取左侧卧位，裤子褪至臀下，注意保暖。垫垫单于臀下，盖好被子。

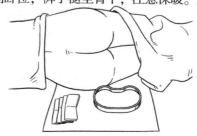

（2）用石蜡油润滑肛管前端，左手垫卫生纸分开肛门，暴露肛门，嘱患者深呼吸，右手将肛管轻轻插入直肠 7～10cm（适时给予鼓励）。

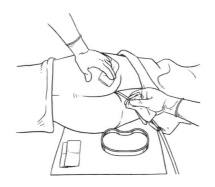

（3）固定肛管，开放管夹，使液体缓缓流入。

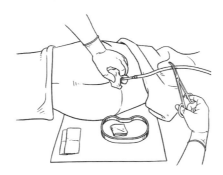

（4）灌洗完毕，用卫生纸包裹肛管轻轻拔出，脱手套，裹起肛管放入污物桶内，擦净肛门。

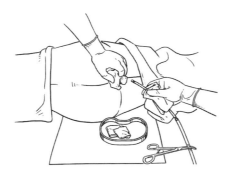

2. 保留灌肠

（1）携用物至患者旁，核对患者姓名，做好解释，遮挡患者。

（2）根据病情和病变部位取合适卧位，臀部垫高约 10cm，必要时准备便盆。

（3）润滑肛管前端，排气，插入肛管 15～20cm，液面距肛门的高度 <30cm，缓缓注入药液。

（4）药液注入完毕后，反折肛管并拔出，擦净肛门。

（5）嘱患者尽可能忍耐，药液保留 20 ~ 30 分钟。

（6）整理床单位，协助患者取舒适卧位，开窗通风。

（7）处理用物，分类放置。

（8）洗手，处理医嘱，记录。

（三）护患配合——评价和指导要点

告知患者灌肠的目的及配合方法。

（四）未雨绸缪——操作的注意事项

1. 妊娠、急腹症、消化道出血、严重心脏病等患者不宜灌肠；直肠、结肠和肛门等手术后及大便失禁的患者不宜灌肠。

2. 伤寒患者灌肠溶液不超过 500ml，液面不高于肛门 30cm，肝性脑病患者禁用肥皂水灌肠。

3. 灌肠过程中发现患者脉搏细速、面色苍白、出冷汗、剧烈腹痛、心慌等，应立即停止灌肠，并报告医生。

4. 保留灌肠时，肛管宜细，插入宜深，速度宜慢，量宜少，防止气体进入肠道。

（五）评分标准

项目	操作流程与标准	分值	扣分细则
操作前准备	1. 着装整洁，洗手，戴口罩。	3	一项不符合要求扣 1 分。
	2. 用物：根据病情选择正确灌肠液、一次性灌肠袋、石蜡油棉球、手套、一次性垫单、屏风（床幔）、弯盘、污物桶、便盆、水温计。	5	缺一项扣 1 分。
	3. 用物准备 3 分钟。	2	超时 1 分钟扣 2 分。
评估	1. 评估患者的身体状况、配合程度。	5	评估不全面少一项扣 1 分，未评估不得分。
	2. 评估患者排便情况。	5	
操作流程	1. 备齐用物，携至床旁，查对治疗护理项目单和腕带信息（床号、姓名、性别、住院号），问候患者。	5	未问候扣 1 分，查对不认真扣 2 分，未查对扣 4 分。
	2. 向患者解释灌肠的目的及注意事项，取得配合；	4	解释不到位扣 2 分，未解释扣 5 分。一项不符合要求扣 1 分。
	3. 安全与舒适：环境整洁、安静；患者取舒适卧位；关闭门窗，拉上床幔（遮挡屏风）。	3	

项目	操作流程与标准	分值	扣分细则
	4. 协助患者取左侧卧位,裤子褪至臀下,注意保暖。	5	卧位不符合要求扣 1 分,暴露不充分扣 2 分,暴露太多扣 2 分。
	5. 垫垫单于臀下,盖好被子。	3	未垫小垫扣 2 分,未遮盖扣 1 分。
	6. 评估肛门部的皮肤黏膜,测量灌肠液温度。	3	未评估扣 1 分,未测量扣 2 分。
	7. 检查并打开灌肠袋,戴手套,将灌肠液(温度适宜)倒入灌肠袋,悬挂在输液架上,排尽管内气体,关闭管夹,灌肠液面距肛门 40~60cm。	15	未检查扣 3 分,灌肠液温度不符合要求扣 3 分,悬挂高度不符合要求扣 5 分,未排气扣 2 分。
	8. 用石蜡油润滑肛管前端,左手垫卫生纸分开肛门,暴露肛门,嘱患者深呼吸,右手将肛管轻轻插入直肠 7~10cm(适时给予鼓励)。	12	未戴手套扣 1 分,未润滑扣 1 分,暴露肛门不充分扣 2 分,未嘱患者深呼吸扣 1 分,插入深度不符合要求扣 5 分,未适时鼓励扣 2 分。
	9. 固定肛管,开放管夹,使液体缓缓流入。	5	未固定扣 2 分,滴速不符合要求扣 3 分。
	10. 随时询问患者感受并正确指导。	4	未询问扣 2 分。未指导或指导不正确扣 2 分。
	11. 灌洗完毕,用卫生纸包裹肛管轻轻拔出,脱手套,裹起肛管放入污物桶内,擦净肛门。	4	一项不符合要求扣 1 分。
	12. 交待注意事项,嘱患者保留 10~20 分钟后再排便并观察大便性状。	4	交待不全扣 1 分,未交待扣 2 分,未观察扣 2 分。
	13. 再次核对并签字。整理床单位及用物。	3	未整理扣 2 分,漏掉一件扣 1 分。
评价	1. 操作准确、熟练,查对规范。	3	操作不熟练扣 1 分,查对不规范扣 2 分。
	2. 与患者沟通有效	4	未有效沟通扣 1 分。
	3. 爱伤观念强。	3	爱伤观念差酌情扣 1~2 分。
	4. 在规定时间内完成操作。		每超时 1 分钟扣 2 分。

四、密闭式膀胱冲洗

(一)运筹帷幄——评估、计划和观察要点

1. 评估病情、意识状态、自理及合作程度。
2. 观察尿液性质、出血情况、排尿不适症状等。

3. 注意患者反应，观察冲洗液出入量、颜色及有无不适主诉。

（二）按部就班——操作和实施步骤

1. 衣帽整洁，洗手，戴口罩。

2. 准备用物：治疗盘、消毒用物、无菌冲洗液，另备防水垫。

3. 携用物至患者旁，核对患者姓名，做好解释，遮挡患者，协助取舒适体位。

4. 检查留置导尿管的固定情况并排空尿袋内的尿液（3L 无菌集尿袋）。

5. 查对冲洗液的名称、剂量及浓度。将冲洗液袋/瓶挂于输液架上，距床面约 60cm，排气后关闭调节器。

6. 评估冲洗管路，取下三腔尿管冲洗管口无菌护帽，沿管口切面向外螺旋形消毒两次，与冲洗液连接，开放冲洗管持续冲洗，速度 80～100 滴/分。

7. 冲洗完毕，关闭调节器，取下冲洗装置，用无菌护帽封闭冲洗管口。

8. 清洁患者外阴部皮肤，固定尿袋，位置低于膀胱。

9. 整理床单位，协助患者取舒适卧位。

10. 处理用物，分类放置。

11. 洗手，处理医嘱，记录。

【操作图解】

1. 分离导尿管与引流管。

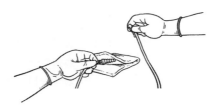

2. 注入冲洗液。

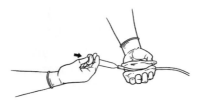

3. 回抽冲洗液。

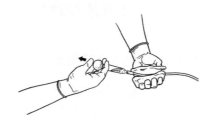

（三）护患配合——评价和指导要点

1. 告知患者冲洗的目的和配合方法。
2. 告知患者冲洗过程中如有不适及时通知护士。

（四）未雨绸缪——操作的注意事项

1. 根据患者反应及症状调整冲洗速度和冲洗液用量，必要时停止，并通知医生。
2. 冲洗过程中观察病情变化及引流管是否通畅。

（五）评分标准

项目	操作流程与标准	分值	扣分细则
操作前准备	1. 着装整洁，洗手，戴口罩。	3	一项不符合要求扣1分。
	2. 用物：碘伏、棉签、膀胱冲洗溶液（温度38~40℃）、输血器、橡胶手套、无菌手套、弯盘、一次性治疗巾、收集瓶、尿袋、止血钳一把、污物桶、锐器盒、屏风（床幔）。	5	缺一项扣1分，一项不符合要求扣1分。
	3. 用物准备3分钟。	2	超时1分钟扣2分。
评估	1. 评估患者膀胱充盈及尿管通畅情况。	5	评估不全面少一项扣1分，未评估不得分。
	2. 了解患者心理状况及合作程度。	5	
操作流程	1. 备齐用物，携至床旁，查对治疗护理项目单和腕带信息（床号、姓名、性别、住院号），问候患者。	5	一项不符合要求扣1分，查对不认真扣1分，未查对扣4分。
	2. 向患者解释操作目的，取得合作。	4	解释不到位扣2分，未解释扣4分。
	3. 舒适与安全：环境清洁，光线明亮；患者卧位舒适、安全，注意保暖。	3	一项不符合要求扣1分。
	4. 酌情关闭门窗，拉上床幔（遮挡屏风）。	2	一项不符合要求扣1分。
	5. 查对冲洗溶液及输血器。	4	查对不符合要求一处扣1分，未查对扣6分。
	6. 松开床尾被盖，协助患者取合适卧位，暴露导尿管。	10	一处不合要求扣2分，污染一次扣5分，横跨一次扣2分。
	7. 消毒瓶塞，打开输血器，将针头插入瓶塞，将冲洗溶液挂于输液架上，排气。	4	一处不符合要求扣1分。

续表

项目	操作流程与标准	分值	扣分细则
	8. 适当暴露患者，戴手套，垫治疗巾于尿管接口处，打开尿袋调节器将尿液放入收集瓶内，夹闭尿管引流端，换无菌手套。	5	一处不符合要求扣 1 分。
	9. 消毒导尿管冲洗端，分离头皮针，将输血器末端与导尿管冲洗端紧密连接，打开输血器调节夹，根据医嘱调节滴速（80~100 滴/分），使冲洗液滴入膀胱。冲洗过程中观察患者反应。	10	消毒不符合要求扣 2 分，未消毒扣 5 分，未正确连接扣 2 分，冲洗液达到的高度不符合要求扣 3 分，滴速不符合要求扣 2 分。
	10. 夹闭冲洗管，打开尿管引流端排出冲洗液，按病情需要如此反复冲洗（如滴入治疗用药，须在膀胱内保留 30 分钟），观察引流液的颜色、量及性状。	9	冲洗不到位扣 5 分，未观察扣 2 分。
	11. 冲洗完毕，关闭导尿管冲洗端及输血器调节夹，分离尿管与输血器，按无菌原则更换尿袋，妥善固定，消毒导尿管冲洗端，用无菌帽封闭。撤治疗巾，脱手套。	8	污染一次扣 5 分，横跨一次扣 2 分，固定不符合要求扣 3 分，其余一项不符合要求扣 1 分。
	12. 协助患者取舒适卧位，再次核对并在治疗护理项目单上签字，交待注意事项。	3	卧位不适扣 1 分，交待不全扣 1 分，未交待扣 2 分。
	13. 整理床单位及用物。	3	未整理扣 2 分，漏一件扣 1 分。
评价	1. 操作准确、熟练，查对规范。	3	操作不熟练扣 1 分，查对不规范扣 2 分。
	2. 与患者沟通有效	4	未有效沟通扣 1 分。
	3. 无菌观念强。	3	污染三次以上不得分。
	4. 在规定时间内完成操作。		每超时 1 分钟扣 2 分。

第三章 身体活动管理

|一、协助患者翻身及有效咳嗽|

（一）运筹帷幄——评估、计划和观察要点

1. 翻身前评估患者的年龄、体重、病情、肢体活动能力，有无手术、引流管、骨折和牵引等。

2. 拍背前评估患者心功能情况，有咳血、气胸、肋骨骨折、肺水肿、低血压等，禁止背部叩击。

3. 告知患者翻身、拍背及有效咳嗽的目的，取得配合。

（二）按部就班——操作和实施步骤

1. 衣帽整齐，洗手。

2. 准备用物：床档、皮肤减压用具（如耳垫、卧位枕等）。

3. 备齐用物，携至床旁，向患者解释操作配合方法，取得合作。

4. 固定床脚刹车，妥善处理各种管路，对侧加床档。

5. 嘱患者仰卧，双手置于腹部。

6. 一人协助法

（1）将患者肩部、臀部移向护士侧床缘，护士双腿分开 11～15cm，以保持平衡，使重心稳定。

（2）移上身：将患者肩部稍托起，一手伸入肩部，并用手臂扶托颈项部，另一手移至对侧肩背部，用合力抬起患者上身移至近侧。

（3）将患者臀部、双下肢移近并屈膝，使患者尽量靠近护士。

（4）护士一手托肩，一手扶膝，轻轻将患者转向对侧，背向护士。

7. 二人协助法

（1）护士二人在床的同一侧，一人托住患者颈肩部和腰部，另一人托住患者臀部及腘窝部，两人同时抬起患者移向近侧。

（2）分别托扶患者的肩、腰、臀和膝部，轻轻将患者翻向对侧。

（3）根据病情需要给予患者拍背，促进排痰，叩击原则：从下至上，从外至内，力度适中，鼓励患者咳痰。

（4）按侧卧位要求适当使用皮肤减压用具。

（5）密切观察患者病情变化，记录翻身拍背时间及皮肤情况，做好交班。

（三）护患配合——评价和指导要点

1. 向患者讲解翻身、咳嗽的注意事项及配合方法，鼓励患者积极、主动参与。

2. 指导患者如有不适，及时告知医护人员。

（四）未雨绸缪——操作的注意事项

1. 此操作适用于不能自行移动及不能有效咳嗽的患者。协助患者翻身时遵循节力、安全的原则。

2. 应根据评估结果决定翻身的频次、体位、方式，选择合适的皮肤减压工具。

3. 协助患者翻身时应将患者身体稍抬起再翻身，切忌拖、拉、推等动作，以免擦伤皮肤，两人协助翻身时需注意动作要协调、轻稳。

4. 协助翻身过程中应注意观察病情及受压部位情况。

5. 如有特殊情况翻身时应注意

（1）对有各种导管及输液装置者，应先将导管安置妥当，翻身后仔细检查，保持管路通畅。

（2）颈椎或颅骨牵引者，翻身时不可放松牵引，并使头、颈、躯干保持在同一水平翻动。翻身后注意牵引方向、位置以及牵引力是否正确。

（3）颅脑手术者，翻身时注意头部不可剧烈搬动。

（4）石膏固定者，应注意翻身患处位置及局部肢体的血运情况，防止受压。

（5）一般手术者，翻身时应先检查敷料是否干燥，有无脱落，若分泌物浸湿敷料，应先更换敷料并固定妥当后再行翻身，翻身后注意伤口不可受压。

6. 咳血、气胸、肋骨骨折、肺水肿、低血压、AMI 时禁忌拍背。

（五）评分标准

项目	操作流程与标准	分值	扣分细则
操作前准备	1. 着装整洁，洗手，戴口罩。 2. 用物：枕头、听诊器。 3. 用物准备 3 分钟。	3 5 2	一项不符合要求扣 1 分。 缺一项扣 1 分，一项不合要求扣 1 分。 超时 1 分钟扣 2 分。
评估	1. 评估患者病情、耐受程度及皮肤情况。 2. 听诊肺部确定痰液积聚部位，没有禁忌证。 3. 评估操作时间：一般选择进食、饮水前 30 分钟或进食 2 小时后、饮水 30 分钟后进行。	2 4 4	评估不全面少一项扣 1 分，未评估不得分。

项目	操作流程与标准	分值	扣分细则
操作流程	1. 备齐用物，携至床旁，问候患者。	1	未问候扣2分。
	2. 向患者解释操作目的和配合方法，取得合作。	4	未解释扣4分，解释不到位扣2分。
	3. 根据评估的结果决定患者翻身的卧位。	3	未评估扣3分。
	4. 固定好床脚刹车，妥善固定各种管道，拉起对侧床档。	10	未固定脚刹车扣4分，未固定管道扣4分，未拉床档扣2分。
	5. 协助患者翻身		
	（1）一人协助患者翻身法		
	①患者仰卧，盖被拉至床尾，两手放于腹部，两腿屈曲。	8	一项不符合要求扣2分。
	②先将患者双下肢及臀部移向护士一侧的床缘，再将患者肩部外移。	15	手法不对扣10分，一处不到位扣5分。
	③一手扶肩，一手扶膝，轻轻将靠近护士侧抬起并转向对侧，使患者背向护士，用枕头将患者胸部和肢体垫好，使患者安全、舒适。	15	手法不对扣10分，卧位不适扣5分。
	（2）二人协助患者翻身法		
	①患者仰卧，盖被拉至床尾，两手放于腹部，两腿屈曲。	8	一项不符合要求扣2分。
	②护士两人站于床的同一侧，一人托住患者颈、肩及腰部，另一人托住臀部及腘窝，两人同时将患者抬起移向自己。	15	搬动手法不对扣10分，未抬起扣10分。
	③分别扶托患者肩、腰、臀和膝部，轻轻将靠近护士侧抬起并转向对侧，用枕头将患者背部和肢体垫好，使患者安全、舒适。	15	手法不对扣10分，卧位不适扣5分，卧位不安全扣5分。
	6. 翻身过程中注意观察患者的面色并询问其感受，适时安慰鼓励患者，妥善固定各种管道。	8	管道固定不符合要求扣4分，未观察扣2分，未安慰鼓励患者扣2分。
	7. 交待注意事项。	4	交待不全扣1分，未交待扣2分。
	8. 整理床单位及用物。	2	未整理扣2分，漏一件扣1分。

注：本栏中（1）、（2）各占100分的38分。

续表

项目	操作流程与标准	分值	扣分细则
评价	1. 操作准确、熟练，患者卧位舒适。	3	操作不熟练扣 1 分，卧位不适扣 2 分。
	2. 与患者沟通有效。	4	未有效沟通扣 1 分。
	3. 爱伤观念强。	3	爱伤观念差酌情扣 1～2 分。
	4. 在规定时间内完成操作。		每超时 1 分钟扣 2 分。

｜二、轴线翻身｜

（一）运筹帷幄——评估、计划和观察要点

1. 了解患者病情、意识状态及配合能力，告知其操作目的，取得配合。
2. 观察患者损伤部位、伤口情况和管路情况。

（二）按部就班——操作和实施步骤

1. 衣帽整洁，洗手。
2. 准备用物，必要时备软枕。
3. 核对患者，帮助患者移去枕头，松开被尾，将对侧的床档拉上。
4. 三位护士站于患者同侧，一位护士扶持患者的头、颈与肩背部，另一位护士扶持患者的腰臀部，第三位护士扶持患者的双下肢向近侧床边平行移动。三人同时用力，使头、颈、肩、腰、髋保持在同一水平线上将患者翻至侧卧位。翻身角度不可超过 60°。
5. 两名护士支托患者背部，维持脊柱在同一水平面，另一护士将枕头置于患者颈部，背部靠一软枕。
6. 协助患者上腿屈曲、下腿伸直，两腿之间夹垫软枕，盖好盖被。
7. 整理床单位。
8. 洗手，记录翻身时间和皮肤情况。

【操作图解】

1. 三名护士站于患者同侧，将患者平移至操作者同侧床旁，使头、颈、肩、腰、髋保持同一水平线，一起缓慢移动，翻转至侧卧位，翻身角度不可超过 60°（患者无颈椎损伤时，可由两名护士完成轴线翻身）。翻身过程中注意询问患者的感受，保证安全。

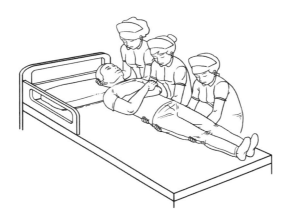

2. 将一软枕放于患者背部，另一软枕放于两膝之间，并使双膝呈自然屈曲状。

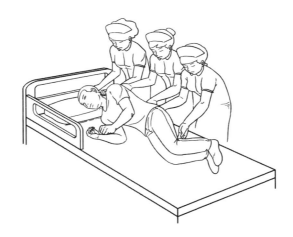

（三）护患配合——评价和指导要点

1. 向患者及家属介绍更换卧位的目的、配合方法及注意事项。
2. 嘱患者翻身过程中，如有不适及时告知护士。

（四）未雨绸缪——操作的注意事项

1. 轴线翻身时，应保持整个脊椎平直。有颈椎损伤时，勿扭曲或旋转患者的头部，保护颈部。
2. 被动体位翻身后，应使用辅助用具支撑体位保持稳定，确保肢体和关节处于功能位。
3. 翻身时注意保护各种管路安全。

（五）评分标准

项目	操作流程与标准	分值	扣分细则
操作前准备	1. 着装整洁，洗手，戴口罩。	3	一项不符合要求扣1分。
	2. 用物：软枕两个。	5	缺一项扣1分。
	3. 用物准备3分钟。	2	超时1分钟扣2分。
评估	1. 了解患者病情、意识状态及配合能力。	5	评估不全面少一项扣1分，未评估不得分。
	2. 观察患者损伤部位、伤口情况和管道情况。	5	
操作流程	1. 备齐用物，推至床旁，查对治疗护理项目单和腕带信息（床号、姓名、性别、住院号），问候患者。	5	未问候扣1分，查对不认真扣2分，未查对扣4分。
	2. 向患者解释操作目的，取得合作。	4	解释不到位扣2分，未解释扣4分。
	3. 安全与舒适：环境整洁、安静；患者体位舒适、安全，床幔或屏风遮挡。	3	一项不符合要求扣1分。
	4. 帮患者移去枕头，松开被尾，适时给予鼓励。	4	未移枕头扣1分，未松开床尾扣1分，未安慰、鼓励患者扣2分。
	5. 妥善固定伤口及各种管道。	4	未固定伤口及管道扣4分。
	6. 三名护士站于患者同侧，将患者平移至操作者同侧床旁。	6	一项不符合要求扣2分。
	7. 患者有颈椎损伤时，一名护士固定患者头部，沿纵轴向上略加牵引，使头颈随躯干一起缓慢移动。	6	一项不符合要求扣2分。
	8. 第二名护士将双手分别置于患者肩部及腰部。	4	一项不符合要求扣2分。
	9. 第三名护士双手分别置于腰部及臀部。	4	一项不符合要求扣2分。
	10. 使头、颈、肩、腰、髋保持同一水平线，一起缓慢移动，翻转至侧卧位，翻身角度不可超过60度（患者无颈椎损伤时，可由两名护士完成轴线翻身）。翻身过程中注意询问患者感受，保证安全。	14	一项不符合要求扣4分。
	11. 将一软枕放于患者背部，另一软枕放于两膝之间，并使双膝呈自然屈曲状。	6	一项不符合要求扣2分。
	12. 观察伤口并妥善固定各种管道，整理床单位，再次核对并签字，交待注意事项。	6	未观察扣2分，管道固定不妥当扣2分，未整理扣2分，交待不全扣1分，未交待扣2分。
	13. 记录翻身时间及皮肤状况，整理用物。	4	未记录扣2分，漏一件扣1分。

项目	操作流程与标准	分值	扣分细则
评价	1. 操作准确、熟练，查对规范。	3	操作不熟练扣 1 分，查对不规范扣 2 分。
	2. 与患者沟通有效。	4	未有效沟通扣 1 分。
	3. 爱伤观念强。	3	爱伤观念差酌情扣 1 ~ 2 分。
	4. 在规定时间内完成操作。		每超时 1 分钟扣 2 分。

三、协助患者床上移动

（一）运筹帷幄——评估、计划和观察要点

1. 评估患者的病情、意识状态、肢体活动能力、配合能力、年龄、体重，有无手术、引流管、骨折和牵引等。

2. 对清醒患者解释操作目的，取得患者合作。

（二）按部就班——操作和实施步骤

1. 衣帽整洁，洗手。

2. 至床旁向患者做好解释，必要时遮挡患者。

3. 固定床脚刹车，处理好引流管。

4. 视患者病情放平床头，将枕头横立于床头，避免撞伤患者。

5. 一人协助患者移向床头法

（1）使患者仰卧屈膝，双手握住床头板。

（2）护士一手托住患者肩部，一手托住患者臀部，抬起患者同时嘱患者脚蹬床面，挺身上移。

（3）放回枕头，视病情抬高床头，整理床单位。

6. 两人协助患者移向床头法

（1）患者仰卧屈膝，两名护士分别在床的两侧，交叉托住患者颈、肩及腰臀部，两人同时用力，协调地将患者抬起，移向床头。

（2）亦可两人同侧，一人托住颈、肩及腰部，另一人托住臀部及腘窝，同时抬起患者移向床头。

（3）放回枕头，抬高床头，整理床单位。

（三）护患配合——评价和指导要点

告知患者操作目的、配合方法及注意事项，指导患者与护士同时用力。

（四）未雨绸缪——操作的注意事项

1. 此操作适用于卧床不能自行移动的患者，操作中遵循节力、安全的原则。

2. 保持卧位正确，管道通畅。

3. 护士动作轻稳，避免对患者的拉、拽等动作，防止关节脱位，使患者舒适、安全。

4. 在护理过程中，密切观察患者病情变化，如有异常时及时通知医师并处理。

（五）评分标准

项目	操作流程与标准	分值	扣分细则
操作前准备	1. 着装整洁、洗手、戴口罩。	3	一项不符合要求扣1分。
	2. 护士准备：视患者情况决定护士人数。	3	一项不符合要求扣1分。
	3. 用物：根据病情准备枕头。	2	未准备扣1分。
	4. 用物准备1分钟。	2	超时1分钟扣2分。
评估	1. 评估病室环境及温度。	2	评估不全面少一项扣1分，未评估不得分。
	2. 患者的年龄、体重。	3	
	3. 患者的病情、肢体活动能力、有无约束、伤口、引流管、骨折和牵引等。	5	
操作流程	1. 备齐用物，携至床前，查对治疗护理项目单和腕带信息（床号、姓名、性别、住院号），问候患者。	5	查对不认真一项扣2分，未问候扣1分，未查对扣5分。
	2. 做好解释，取得配合。	4	未解释扣2分，解释不到位扣1分。
	3. 固定床脚轮，根据病情放平床头支架，枕头横立于床头。	3	未固定扣2分，枕头位置不当扣1分。
	4. 将各种导管及输液装置安置妥当，必要时将盖被折叠至床尾。	4	一项安置不妥当扣2分。
	5. 患者采用仰卧屈膝位，双手握住床头栏杆。	4	卧位不符合要求扣2分，未指导扣2分。

项目	操作流程与标准	分值	扣分细则
	（一）一人协助患者移向床头法：适用于生活能部分自理的患者。		
	1. 护士靠近床侧，两腿适当分开，一手托住患者肩背部，一手托住膝部。	15	方法不符合要求一处扣5分。
	2. 在护士抬起患者的同时，患者脚蹬床面，使其上移，避免拖拉造成皮肤损伤。	15	方法不符合要求一处扣5分。
	3. 放回枕头，按需要抬高床头，安置患者舒适卧位，再次核对并签字，整理床单位。	10	未放回枕头扣1分，未按需抬高床头扣2分，卧位不舒适扣5分，未整理床单位扣2分。
	4. 移动过程密切观察患者病情，出现异常情况时，及时处理。	10	未观察扣5分，处理不当扣5分。
	（二）二人协助患者移向床头法：适用于生活不能自理的患者。		
	1. 一种方法是护士两人站于同侧，一人托住患者颈肩及腰部，另一人托住臀部及腘窝部；另一种方法是护士两人分别站在床的两侧，两人双手相接，手指相互交叉，托住患者颈肩及腰部。	15	方法不符合要求一处扣5分。
	2. 两位护士同时用力，协调地将患者抬起，移向床头。	15	未同时用力扣7分，未抬离床面扣5分，移动不到位扣3分。
	3. 放回枕头，按需要抬高床头，安置患者取舒适卧位，再次核对并签字，整理床单位。	10	未放回枕头扣1分，未按需抬高床头扣2分，卧位不舒适扣5分，未整理床单位扣2分。
	4. 移动过程密切观察患者病情，出现异常情况时，及时处理。	10	未观察扣5分，处理不当扣5分。
评价	1. 操作准确、熟练，查对规范。	3	操作不熟练扣1分，查对不规范扣2分。
	2. 与患者沟通有效。	4	未有效沟通扣1分。
	3. 爱伤观念强。	3	爱伤观念差酌情扣1~2分。
	4. 在规定时间内完成操作。		每超时1分钟扣2分。

（注）本栏中（一）、（二）各占100分的50分。

|四、患者搬运法|

（一）运筹帷幄——评估、计划和观察要点

1. 了解患者病情、意识状态、肢体肌力、配合能力。

2. 了解患者有无约束、各种管路情况。

（二）按部就班——操作和实施步骤

1. 衣帽整洁，洗手。

2. 准备用物：性能良好的清洁平车。

3. 挪动法：适用于能在床上配合动作者。

（1）移开床旁桌、椅，松开盖被，帮助患者移向床边，平车与床平行并靠紧床边，固定平车。

（2）将盖被平铺于平车上。

（3）帮助患者按上身、臀部、下肢的顺序向平车挪动（从平车移回床上时，先助患者移动下肢、臀部，再移动上身）。

（4）为患者盖好被，使患者舒适。

4. 一人法：适用于儿科或者体重较轻的患者。

（1）将平车推至床尾，使平车头端与床尾成钝角，固定平车。

（2）松开盖被，协助患者穿衣。

（3）将盖被铺于平车上，患者移至床边。

（4）协助患者屈膝，一臂自患者腋下伸至肩部外侧，一臂伸入大腿下。

（5）将患者双臂交叉于搬运者颈后，托起患者移步转身，将患者轻放于平车上，为患者盖好被。

5. 双人法：适用于不能自行活动或体重较重者。

（1）将平车推至床尾，使平车头端与尾端成钝角，固定平车。

（2）松开盖被，协助患者穿衣，将盖被平铺于平车上。

（3）二人站于床同侧，将患者移至床边。

（4）一名护士一手托住患者颈肩部，另一手托住患者腰部，另一名护士一手托住患者臀部，另一手托住患者下肢，使患者身体稍向护士倾斜，两名护士同时合力抬起患者，移步转向平车，将患者轻放于平车上，为患者盖好被。

6. 三人法：适用于不能自行活动或者体重较重者。

（1）将平车推至床尾，使平车头端与床尾成钝角，固定平车。

（2）松开盖被，协助患者穿衣，将盖被平铺于平车上。

（3）三人站于床同侧，将患者移至床边，一名护士托住患者头、肩胛部，

另一名护士托住患者背部、臀部，第三名护士托住患者腘窝、小腿部，三人同时抬起，使患者身体稍向护士倾斜，同时移步转向平车，将患者轻放于平车上，为患者盖好被。

7．四人法：适用于病情危重或颈腰椎骨折患者。

（1）移开床旁桌、椅，推平车与床平行并紧靠床边。

（2）在患者腰、臀下铺中单。

（3）一名护士站于床头，托住患者头及颈肩部，第二名护士站于床尾，托住患者两腿，第三名护士和第四名护士分别站于床及平车两侧，紧握中单四角，四人合力同时抬起患者，轻放于平车上，为患者盖好被。

（4）患者从平车返回病床，则反向移动。

8．过床易使用法：适用于不能自行活动的患者。

（1）移开床旁桌、椅，推平车与床平行并紧靠床边，固定平车。

（2）护士分别站于平车与床的两侧并抵住，站于床侧护士协助患者向床侧翻身，将过床易平放在患者身下 1/3 或 1/4，向斜上方轻推患者至过床易。

（3）站于车侧护士，向斜上方轻拉协助患者移向平车，待患者上平车后，协助患者向车侧翻身，将过床易从患者身下取出。

【操作图解】

（一）一人搬运法

1．协助患者屈膝，一臂自患者腋下伸至肩部外侧，另一臂伸入患者大腿下，协助患者移至床边。

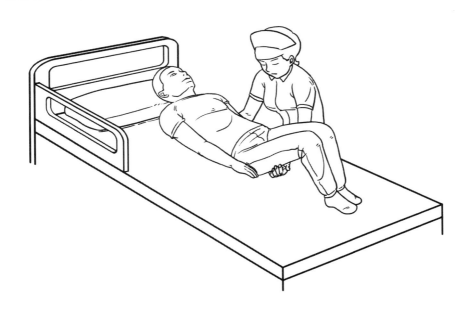

2. 将患者双臂交叉于搬运者颈后，托起患者移步转身，将患者轻放于平车上。

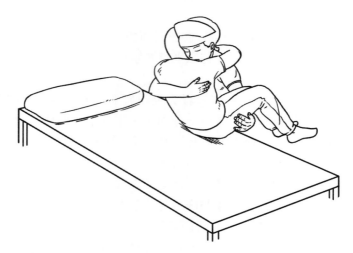

（二）二人搬运法

1. 一名护士一手托住患者颈肩部，另一手托住腰部。

2. 另一名护士一手托住患者臀部，另一手托住患者腘窝处使患者身体稍向护士倾斜。

3. 两名护士同时合力抬起患者，先把患者移向护士近侧，再移步转向平车，将患者轻放于平车上。搬运过程中注意询问患者感受，保证安全。

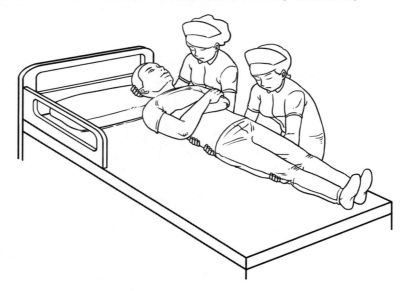

（三）三人搬运法

1. 一名护士一手托住患者头部，另一手托住肩胛部。

2. 另一名护士一手托住患者背部，另一手托住臀部。

3. 第三名护士一手托住患者腘窝，另一手托住小腿部。

4. 由一人发令，三人同时抬起，使患者身体稍向护士倾斜，再把患者移向护士近侧，同时移步转向平车，将患者轻放于平车上，搬运过程中注意询问患者感受。

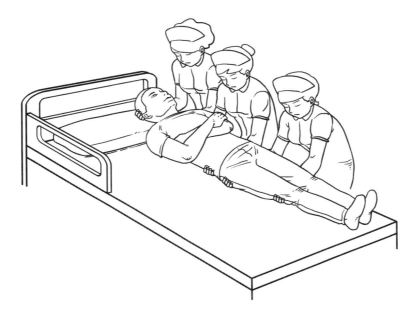

（四）过床易

1. 将过床易放于患者身下。

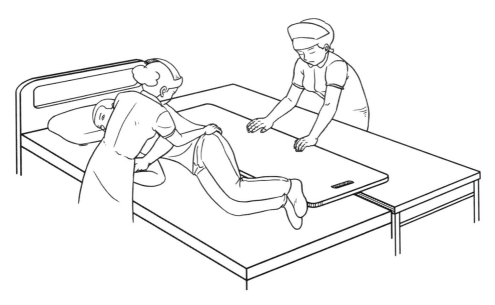

2. 将患者移到平车上。

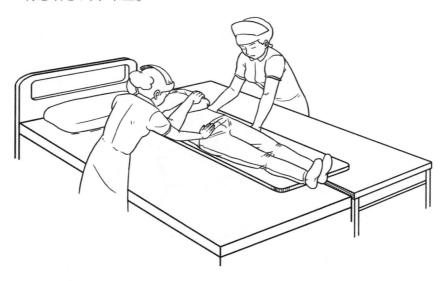

（三）护患配合——评价和指导要点

1. 告知患者操作目的、方法，以取得配合。

2. 告知患者配合移动时的注意事项。

（四）未雨绸缪——操作的注意事项

1. 使用平车前应检查其性能良好，完好无损。

2. 推平车时，患者头部置于平车的大轮端，小轮推在前面，护士站于患者头侧，上下坡时应使患者头部在高处一端，车速适宜。

3. 应拉起护栏保护患者安全，注意保暖，运送患者过程中保证输液和引流通畅。

（五）评分标准

一人搬运法操作考核评分标准

项目	操作流程与标准	分值	扣分细则
操作前准备	1. 着装整洁，洗手，戴口罩。	3	一项不符合要求扣 1 分。
	2. 用物：平车、被单。	5	缺一项扣 2 分。
	3. 用物准备 3 分钟。	2	超时 1 分钟扣 2 分。
评估	1. 了解病情、意识状态、肢体肌力及配合能力。	5	评估不全面少一项扣 1 分，未评估不得分。
	2. 有无约束及各种管道情况。	5	

续表

项目	操作流程与标准	分值	扣分细则
操作流程	适用于儿科患者或体重较轻的患者 1. 备齐用物，推平车至患者床尾，使平车头端与床尾成钝角，固定平车。	8	平车放置不符合要求扣3分，固定不符合要求扣3分，未固定扣5分。
	2. 查对治疗护理项目单和腕带信息（床号、姓名、性别、住院号），问候患者。	5	未问候扣1分，查对不认真扣2分，未查对扣4分。
	3. 向患者解释操作目的，取得配合。	4	解释不到位扣2分，未解释扣4分。
	4. 安全与舒适：患者体位舒适、安全，平车性能良好。	3	一项不符合要求扣1分。
	5. 撤枕、松开盖被，将盖被平铺于平车上。	8	未松盖被扣2分，铺盖被不符合要求扣2分，未铺盖被扣4分。
	6. 协助患者屈膝，一臂自患者腋下伸至肩部外侧，一臂伸入患者大腿下，协助患者移至床边。	5	未移到位扣3分，未安慰、鼓励患者扣2分。
	7. 将患者双臂交叉于搬运者颈后，托起患者移步转身，将患者轻放于平车上。搬运过程中注意询问患者感受。	21	一项不符合要求扣3分。
	8. 协助患者取舒适卧位，指导患者双上肢置于胸前，盖好被单，拉起护栏。	8	一项不符合要求扣2分。
	9. 再次核对并签字。交待注意事项。	2	交待不全扣1分，未交待扣2分。
	10. 打开刹车，安全转运患者。	6	未打开刹车扣2分，有安全隐患扣4分。
评价	1. 操作准确、熟练，查对规范。	3	操作不熟练扣1分，查对不规范扣2分。
	2. 与患者沟通有效。	4	未有效沟通扣1分。
	3. 爱伤观念强。	3	爱伤观念差酌情扣1~2分。
	4. 在规定时间内完成操作。		每超时1分钟扣2分。

二人搬运法操作考核评分标准

项目	操作流程与标准	分值	扣分细则
操作前准备	1. 着装整洁，洗手，戴口罩。	3	一项不符合要求扣1分。
	2. 用物：平车、被单。	5	缺一项扣2分。
	3. 用物准备3分钟。	2	超时1分钟扣2分。

续表

项目	操作流程与标准	分值	扣分细则
评估	1. 了解患者病情、意识状态、肢体肌力及配合能力。	5	评估不全面少一项扣1分，未评估不得分。
	2. 有无约束及各种管道情况。	5	
操作流程	适用于不能自行活动或体重较重者 1. 备齐用物，推平车至患者床尾，使平车头端与床尾成钝角，固定平车。	8	平车放置不符合要求扣3分，固定不符合要求扣3分，未固定扣5分。
	2. 查对治疗护理项目单和腕带信息（床号、姓名、性别、住院号），问候患者。	5	未问候扣1分，查对不认真扣2分，未查对扣4分。
	3. 向患者解释操作目的，取得配合。	4	解释不到位扣2分，未解释扣4分。
	4. 安全与舒适：患者体位舒适、安全，平车性能良好。	3	一项不符合要求扣1分。
	5. 松开盖被，协助患者穿衣，将盖被平铺于平车上。	8	未松盖被扣2分，未予协助扣2分，铺盖被不合要求扣2分，未铺盖被扣4分。
	6. 两人站于病床同侧，将患者移至床边，适时给予鼓励。	6	护士站位不符合要求扣1分，未移到位扣3分，未安慰鼓励患者扣2分。
	7. 一名护士一手托住患者颈肩部，另一手托住腰部。	6	一项不符合要求扣3分。
	8. 另一名护士一手托住患者臀部，另一手托住患者腘窝处使患者身体稍向护士倾斜。	6	一项不符合要求扣3分。
	9. 两名护士同时合力抬起患者，先把患者移向护士近侧，再移步转向平车，将患者轻放于平车上。搬运过程中注意询问患者感受，保证安全。	10	两人用力不均匀扣5分，动作粗暴扣2分，未询问扣3分。
	10. 协助患者取舒适卧位，将患者双上肢置于胸前，盖好被单，拉起护栏。	6	一项不符合要求扣2分。
	11. 再次核对并签字，交待注意事项。	2	交待不全扣1分，未交待扣2分。
	12. 打开刹车，安全转运患者。	6	未打开刹车扣2分，有安全隐患扣4分。
评价	1. 操作准确、熟练，查对规范。	3	操作不熟练扣1分，查对不规范扣2分。
	2. 与患者沟通有效。	4	未有效沟通扣1分。
	3. 爱伤观念强。	3	爱伤观念差酌情扣1~2分。
	4. 在规定时间内完成操作。		每超时1分钟扣2分。

三人搬运法操作考核评分标准

项目	操作流程与标准	分值	扣分细则
操作前准备	1. 着装整洁，洗手，戴口罩。 2. 用物：平车、被单。 3. 用物准备 3 分钟。	3 5 2	一项不符合要求扣 1 分。 缺一项扣 2 分。 超时 1 分钟扣 2 分。
评估	1. 了解病情、意识状态、肢体肌力及配合能力。 2. 有无约束及各种管道情况。	5 5	评估不全面少一项扣 1 分，未评估不得分。
操作流程	适用于不能自行活动或体重较重者 1. 备齐用物，推平车至患者床尾，使平车头端与床尾成钝角，固定平车。 2. 查对治疗护理项目单和腕带信息（床号、姓名、性别、住院号），问候患者。 3. 向患者解释操作目的，取得配合。 4. 安全与舒适：患者体位舒适、安全，平车性能良好。 5. 松开盖被，协助患者穿衣，将盖被平铺于平车上。 6. 三人站于病床同侧，将患者移至床边，适时给予鼓励。 7. 一名护士一手托住患者头部，另一手托住肩胛部。 8. 另一名护士一手托住患者背部，另一手托住臀部。 9. 第三名护士一手托住患者腘窝，另一手托住小腿部。 10. 由一人发令，三人同时抬起，使患者身体稍向护士倾斜，再把患者移向护士近侧，同时移步转向平车，将患者轻放于平车上，搬运过程中注意询问患者感受。 11. 协助患者取舒适卧位，将患者双上肢置于胸前，为患者盖好被单，拉起护栏。 12. 再次核对并签字，交待注意事项。 13. 打开刹车，安全转运患者。	8 5 4 3 8 6 4 4 4 10 6 2 6	平车放置不符合要求扣 3 分，固定不符合要求扣 3 分，未固定扣 5 分。 未问候扣 1 分，查对不认真扣 2 分，未查对扣 4 分。 解释不到位扣 2 分，未解释扣 4 分。 一项不符合要求扣 1 分。 未松盖被扣 2 分，未予协助扣 2 分，铺盖被不合要求扣 2 分，未铺盖被扣 4 分。 护士站位不符合要求扣 1 分，未移到位扣 3 分，未安慰、鼓励患者扣 2 分。 一项不符合要求扣 2 分。 一项不符合要求扣 2 分。 一项不符合要求扣 2 分。 三人用力不均匀扣 5 分，动作粗暴扣 2 分，未询问扣 3 分。 一项不符合要求扣 2 分。 交待不全扣 1 分，未交待扣 2 分。 未打开刹车扣 2 分，有安全隐患扣 4 分。

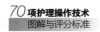

续表

项目	操作流程与标准	分值	扣分细则
评价	1. 操作准确、熟练，查对规范。	3	操作不熟练扣1分，查对不规范扣2分。
	2. 与患者沟通有效。	4	未有效沟通扣1分。
	3. 爱伤观念强。	3	爱伤观念差酌情扣1～2分。
	4. 在规定时间内完成操作。		每超时1分钟扣2分。

四人搬运法操作考核评分标准

项目	操作流程与标准	分值	扣分细则
操作前准备	1. 着装整洁，洗手，戴口罩。	3	一项不符合要求扣1分。
	2. 用物：平车，被单。	5	缺一项扣2分。
	3. 用物准备3分钟。	2	超时1分钟扣2分。
评估	1. 了解病情、意识状态、肢体肌力及配合能力。	5	评估不全面少一项扣1分，未评估不得分。
	2. 有无约束及各种管道情况。	5	
操作流程	适用于病情危重或颈腰椎骨折患者 1. 备齐用物，推平车至患者床旁，查对治疗护理项目单和腕带信息（床号、姓名、性别、住院号），问候患者。	5	未问候扣1分，查对不认真扣2分，未查对扣4分。
	2. 向患者解释操作目的，取得配合。	4	解释不到位扣2分，未解释扣4分。
	3. 安全与舒适：患者体位舒适、安全，平车性能良好。	3	一项不符合要求扣1分。
	4. 移开床旁桌椅，将床向外移出固定，使床头前能容纳一人距离，推平车与床平行并紧靠床边，固定平车。	6	一项不符合要求扣2分。
	5. 将盖被松开，协助患者穿衣，适时给予鼓励。	6	未松盖被扣2分，未予协助扣2分，未安慰、鼓励患者扣3分。
	6. 将盖被平铺于平车上。	4	铺盖被不合要求扣2分，未铺盖被扣4分。
	7. 在患者腰臀下铺中单，将患者双手置于胸前。	4	一项不符合要求扣3分。
	8. 一名护士站于床头，托住患者头及颈肩部。	4	一项不符合要求扣2分。

续表

项目	操作流程与标准	分值	扣分细则
	9. 第二名护士站于床尾，托住患者双腿。	4	一项不符合要求扣2分。
	10. 另两名护士分别站于床及平车两侧，紧握中单四角。	6	一项不符合要求扣2分。
	11. 四人合力同时抬起患者，轻放于平车上，搬运过程中注意询问患者感受。	10	四人用力不均匀扣5分，动作粗暴扣2分，未询问扣3分。
	12. 协助患者取舒适卧位，将患者双上肢置于胸前，为患者盖好被单，拉上护栏。	6	一项不符合要求扣2分。
	13. 再次核对并签字，交待注意事项。	2	交待不全扣1分，未交待扣2分。
	14. 打开刹车，安全转运患者。	6	未打开刹车扣2分，有安全隐患扣4分。
评价	1. 操作准确、熟练、查对规范。	3	操作不熟练扣1分，查对不规范扣2分。
	2. 与患者沟通有效。	4	未有效沟通扣1分。
	3. 爱伤观念强。	3	爱伤观念差酌情扣1~2分。
	4. 在规定时间内完成操作。		每超时1分钟扣2分。

五、患者约束法

（一）运筹帷幄——评估、计划和观察要点

评估患者的病情、意识状态、肢体活动度、约束部位皮肤色泽、温度及完整性等。

（二）按部就班——操作和实施步骤

1. 衣帽整洁，洗手。
2. 准备用物：酌情备不同类型的约束带、棉垫等。
3. 携用物至患者旁，向患者解释，尽量取得配合。
4. 协助患者取仰卧位，依具体情况选择适当的约束法。
5. 肢体约束法
（1）暴露患者腕部或者踝部。
（2）保护带打成双套结套在棉垫外，稍拉紧，使之不松脱。

（3）将保护带系于两侧床缘，为患者盖好被，整理床单位及用物。

6. 肩部约束法

（1）暴露患者双肩，将患者双侧腋下垫棉垫。

（2）将保护带置于患者双肩下，双侧分别穿过患者腋下，在背部交叉后分别固定于床头。

（3）为患者盖好被，整理床单位及用物。

7. 全身约束法：多用于患儿的约束。

（1）将大单折成自患儿肩部至踝部的长度，将患儿放于中间。

（2）用靠近护士一侧的大单紧紧包裹同侧患儿的手足至对侧，自患儿腋窝下掖于身下，再将大单的另一侧包裹手臂及身体后，紧掖于靠护士一侧身下。如患儿过分活动，可用绷带系好。

8. 整理床单位。

9. 洗手，做好记录，包括使用约束带的原因、时间、部位，每次的观察局部情况，相应的护理措施以及解除约束的时间等。

【操作图解】

（一）肢体约束法

1. 打好双套结。

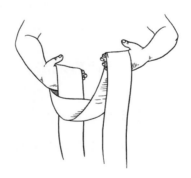

2. 取约束带海绵处固定于约束部位，松紧以能容一到二指为宜。

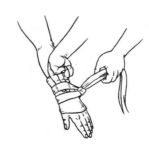

3. 将保护带系于两侧床缘，注意活动范围适中。

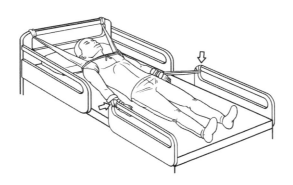

（二）肩部约束法

1. 将约束带海绵处置于患者背部，至两侧肩胛部打结。

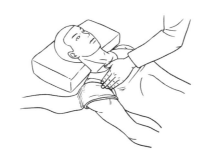

2. 将保护带系于床头，注意活动范围适中。

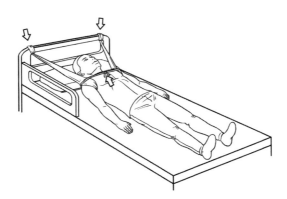

（三）膝部约束法

1. 两膝衬棉垫。

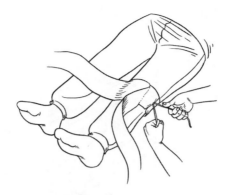

2. 将约束带横放于两膝上，两头带各缚住一侧膝关节。

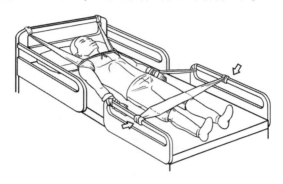

3. 宽带两端分别系于两侧床缘。

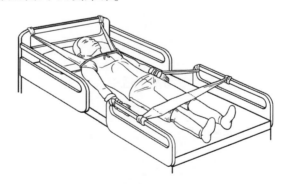

（三）护患配合——评价和指导要点

1. 告知患者及家属实施约束的目的、方法、持续时间，使患者和家属理解使用保护具的重要性、安全性，征得同意方可使用。

2. 告知患者和家属实施约束中，护士将随时观察约束局部皮肤有无损伤及皮肤颜色、温度、约束肢体末梢循环状况，定时松懈。

3. 指导患者和家属在约束期间保证肢体处于功能位，保持适当活动度。

（四） 未雨绸缪——操作的注意事项

1. 约束后每15分钟观察1次约束肢体的末梢循环情况，约2小时解开约束带放松1次。

2. 约束带只能短期使用，使用时保持肢体处于功能位置，并协助患者翻身、局部皮肤护理及全关节运动。

（五） 评分标准

项目	操作流程与标准	分值	扣分细则
操作前准备	1. 着装整洁，洗手，戴口罩。	3	一项不符合要求扣1分。
	2. 用物：约束带、大单、记录单。	5	缺一项扣1分。
	3. 用物准备2分钟。	2	超时1分钟扣2分。
评估	1. 评估患者的病情意识、肢体活动度及约束部位的皮肤情况。	5	评估不全面少一项扣1分，未评估不得分。
	2. 评估需要使用保护具的种类和时间。	5	
操作流程	1. 携用物至患者床旁，查对治疗护理项目单和腕带信息（床号、姓名、性别、住院号），问候患者。	5	未问候扣1分，查对不认真扣2分，未查对扣4分。
	2. 向患者和家属解释操作目的，取得配合。	4	解释不到位扣2分，未解释扣4分。
	3. 安全与舒适：病房环境舒适，患者安全舒适。	3	一项不符合要求扣1分。
	（一）肢体约束法		
	1. 暴露患者腕部或者踝部（适时给予鼓励）。	5	一项不符合要求扣2分，未安慰、鼓励患者扣3分。
	2. 取约束带海绵处固定于约束部位，松紧以能容一到二指为宜。	18	未垫海绵一处扣3分，固定松紧不符合要求一处扣4分，
	3. 将保护带系于两侧床缘，注意活动范围适中。	18	保护带固定不牢一处扣5分，活动范围不符合要求一处扣3分。
	4. 记录约束时间、部位、皮肤情况、约束带种类。	8	记录不全一处扣2分。
	5. 为患者盖好被，再次核对并签字，交待注意事项。	5	未盖盖被扣2分，交待不全面扣1分，未交待扣2分。
	6. 整理床单位及用物。	4	未整理扣2分，漏一件扣1分。
	（二）肩部约束法		
	1. 暴露患者双肩（适时给予鼓励）。	6	一项不符合要求扣2分，未安慰鼓励患者扣3分。

续表

项目	操作流程与标准	分值	扣分细则
操作流程	2. 将约束带海绵处置于患者背部，至两侧肩胛部打结。	10	一项不符合要求扣4分。
	3. 将保护带系于床头，注意活动范围适中。	25	过松或过紧各扣5分。
	4. 记录约束时间、部位、皮肤情况、约束带种类。	9	一项不符合要求扣2分。
	5. 为患者盖好被，整理床单位及用物。	3	一项不符合要求扣1分。
	6. 再次核对并签字，交待注意事项。	5	交待不全面扣2分，未交待扣5分。
	（三）全身约束法（多用于患儿） 1. 将大单折成自患者肩部至踝部的长度，将患儿放于中间（适时给予鼓励）。	8	大单折叠不符合要求扣3分，患儿放置位置不符合要求扣2分，未安慰、鼓励患者扣3分。
	2. 用靠近护士一侧的大单紧紧包裹同侧患儿的手足至对侧，自患儿腋窝下掖于身下。	16	包裹不符合要求扣10分，包裹松紧不符合要求扣5分。
	3. 将大单的另一侧包裹手臂及身体，紧掖于靠护士一侧身下。	16	包裹不符合要求扣10分，包裹松紧不符合要求扣5分。
	4. 如患儿活动剧烈，可用绷带系好。约束过程中注意询问患儿感受，记录约束时间、部位、皮肤情况、约束带种类。	10	活动剧烈未处理扣4分，未询问扣2分，记录不全缺一项扣1分。
	5. 再次核对并签字，交待注意事项。	4	交待不全面扣1分，未交待扣2分。
	6. 整理床单位及用物。	4	未整理扣2分，漏一件扣1分。
评价	1. 操作准确、熟练，查对规范。	3	操作不熟练扣1分，查对不规范扣2分。
	2. 与患者沟通有效。	4	未有效沟通扣1分。
	3. 爱伤观念强。	3	爱伤观念差酌情扣1~2分。
	4. 在规定时间内完成操作。		每超时1分钟扣2分。

注：本栏中（一）、（二）、（三）各占100分的58分。

第四章　皮肤、伤口、造口护理

| 一、压疮预防 |

（一）评估与观察要点

1. 了解患者的营养状况、局部皮肤状态、压疮的危险因素。
2. 评估患者压疮易患部位。
3. 告知患者压疮预防及护理的目的，取得配合。

（二）按部就班——操作和实施步骤

1. 用物准备：治疗盘、皮肤保护膜、薄膜类敷料或水胶体敷料、温水、毛巾、清洁被服，视患者情况可备减压垫（海绵垫、水垫、减压贴）。
2. 及时评估：根据患者情况采用适宜的评估表评估皮肤情况。
3. 减压措施
（1）对活动能力受限的患者，每两小时变换体位一次，保持患者舒适。
（2）长期卧床患者可使用充气气垫床或者采取局部减压措施。
（3）骨突处皮肤使用透明贴或者减压贴保护。
4. 皮肤保护
（1）温水擦洗皮肤，使皮肤洁净无汗液。
（2）保持床单位清洁、干燥、无皱褶。
（3）肛周涂保护膜，防止大便刺激。对大、小便失禁患者及时局部清理，保持清洁干燥，放置便器时防止托、推、拉等动作。
（4）高危人群的骨突出皮肤，可使用半透膜敷料或水胶体敷料保护，皮肤脆薄者慎用。
5. 加强营养：根据患者病情，摄取高热量、高蛋白、高纤维素、高矿物质饮食，必要时少食多餐。
6. 严格交接：对高危人群每班严密观察并严格交接患者皮肤情况。

（三）护患配合——评价和指导要点

1. 教会患者预防压疮措施，指导患者加强营养，增加皮肤抵抗力和创面愈合能力，保持皮肤干燥、清洁。

2. 指导功能障碍患者尽早开始功能锻炼。

（四）未雨绸缪——操作的注意事项

1. 根据患者情况选择适宜的压疮评估表，如 Norton、Braden 等压疮危险因素表评估，及时评估患者的皮肤情况。

2. 密切观察患者局部受压皮肤状态，受压皮肤在解除压力 30 分钟后，压红不消退者，应该缩短翻身时间，禁止按摩压红部分皮肤。

3. 对感觉障碍的患者慎用热水袋或者冰袋，防止烫伤或者冻伤。

4. 正确使用压疮预防器具，不宜使用橡胶类圈状物。

┃二、压疮护理┃

（一）评估与观察要点

1. 评估患者病情、意识、活动能力及合作程度。

2. 评估患者营养及皮肤状况，有无大、小便失禁。

3. 辨别压疮分期，观察压疮的部位、大小（长、宽、深）、潜行、窦道、渗出液等。

4. 告知患者压疮预防及护理目的，取得配合。

（二）按部就班——操作和实施步骤

1. 准备用物：治疗盘、治疗碗、弯盘、镊子、棉球若干、敷料（薄膜类、水胶体、藻酸盐等）、20ml 注射器、无菌生理盐水、尺。

2. 瘀血红润期：防止局部继续受压；增加翻身次数；局部皮肤用预防压疮专用贴膜保护。

3. 炎症浸润期：水胶体敷料（透明贴、溃疡贴）覆盖；有水疱者，充分引流后用无菌生理盐水清洗，喷洒溃疡粉，外层覆盖敷料；避免局部继续受压，促进上皮组织修复。皮肤脆薄者禁用半透膜敷料或水胶体敷料。

4. 溃疡期：有针对性地选择各种治疗护理措施，定时换药，清除坏死组织，增加营养摄入，促进创面愈合。

【操作图解】

1. 按摩背部：按摩者斜站于患者一侧，将大毛巾置患者身下，用纱布蘸少许 50% 酒精涂于按摩处，用手掌的大、小鱼际做环形按摩。从臀部上方开始，沿脊柱两旁向上按摩，至肩部时转向下至腰部止，反复数次。

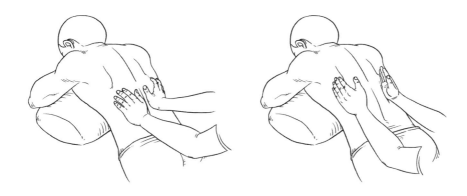

2. 用拇指指腹由骶尾部开始沿脊柱按摩至第 7 颈椎处，反复数次（按摩过程中适时给予鼓励）。

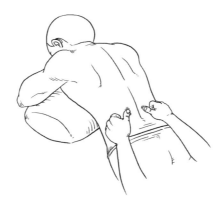

3. 受压处局部按摩：将大毛巾置于患者身下，用纱布蘸少许 50% 酒精涂于按摩处，用手掌的大、小鱼际部分紧贴皮肤做环形按摩，压力均匀地按向心方向按摩，由轻到重再由重到轻，每次 3～5 分钟。

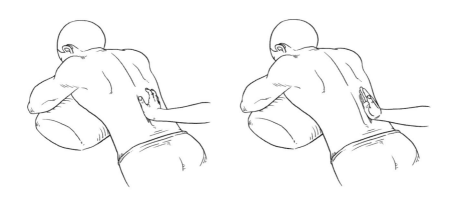

4. 如局部出现压疮的早期症状，可用拇指指腹在压疮周围行环形按摩。

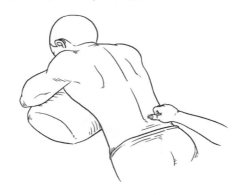

（三）护患配合——评价和指导要点

1. 告知患者及家属发生压疮的相关因素、预防措施和处理方法。
2. 指导患者加强营养，增加创面的愈合能力。

（四）未雨绸缪——操作的注意事项

1. 对出现压疮的患者，应根据压疮分期采取不同的处理措施，Ⅰ期压疮患者禁止局部皮肤按摩，不宜使用橡胶类圈状物。

2. 如压疮出现红、肿、痛等感染征象，及时与医师沟通进行处理。

3. 对无法判断的压疮和怀疑深层组织损伤的压疮需进一步全面评估，采取必要的清创措施，根据组织损伤程度选择相应的护理方法。

4. 长期卧床患者可使用充气床垫或采取局部减压措施，定期变换体位，避免压疮加重或出现新的压疮。病情危重者，根据病情变换体位，保证护理安全。

（五）评分标准

项目	操作流程与标准	分值	扣分细则
操作前准备	1. 着装整洁，洗手，戴口罩。	3	一项不符合要求扣 1 分。
	2. 用物：小毛巾、50% 酒精、滑石粉、大毛巾、纱布、弯盘、床刷及套、床幔（屏风）。	5	缺一项扣 1 分。
	3. 用物准备 3 分钟。	2	超时 1 分钟扣 2 分。
评估	1. 了解患者精神状态、营养状况及合作程度。	5	评估不全面少一项扣 1 分，未评估不得分。
	2. 了解患者局部皮肤情况及评估压疮的危险因素。	5	

项目	操作流程与标准	分值	扣分细则
操作流程	1. 备齐用物，携至床旁，查对治疗护理项目单和腕带信息（床号、姓名、性别、住院号）。	5	未问候扣1分，查对不认真扣2分，未查对扣4分
	2. 向清醒患者解释操作目的、方法，取得患者的合作。	4	未解释扣4分，解释不到位扣2分。
	3. 安全与舒适：酌情遮挡屏风（床幔），关闭门窗；病房环境整洁、光线明亮；患者体位舒适，注意保暖。	3	一项不符合要求扣1分。
	4. 松开床尾，协助患者俯卧或侧卧，上衣卷至肩部，脱裤至臀上方，覆盖大毛巾，掀起盖被搭于患者身上。	5	一项不符合要求扣1分。
	5. 按摩背部：按摩者斜站于患者一侧，将大毛巾置于患者身下，用纱布蘸少许50%酒精涂于按摩处，用手掌的大、小鱼际做环形按摩。从臀部上方开始，沿脊柱两旁向上按摩，至肩部时转向下至腰部止，反复数次。用拇指指腹由骶尾部开始沿脊柱按摩至第7颈椎处，反复数次（按摩过程中适时给予鼓励）。	16	未置大毛巾扣3分，置毛巾不规范扣2分，未涂酒精扣3分，酒精过少或过湿各扣2分，手法不对扣5分，按摩力度不合适扣5分，拇指指腹着力点不合要求扣3分，未鼓励扣2分。
	6. 受压处局部按摩：将大毛巾置于患者身下，用纱布蘸少许50%酒精涂于按摩处，用手掌的大、小鱼际部分紧贴皮肤做环形按摩，压力均匀地按向心方向按摩，由轻到重再由重到轻，每次3~5分钟。	15	未涂酒精扣3分，酒精过少或过湿各扣2分，手法不对扣5分，按摩力度不合适扣5分。
	7. 如局部出现压疮的早期症状，可用拇指指腹在压疮周围行环形按摩。	6	手法不对扣5分，压疮早期未按摩扣6分。
	8. 在清洁、按摩过程中注意询问患者感受。	3	未询问扣3分。
	9. 按摩完毕，双手把滑石粉均匀地涂在患者背部，协助患者穿好衣服，撤下大浴巾。	4	未涂滑石粉扣2分，未撤大毛巾扣1分，未协助穿衣扣1分。
	10. 扫净床上渣屑，协助患者取舒适卧位，再次核对并签字，交待注意事项，打开门窗。	6	未扫床扣2分，交待不全扣1分，未交待扣2分，卧位不舒适扣1分，未开门窗扣1分。
	11. 整理床铺及用物。	3	未整理扣2分，漏一件扣1分。

续表

项目	操作流程与标准	分值	扣分细则
评价	1. 操作准确、熟练、查对规范。	3	操作不熟练扣1分，查对不规范扣2分。
	2. 与患者沟通有效。	4	未有效沟通扣1分。
	3. 爱伤观念强。	3	爱伤观念差酌情扣1~2分。
	4. 在规定时间内完成操作。		每超时1分钟扣2分。

│三、安全管理│

（一）运筹帷幄——评估、计划和观察要点

1. 评估患者的意识状态、活动能力、合作程度、疾病状况、用药等。
2. 告知患者安全管理的目的，取得配合。

（二）按部就班——操作和实施步骤

1. 衣帽整洁，洗手。
2. 准备用物：评估表、警示标识、护理记录单等。
3. 建立护理安全管理制度：包括查对制度、交接班制度等。
4. 建立患者身份识别系统：至少应对手术室、ICU、急诊抢救室、新生儿室及意识不清、无自主能力的重症患者使用腕带作为身份识别方法。
5. 环境及设施维护：提供安全住院环境，采取有效措施，避免烫伤、使用锐器等不安全因素。
6. 压疮评估：根据患者选择适宜的压疮危险因素评分表，如《Norton评估表》《Braden评估表》等进行评分，以评估压疮发生的危险程度。
7. 跌倒评估：对住院患者依《意外跌倒危险因素评估表》进行评分，确定高危患者。
8. 导管风险评估：有导管患者依《预防非计划性拔管评估表》进行评分，确定高危患者。
9. 对高危患者进行登记，班班交接。
10. 高危患者给予安全警示标识，采取针对预防措施。
11. 必要时建立护患沟通卡，由家属签字。
12. 建立上报及监测评价系统并认真执行。

（三）护患配合——评价和指导要点

对患者进行安全指导，嘱患者注意自身安全，提高自我防范意识。

（四）未雨绸缪——操作的注意事项

此操作适用于全部住院患者，实施时根据患者情况采取有针对性的评估方法及措施，保证患者安全。

（五）评分标准

项目	操作流程与标准	分值	扣分细则
操作前准备	1. 着装整洁，仪表端庄。	3	一项不合要求扣1分。
	2. 用物：约束器具、防滑标志、防滑鞋等。	5	缺一项扣1分。
	3. 用物准备3分钟。	2	超时1分钟扣2分。
评估	1. 评估患者年龄、身体状况、用药、肢体活动情况、自理能力、步态等。	5	评估不全面少一项扣1分，未评估不得分。
	2. 评估环境因素：地面、各种标识、灯光照明、病房设施、患者衣着等。	5	
操作流程	1. 问候患者，核对腕带。	2	未问候患者扣1分。未核对扣1分。
	2. 向患者解释预防跌倒的重要性，取得其配合。	4	未解释扣4分，解释不到位扣2分。
	3. 安全与舒适：环境安静、整洁；患者舒适、安全；地面清洁干燥。	5	一项不符合要求扣2分。
	4. 加强巡视，重点观察，合理安排陪护，严格交班。	8	一项不符合要求扣2分。
	5. 检查病房内各处扶手、标识是否健全，浴室及厕所内呼叫系统是否可以正常使用，地面是否湿滑，走廊是否畅通，光线是否明亮。	10	检查不符合要求一项扣2分。
	6. 对生活自理的患者，尽量将物品放置于患者方便拿取处。	4	放置物品不符合要求扣4分。
	7. 指导患者选用防滑鞋，避免在潮湿的地面行走，注意慢行，行走不便时使用扶手、拐杖或由护士协助，如厕下蹲或起立时动作要慢。	10	指导不全面一项扣2分，未予指导或协助扣9分。
	8. 将病床调至最低位，固定好脚刹车，提起两侧床档，并保证其稳定性。床尾放置防跌倒标志牌。患儿下床时先放下床档，切勿翻越。	10	一处不符合要求扣2分。
	9. 躁动不安的患者根据情况应用适当的约束具，并向患者家属解释使用目的。	6	使用约束具不当扣4分，未解释扣2分。

项目	操作流程与标准	分值	扣分细则
	10. 长期卧床、体弱的患者下床活动时主动协助、扶持。活动量掌握循序渐进的原则，按照躺－坐－立－行的顺序变换体位，并随时询问患者感受。	6	一项不符合要求扣 1 分，未予讲解扣 2 分。
	11. 遵医嘱按时给患者服药，告知服药后注意事项，并密切观察用药后反应。	5	一项不符合要求扣 1 分，未予讲解扣 2 分。
评价	1. 爱伤观念强，约束有效。	5	爱伤观念差酌情扣 1～5 分。
	2. 与患者沟通有效。	5	未有效沟通扣 1 分。
	3. 在规定时间内完成操作。		每超时 1 分钟扣 2 分。

四、伤口护理

（一）运筹帷幄——评估、计划和观察要点

1. 观察患者伤口部位、种类、大小、深度、创面情况，有无渗出液。

2. 向患者解释换药的目的，取得其配合。

（二）按部就班——操作和实施步骤

1. 衣帽整洁，洗手，戴口罩。

2. 准备用物：治疗盘、治疗碗、弯盘、镊子 2 把、0.5% 碘伏棉球数个、无菌敷料、胶带、防水垫。必要时备无菌剪刀、凡士林纱条、外用药、棉签、液体石蜡等。

3. 携用物至患者旁，核对患者姓名，做好解释。

4. 协助患者取舒适体位，暴露伤口，注意保暖，垫防水垫，遮挡患者。

5. 揭去胶带和外层敷料，用镊子取下紧贴伤口的内层敷料，污染敷料内面向上，放置于弯盘内。

6. 开放伤口用 0.5% 碘伏棉球由内向外环形擦拭创面及周围皮肤，再根据伤口情况给予适宜处理：缝合伤口用 0.5% 碘伏棉球消毒切口、缝线、针孔及周围皮肤；感染伤口应由外向内消毒。

7. 根据伤口类型选择合适的伤口敷料，用胶带固定，粘贴方向与患者肢体或躯体长轴垂直。活动部位或范围较大不宜固定时，以绷带、弹力绷带或多头带包扎固定。

8. 协助患者取舒适体位，整理床单位。

9. 处理用物，分类放置。

10. 洗手，处理医嘱，记录。

【操作图解】

1. 备胶布，戴手套，取下外层敷料。

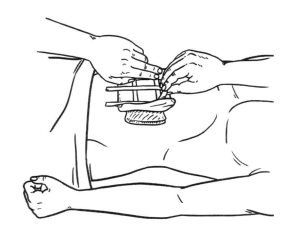

再用无菌钳取下内层敷料。

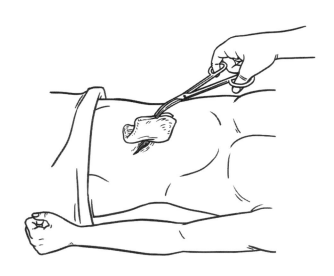

2. 用碘伏棉球先消毒伤口，再由清洁伤口中央向外做环形消毒三遍（消毒区域大于伤口范围5cm，且消毒范围不能超过上一遍），操作过程中注意询问患者感受，并适时给予鼓励。若为污染创面，消毒顺序相反。

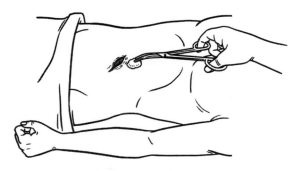

3. 待伤口周围碘伏干后，取大小适中的纱布（6~8层）覆盖于伤口上，纱布盖住伤口周围5cm左右，一旦放置纱布，切勿再移动。胶布固定，必要时用绷带协助固定敷料，脱手套。

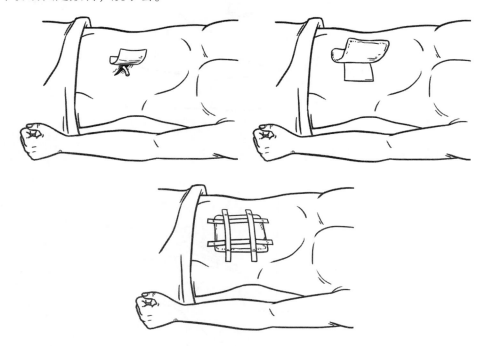

（三）护患配合——评价和指导要点

1. 嘱患者有不适感觉及时通知护士，不要自行揭去敷料。
2. 指导患者沐浴、翻身、咳嗽或活动时保护伤口的方法。

（四）未雨绸缪——操作的注意事项

1. 根据伤口渗出情况确定伤口换药频率，伤口清洗一般选用生理盐水或对人体组织没有毒性的消毒液。换药过程中密切观察伤口及病情，出现异常及时报告医生。

2. 换药顺序依次为清洁伤口、污染伤口、感染伤口，最后换特异性感染伤口。清洁伤口换药应从中间向外消毒，感染伤口应由外向内消毒。有引流管时，先清洁伤口，再清洁引流管。

3. 换药时动作要轻柔，揭除敷料的方向应与伤口方向平行，以减轻疼痛，注意保护新鲜的肉芽组织。若内层敷料粘贴在伤口上，应用生理盐水浸湿后再揭除。

4. 特异性感染伤口，必须严格执行隔离制度，专人换药。使用过的敷料必须按医疗废物处理，器械应另行消毒灭菌，避免交叉感染。

（五）评分标准

项目	操作流程与标准	分值	扣分细则
操作前准备	1. 着装整洁，洗手，戴口罩。	3	一项不符合要求扣1分。
	2. 用物：换药盒（内盛无菌钳2把、碘伏棉球数个）、无菌纱布、胶布、弯盘、棉签、清洁手套，必要时备屏风。	5	缺一项扣1分。
	3. 用物准备3分钟。	2	超时1分钟扣2分。
评估	1. 评估患者身体状况及合作程度。	5	评估不全面少一项扣1分，未评估不得分。
	2. 评估患者伤口局部情况。	5	
操作流程	1. 备齐用物，携至床旁，查对治疗护理项目单和腕带信息（床号、姓名、性别、住院号），问候患者。	5	未问候扣1分，查对不认真扣2分，未查对扣4分。
	2. 向患者解释换药的目的，取得合作。	4	解释不到位扣2分，未解释扣4分。
	3. 安全与舒适：病室环境清洁、安静；患者卧位舒适、安全；关闭门窗，拉上床幔（遮挡屏风）。	3	一项不符合要求扣1分。
	4. 备胶布，戴手套，取下外层敷料，再用无菌钳取下内层敷料。	6	一项不符合要求扣2分。
	5. 观察伤口的情况，并告知患者伤口愈合情况。	3	未观察扣2分，未告之扣1分。
	6. 用碘伏棉球先消毒伤口，再由清洁伤口中央向外做环形消毒三遍（消毒区域大于伤口范围5cm，且消毒范围不能超过上一遍），操作过程中注意询问患者感受，并适时给予鼓励。若为污染创面，消毒顺序相反。	25	消毒顺序不对扣5分，消毒方法不对扣5分，消毒区域不符合要求扣3分，消毒次数不够扣3分，血管钳使用方法不对一次扣2分，横跨一次扣2分，污染一次扣5分。未询问及鼓励患者扣2分。
	7. 伤口周围碘伏待干后，取大小适中的纱布（6~8层）覆盖于伤口上，纱布盖住伤口周围5cm左右，一旦放置纱布，切勿再移动。	10	一项不符合要求扣2分。

续表

项目	操作流程与标准	分值	扣分细则
	8. 胶布固定，必要时用绷带协助固定敷料，脱手套。	5	固定过松或过紧扣 3 分，固定不美观扣 1 分，未摘手套扣 1 分。
	9. 协助患者整理衣物，取舒适卧位，交待注意事项。	4	未整理扣 1 分，卧位不适扣 1 分，交待不全扣 1 分，未交待扣 2 分。
	10. 再次核对并签字。整理床单位及用物。	3	未整理扣 2 分，漏一件扣 1 分。
	11. 如伤口异常，及时与医师沟通。	2	未及时告知医生扣 2 分。
评价	1. 操作准确、熟练，查对规范。	3	操作不熟练扣 1 分，查对不规范扣 2 分。
	2. 与患者沟通有效。	4	未有效沟通扣 1 分。
	3. 无菌观念强。	3	污染三次以上不得分。
	4. 在规定时间内完成操作。		每超时 1 分钟扣 2 分。

五、造口护理

（一）运筹帷幄——评估、计划和观察要点

1. 患者病情、意识、自理能力、合作程度、心理状态、家庭支持程度等。

2. 观察造口部位、大小，造口黏膜血液循环情况，造口周围皮肤情况，向患者解释换药目的及注意事项，取舒适卧位。

（二）按部就班——操作和实施步骤

1. 衣帽整洁，洗手，戴口罩。

2. 准备用物：治疗盘、治疗碗、弯盘、镊子 2 把、生理盐水棉球、消毒液棉球、剪刀、造口度量尺、造口袋（一件式或两件式）、防水垫。依具体情况备温水、卫生纸、柔软小毛巾等。

3. 携用物至患者旁，核对患者，做好解释。

4. 关闭门窗，注意保暖，遮挡患者。

5. 协助患者取平卧位或半卧位，稍偏向造口侧，暴露造口，铺防水垫。

6. 一件式造口袋：直接将造口袋除去，揭除时注意保护皮肤以免损伤。

7. 两件式造口袋：一手捏住造口袋卡环，一手按压底盘，自上而下小心分离，使造口袋与底盘完全分开。

8. 用卫生纸擦拭干净造口周围的大便。

9. 用生理盐水棉球擦拭造口黏膜。

10. 用消毒液棉球擦拭造口周围皮肤。

11. 切口愈合后可用卫生纸初步清洁后用柔软的毛巾蘸温水清洁造口周围皮肤，待皮肤晾干或用软纸吸干。

12. 一件式造口袋：用造口度量尺测量外径。裁剪造口袋底板（直径超过造口外径约 2mm）。揭去底板衬纸，袋口朝下对准造口位置自下而上，由内向外轻压底盘 1～3 分钟，使底盘完全粘贴于造口周围皮肤。夹闭造口袋下端开口。

13. 两件式造口袋：将清洁的造口袋直接固定在底盘上，夹闭造口袋。

14. 整理衣服及床单位，协助患者取舒适卧位。

15. 处理用物，两件式造口袋使用后用清水冲洗干净，晾干备用。

16. 洗手，记录。

【操作图解】

1. 用温水清洁造口及周围皮肤。

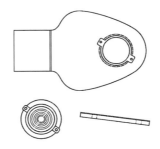

2. 沿标记号修剪造口袋底盘。

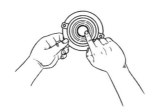

3. 造口袋底盘与造口黏膜之间保持适当的空隙（1～2mm），避免缝隙过大而使粪便刺激皮肤引起皮炎或缝隙过小而使底盘边缘与黏膜摩擦导致不适或出血。

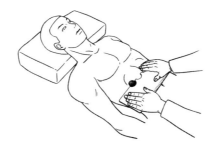

（三）护患配合——评价和指导要点

1. 引导患者参与造口的自我管理，告知患者及家属更换造口袋的详细操作和实施步骤，小肠造口者选择空腹时更换。

2. 告知患者和家属造口及其周围皮肤并发症的预防和处理方法。

3. 指导患者合理膳食，训练排便。

（四）未雨绸缪——操作的注意事项

1. 使用造口辅助用品前阅读产品说明书或咨询造口治疗师。

2. 移除造口袋时注意保护皮肤，粘贴造口袋前保证造口周围皮肤清洁、干燥。

3. 保持造口袋底盘与造口之间的空隙在合适范围内。

4. 避免做增加腹压的运动，以免形成造口旁疝。

5. 定期扩张造口，防止狭窄。

（五）评分标准

项目	操作流程与标准	分值	扣分细则
操作前准备	1. 着装整齐，洗手，戴口罩。	3	一项不符合要求扣1分。
	2. 用物：橡胶手套2付、棉球数个、造口袋、造口板、造口度量表、治疗碗（内盛温开水）、血管钳、剪刀，必要时备造口护理粉、保护膜、防漏膏、备屏风（床幔）、污物桶、弯盘。	5	缺一项扣1分。
	3. 用物准备2分钟。	2	超时1分钟扣2分。
评估	1. 评估患者造口类型、造口袋内排泄物及造口周围皮肤情况。	5	
	2. 评估患者自理程度及对护理造口方法和知识掌握程度，以决定护理的方式。	5	评估不全面少一项扣1分，未评估不得分。
操作流程	1. 备齐用物，携至床旁，查对治疗护理项目单和腕带信息（床号、姓名、性别、住院号），问候患者。	5	未问候扣1分，查对不认真扣2分，未查对扣4分。
	2. 向患者解释操作目的，取得合作。	4	解释不到位扣2分，未解释扣4分。
	3. 安全与舒适：病室环境清洁、整齐，患者卧位舒适、安全。	3	一项不符合要求扣1分。
	4. 酌情关闭门窗，拉上床幔（遮挡屏风）；适当暴露造口部位。	3	一项不符合要求扣1分。

项目	操作流程与标准	分值	扣分细则
	5. 戴手套，由上向下撕离已用的造口袋，撕离造口袋时注意保护皮肤，防止皮肤损伤。	9	未戴手套扣1分，方向不对扣5分，爱伤观念差扣3分。
	6. 观察造口袋内排泄物情况。	3	未观察扣3分。
	7. 用温水清洁造口及周围皮肤。	5	操作不到位扣2分，未清洁扣5分。
	8. 观察造口及周围皮肤情况。	5	观察不到位扣2分，未观察扣3分。
	9. 用造口量度表量度造口的大小、形状，沿标记号修剪造口袋底盘，检查边缘是否整齐，底盘修剪是否合适。	10	操作不规范一项扣3分。
	10. 待造口周围皮肤晾干后，戴手套，按照造口位置由下向上将造口袋贴上，将造口袋与造口板固定紧密。更换过程中注意询问患者感受。	10	未晾干扣2分，方向不对扣5分，未询问扣3分。
	11. 造口袋底盘与造口黏膜之间保持适当的空隙（1~2mm），避免缝隙过大而使粪便刺激皮肤引起皮炎或缝隙过小而使底盘边缘与黏膜摩擦导致不适或出血。	5	空隙过大过小各扣5分。
	12. 协助患者取舒适卧位，再次核对并在治疗项目护理单上签字，向患者交待注意事项及介绍造口特点，造口袋的使用，如何养成定时排便的习惯，强调学会操作的重要性。	5	卧位不适扣1分，交待不到位一项扣1分，未交待扣4分。
	13. 整理床单位及用物。	3	未整理扣2分，漏一件扣1分。
评价	1. 操作准确、熟练，查对规范。	3	操作不熟练扣1分，查对不规范扣2分。
	2. 与患者沟通有效。	4	未有效沟通扣1分。
	3. 爱伤观念强。	3	爱伤观念差酌情扣1~2分。
	4. 在规定时间内完成操作。		每超时1分钟扣2分。

第五章 气 道 护 理

（一）运筹帷幄——评估、计划和观察要点

1. 评估患者的病情、意识、呼吸状况、合作程度及缺氧程度。
2. 评估鼻腔状况：有无鼻息肉、鼻中隔偏曲或分泌物阻塞等。
3. 动态评估氧疗效果。

（二）按部就班——操作和实施步骤

1. 衣帽整洁，洗手，戴口罩。
2. 准备用物：治疗盘、治疗碗（内盛少量冷开水/蒸馏水）、吸氧管、湿化瓶（内盛1/3～1/2新制备的冷开水/蒸馏水，并注明日期）、棉签、吸氧卡、胶带、污杯、氧气表。
3. 携用物至床旁，核对患者。
4. 协助取舒适体位，清洁鼻孔。
5. 安装流量表，打开吸氧管外包装，连接氧气管与流量表，将氧气管鼻塞置于治疗碗清水中，打开流量表试通，关闭流量表，用棉签擦干鼻塞。
6. 打开流量表，根据病情调节氧流量。低流量 1～2L/min，中流量 3～4L/min，高流量 5～6L/min。
7. 将氧气管鼻塞轻轻插入患者鼻孔，妥善固定。
8. 协助患者取舒适卧位，记录吸氧开始时间。
9. 整理用物，洗手，处理医嘱，执行者签字。
10. 停止吸氧时，取下鼻塞，关闭流量表开关，清洁面部，协助患者取舒适卧位，记录停氧时间。
11. 处理用物，分类放置。
12. 洗手，处理医嘱，执行者签字。

【操作图解】

1. 用湿棉签清洁双侧鼻腔。

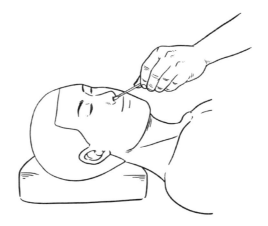

2. 检查、安装氧气装置。

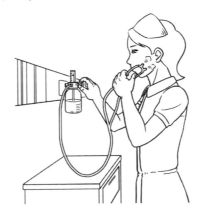

3. 将鼻导管轻轻插入患者双侧鼻腔内。

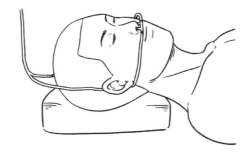

（三）护患配合——评价和指导要点

1. 向患者解释用氧目的，以取得合作。吸氧过程中如有不适，应及时告知医护人员。

2. 告知患者或家属勿擅自调节氧流量，注意用氧安全。

3. 根据用氧方式，指导有效呼吸。

4. 告知患者进食、进水时暂停吸氧，防止误吸或咽入气体过多引起腹胀。

（四）未雨绸缪——操作的注意事项

1. 保持呼吸道通畅，注意气道湿化。

2. 保持吸氧管路通畅，无打折、分泌物堵塞或扭曲。

3. 面罩吸氧时，检查面部、耳廓皮肤受压情况。

4. 吸氧时先调节好氧流量再与患者连接，停氧时先取下鼻导管或面罩，再关闭氧流量表。

5. 注意用氧安全，尤其是使用氧气筒给氧时注意防火、防油、防热、防震。

6. 新生儿吸氧应严格控制用氧浓度和用氧时间。

（五）评分标准

项目	操作流程与标准	分值	扣分细则
操作前准备	1. 着装整洁，洗手，戴口罩。	3	一项不符合要求扣1分。
	2. 用物：中心供氧装置、治疗碗（内盛冷开水）、蒸馏水、一次性吸氧管、棉签、弯盘、纱布、用氧记录单、笔、手表、手电筒。	5	缺一项扣1分。
	3. 用物准备3分钟。	2	超时1分钟扣2分。
评估	1. 评估患者意识、身体状况及缺氧程度。	5	评估不全面少一项扣1分，未评估不得分。
	2. 评估患者鼻腔状况。	5	
操作流程	1. 备齐用物，携至患者床旁，查对治疗护理项目单和腕带信息（床号、姓名、性别、住院号），问候患者。	5	未问候扣1分，查对不认真扣2分，未查对扣4分。
	2. 向患者解释操作目的和配合方法，取得其合作。	4	解释不到位扣2分，未解释扣4分。
	3. 安全与舒适：环境清洁、安静，患者体位舒适。	3	一项不符合要求扣1分。
	4. 用湿棉签清洁双侧鼻腔。	2	未清洁扣2分。
	5. 检查、安装氧气装置。	4	一项不符合要求扣2分。
	6. 倒蒸馏水（约1/3～1/2），连接湿化瓶。	3	蒸馏水不符合要求扣2分，连接不紧密扣1分。
	7. 检查并连接一次性吸氧管。	5	未检查扣2分，连接不符合要求扣3分。
	8. 打开氧流量开关，按医嘱正确调节氧气流量。	5	未按医嘱调节氧流量扣5分。

项目	操作流程与标准	分值	扣分细则
	9. 检查鼻导管是否通畅。	3	未检查扣3分。
	10. 将鼻导管轻轻插入患者双侧鼻腔内。	5	未调整松紧度扣3分，插入不符合要求扣2分。
	11. 固定导管牢固、美观、松紧度适宜。	6	导管扭曲、打折扣3分，固定过松或过紧扣3分。
	12. 询问患者感受，交待注意事项。	4	未询问扣2分，交待不全扣1分，未交待扣2分。
	13. 记录用氧日期、时间及氧流量。	3	一项不符合要求扣1分。
	14. 再次核对并签字。评估患者吸氧效果。停止用氧	5	未评估扣5分。
	15. 取下鼻导管，关流量开关。	6	一项不符合要求扣3分。
	16. 协助患者取舒适卧位，整理床单位。	3	卧位不适扣1分，未整理扣2分。
	17. 整理用物。	2	漏一件扣1分。
	18. 记录停氧日期及时间。	2	一项不符合要求扣1分。
评价	1. 操作准确、熟练，查对规范。	3	操作不熟练扣1分，查对不规范扣2分。
	2. 与患者沟通有效。	4	未有效沟通扣1分。
	3. 爱伤观念强。	3	爱伤观念差酌情扣1~2分。
	4. 在规定时间内完成操作。		每超时1分钟扣2分。

二、经鼻/口腔吸痰法

（一）运筹帷幄——评估、计划和观察要点

1. 了解患者病情、意识状态、呼吸情况、呼吸道分泌物排出的能力。
2. 观察有无痰喘、憋气，听诊肺部有无痰鸣音。
3. 观察痰液的性质、量及黏稠度。
4. 了解患者心理状态及合作程度，向患者介绍吸痰的目的及注意事项。
5. 观察患者口鼻黏膜情况，有无活动的义齿。

（二）按部就班——操作和实施步骤

1. 衣帽整洁，洗手，戴口罩。
2. 准备用物：治疗盘、冲洗罐两个、吸痰管、无菌手套、生理盐水，必要

时备压舌板，电动吸引器或中心吸引器（另备储液瓶装置），昏迷患者另备开口器和舌钳。

3. 携用物至床旁，向患者解释，检查吸引器性能并连接，如为中心吸引设施则连接负压吸引装置。

4. 戴无菌手套，连接吸痰管，在无菌冲洗罐内试吸，检查吸痰管是否通畅，并湿润吸痰管，调节负压吸引压力 0.02 ~ 0.04MPa。吸痰管经口或鼻进入气道，开放负压，边旋转边向上提拉，将分泌物吸净。

5. 吸痰后，将吸痰管插入另一冲洗罐内抽吸冲管，关闭吸引器，分离吸痰管，无菌护帽保护负压接头。

6. 脱去手套，反折包住吸痰管置于医疗垃圾袋中。

7. 清洁患者口鼻分泌物，整理床单位，协助患者取舒适卧位。

8. 处理用物，洗手，记录吸痰效果。

【操作图解】

1. 戴手套，将连接管与玻璃接头及吸痰管紧密连接，试通畅。

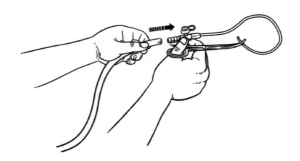

2. 右手持吸引管，左手打开吸引器的开关。

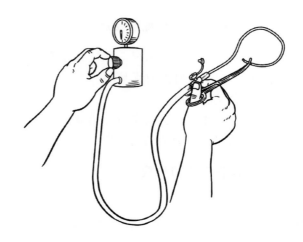

3. 湿润吸痰管的前端。

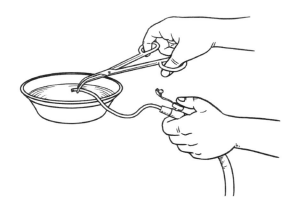

4. 取下吸氧管，左手反折吸痰管末端，右手持吸痰管的前端（适时给予鼓励），将吸痰管轻轻插入咽喉部，吸净鼻咽部的痰液。

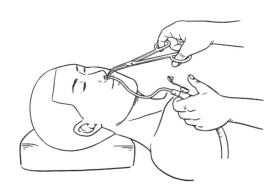

5. 反折吸痰管末端，从鼻腔（或口腔）轻轻插至咽喉部（成人约 10~15cm），嘱患者深呼吸，待吸气时将吸痰管送至气管内（22~26cm）。松开吸痰管末端，从深部左右旋转、缓慢上提吸引，每次吸痰时间 <15 秒。

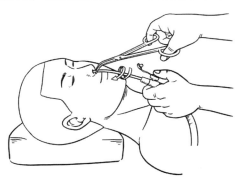

（三）护患配合——评价和指导要点

1. 告知患者操作过程中会刺激患者咽喉部引起不适，清醒患者放松，积极配合。

2. 吸痰过程中鼓励并指导患者深呼吸，进行有效咳嗽和咳痰。

（四）未雨绸缪——操作的注意事项

1. 严格执行无菌技术操作，每次吸痰后应更换吸痰管，应先吸气管内再吸口鼻处。

2. 选择型号适宜的吸痰管，患儿吸痰时，吸痰管宜细，吸力要小。

3. 插入吸痰管时不可有负压，以免引起呼吸道黏膜损伤。

4. 吸痰手法应自深部左右旋转、向上提出，吸痰动作要轻柔，防止刺激会厌引起窒息或反射性心律失常。

5. 每次吸痰时间不大于15秒，停2~3分钟后再重复吸。

6. 吸痰过程中，应观察患者的病情变化。吸痰前视病情加大吸氧浓度，防止患者缺氧；吸痰后给予高浓度吸氧，预防肺不张。

7. 储痰瓶内痰液不得超过2/3，应及时倾倒。

8. 痰稠者吸痰前给予雾化吸入、拍背。

（五）评分标准

项目	操作流程与标准	分值	扣分细则
操作前准备	1. 着装整洁，洗手，戴口罩。	2	一项不符合要求扣1分。
	2. 用物：中心吸引装置一套（吸痰瓶内放蒸馏水）、一次性吸痰包（内置适当型号的一次性吸痰管1根、PE手套1付、治疗碗2个、无菌纱布、治疗巾、玻璃接头1个）、一次性连接管、生理盐水、听诊器、手电筒、弯盘、棉签、碘伏、污物桶，必要时备开口器、舌钳。	6	缺一项扣1分。
	3. 用物准备3分钟。	2	超时1分钟扣2分。
评估	1. 评估患者的意识状态、生命体征、吸氧流量。	4	评估不全面少一项扣1分，未评估不得分。
	2. 评估患者呼吸道分泌物的量、黏稠度、部位。	3	
	3. 有无活动性义齿。	3	

项目	操作流程与标准	分值	扣分细则
操作流程	1. 备齐用物，携至床旁，查对治疗护理项目单和腕带信息（床号、姓名、性别、住院号），问候患者。	5	未问候扣1分，查对不认真扣2分，未查对扣4分。
	2. 舒适与安全：环境清洁、安静，卧位舒适、安全。	4	一项不符合要求扣2分。
	3. 向患者或家属解释操作目的，取得合作。协助患者取合适体位，头偏向一侧，铺治疗巾，消毒瓶挂于合适位置，打开生理盐水瓶，注明开启日期及时间。	3	解释不到位扣1分，未解释扣2分，体位不适扣1分，未吸氧扣2分。
	4. 听诊（气管及双肺）是否有痰鸣音，判断痰液的位置及量；检查患者鼻腔，给予高流量氧气吸入。	4	一项不符合要求扣1分。
	5. 安装吸引装置，打开开关，检查吸痰装置性能（观察吸力），调节负压（一般成人 40.0～53.3kPa，儿童 < 40.0 kPa）。	6	一项不符合要求扣2分。
	6. 打开一次性吸痰包，取出治疗碗，打开生理盐水瓶，倾倒适量生理盐水。戴手套，将连接管与玻璃接头及吸痰管紧密连接，试通畅。	8	未铺治疗巾扣1分，污染一次扣5分，未戴手套扣1分，吸痰管型号不符合要求扣3分，未试吸扣2分。
	7. 取下吸氧管，左手反折吸痰管末端，右手持吸痰管的前端（适时给予鼓励），将吸痰管轻轻插入咽喉部，吸净鼻咽部的痰液。	10	未取下吸氧管扣2分，未反折一次扣2分，吸痰手法不符合要求扣4分，吸痰顺序不对扣2分，未吸净扣3分。
	8. 反折吸痰管末端，从鼻腔（或口腔）轻轻插至咽喉部（成人约 10～15cm），嘱患者深呼吸，待吸气时将吸痰管送至气管内（22～26cm）。松开吸痰管末端，从深部左右旋转、缓慢上提吸引，每次吸痰时间 < 15 秒。如需再次吸痰，两次吸引间隔3分钟，间隔期间给予高浓度吸氧。吸痰过程中注意观察吸出物的性状及患者的面色、血氧饱和度、生命体征变化。	13	未更换扣5分，送入吸痰管时机不适扣2分，吸痰手法不符合要求扣4分，吸痰时间不符合要求扣2分，吸痰压力不符合要求扣3分，吸痰间隔不符合规范扣2分，间隔时未予吸氧扣2分，未观察患者病情变化扣2分。
	9. 吸引结束后，给予高流量吸氧。	3	未吸氧扣3分。
	10. 抽吸、冲洗吸痰管道，将吸痰管放入污物桶，关闭吸引开关，协助患者擦净口鼻部，撤治疗巾，摘手套。	6	一项不符合要求扣1分。

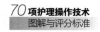
续表

项目	操作流程与标准	分值	扣分细则
	11. 进行肺部听诊，判断吸痰效果。将氧流量调至所需流量。痰液黏稠时，可配合雾化吸入、叩击背部等，以提高吸痰效果。	2	一项不符合要求扣1分。
	12. 协助患者取舒适卧位，再次核对并在治疗护理项目单上签字，记录痰液的量、性状，交待注意事项，整理床单位及用物。	4	一项不符合要求扣2分。
	13. 记录吸痰效果及痰液的性状、量。	2	记录不全一项扣1分。
评价	1. 操作准确、熟练，查对规范。	3	操作不熟练扣1分，查对不规范扣2分。
	2. 与患者沟通有效。	4	未有效沟通扣1分。
	3. 无菌观念强。	3	污染三次以上不得分。
	4. 在规定时间内完成操作。		每超时1分钟扣2分。

三、经气管插管/气管切开吸痰法

（一）运筹帷幄——评估、计划和观察要点

1. 观察患者咳嗽时是否有痰，向患者介绍吸痰的目的及注意事项。
2. 观察患者血氧饱和度是否降低，有无呼吸困难，听诊肺部有无痰鸣音。
3. 使用呼吸机的患者评估呼吸机参数设置，气道压力是否升高。
4. 观察患者气管切开处皮肤有无破损，敷料是否清洁。

（二）按部就班——操作和实施步骤

1. 衣帽整洁，洗手，戴口罩。
2. 准备用物：治疗盘、冲洗罐2个、生理盐水、无菌手套、一次性吸痰管数根、电动吸引器，如为中心吸引设施另备贮液瓶装置。
3. 携用物至床旁，检查吸引器性能并正确连接，调节负压。
4. 如为中心吸引设施则连接负压吸引装置。
5. 协助患者取平卧位或半卧位，头偏向操作者略后仰。

6. 听诊患者双肺呼吸音，观察血氧饱和度情况，给予纯氧吸入。

7. 打开吸引器，戴无菌手套，连接吸痰管。

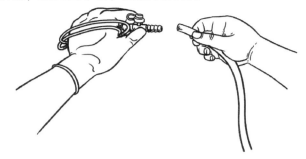

8. 在无菌冲洗罐内试吸，检查吸痰管是否通畅。

9. 反折吸痰管末端阻断负压，持吸痰管缓慢插入适宜深度，开放负压。

10. 边旋转边吸引边向上提吸痰管，吸净痰液。

11. 吸痰后在另一冲洗罐内吸引，以便冲净吸痰管内痰液。

12. 关闭吸引器，分离吸痰管，无菌护帽保护负压接头。

13. 脱去手套反折包住吸痰管，置入医疗垃圾袋中。

（三）护患配合——评价和指导要点

教会患者做深呼吸及有效咳嗽，以助于排痰。

（四）未雨绸缪——操作的注意事项

1. 严格执行无菌操作，及时吸痰，每次吸痰时均需要更换吸痰管，应先吸气管内再吸口鼻处，最后吸囊上分泌物。

2. 严格掌握两个冲洗罐的使用方法，避免二者混用，无菌冲洗罐每 4 小时更换一次，吸痰后的冲洗罐保持清洁状态，每 24 小时更换一次，防止感染。

3. 吸痰管外径应≤气管插管内径的 1/2，患儿吸痰时，吸痰管宜细，吸力要小。

4. 插入吸痰管时不可有负压，以免引起呼吸道黏膜损伤。

5. 吸痰压力成人维持在 0.02~0.04MPa。

6. 每次吸痰时间<15 秒，最多不超过 3 次，停 2~3 分钟后再重复吸。

7. 吸引过程中密切注意患者的呼吸和血氧饱和度，如患者憋气、剧烈咳嗽时，应立即拔除吸痰管，以防止窒息。

8. 贮液瓶内痰液不得超过 2/3，应及时倾倒。

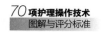
（五）评分标准

项目	技术操作流程与标准	分值	扣分细则
操作前准备	1. 着装整洁，洗手，戴口罩。 2. 用物：一次性吸痰包（内置适当型号的一次性吸痰管1根、PE手套1付、治疗碗2个、无菌纱布、治疗巾、玻璃接头1个）、生理盐水、碘伏、棉签、听诊器、弯盘、污物桶，必要时备开口器、舌钳。 3. 用物准备3分钟。	2 6 2	一项不符合要求扣1分。 缺一项扣1分。 超时1分钟扣2分。
评估	1. 评估患者意识、病情变化、合作程度和心理状态。 2. 了解呼吸机参数设置情况。 3. 评估患者痰液分泌情况。	4 3 3	评估不全面少一项扣1分，未评估不得分。
操作流程	1. 备齐用物，携至床旁，查对治疗护理项目单和腕带信息（床号、姓名、性别、住院号），清醒者要问候患者。 2. 舒适与安全：环境清洁、安静，卧位舒适、安全。 3. 对清醒患者要解释操作目的，协助其取合适体位，给予纯氧2分钟。协助其取合适体位，头偏向一侧，铺治疗巾，消毒瓶挂于合适位置，打开生理盐水瓶，注明开启日期及时间。 4. 检查并打开一次性吸痰包，取出治疗碗放于治疗车上，打开生理盐水瓶，倾倒适量生理盐水。 5. 检查吸引器性能及管道连接是否紧密，调节负压（成人0.019～0.026Mpa）。 6. 戴手套，将连接管、玻璃接头及吸痰管（根据患者选择吸痰管型号）紧密相连，试通畅。	5 7 4 6 6 8	未问候扣1分，查对不认真扣2分，未查对扣4分。 解释不到位扣1分，未解释扣2分，体位不适扣1分，未予纯氧扣2分。 未铺治疗巾扣1分。一项不符合要求扣1分。 检查不全面扣2分，未检查扣3分，生理盐水量不符合要求扣1分。 未检查扣2分，负压不符合要求扣4分。 未戴手套扣1分，连接不紧密一处扣2分，未试吸扣2分，吸痰管型号不符合要求扣3分。

项目	技术操作流程与标准	分值	扣分细则
	7. 左手反折吸痰管末端，分离呼吸机接头，右手持吸痰管的前端，迅速并轻轻地沿气管导管送入吸痰管，吸痰管遇阻力略上提后加负压，边上提边旋转边吸引，避免在气管内上下提插。时间每次 <15s。连续吸痰不超过 3 次，吸痰间隔给予纯氧吸入。	12	未反折扣 2 分，吸痰手法不符合要求扣 5 分，吸痰时间不符合要求扣 2 分，吸痰压力不符合要求扣 3 分，未适时鼓励扣 2 分，污染一次扣 5 分，吸痰间隔未给予纯氧扣 2 分，爱伤观念不强扣 2 分，连续吸痰次数不符合要求扣 2 分。
	8. 吸痰过程中注意观察吸出物的性状及患者的面色、血氧饱和度、生命体征变化。	3	未观察扣 3 分，一项未观察扣 1 分。
	9. 吸痰结束后立即接呼吸机通气，给予患者 100% 的纯氧 2 分钟，待血氧饱和度升至正常水平后再将氧浓度调至原来水平。	6	未立即接呼吸机扣 3 分，未及时吸纯氧扣 3 分，未将氧浓度调至原来水平扣 2 分。
	10. 冲洗吸痰管和负压吸引管，将吸痰管放入污物桶，如需再次吸痰应更换吸痰管。	2	一项不符合要求扣 1 分。
	11. 吸痰完毕，摘手套，关闭吸引开关，撤治疗巾。	3	一项不符合要求扣 1 分。
	12. 记录吸痰效果及痰液性状、量；生理盐水注明"吸痰用"，放于患者床头桌以备下次再用，24 小时内有效。	4	一项不符合要求扣 1 分。
	13. 协助患者取舒适卧位，再次核对并签字，整理床单位及用物。	4	卧位不适扣 1 分，未整理扣 2 分，漏一件扣 1 分。
评价	1. 操作准确、熟练、查对规范。	3	操作不熟练扣 1 分，查对不规范扣 2 分。
	2. 与患者沟通有效。	4	未有效沟通扣 1 分。
	3. 无菌观念强。	3	污染三次以上不得分。
	4. 在规定时间内完成操作。		每超时 1 分钟扣 2 分。

第六章 引流护理

一、胃肠减压护理

（一）运筹帷幄——评估、计划和观察要点

1. 评估患者的病情，意识状态及合作程度。
2. 评估口腔黏膜、鼻腔及插管周围皮肤情况，了解有无食管静脉曲张。
3. 评估胃管的位置、固定情况及负压吸引装置工作情况。
4. 观察引流液的颜色、性质和量。
5. 评估腹部体征及胃肠功能恢复情况。

（二）按部就班——操作和实施步骤

1. 衣帽整洁，洗手，戴口罩。
2. 准备用物：治疗盘、治疗碗、弯盘、血管钳、镊子、纱布、灌注器、一次性胃管，另备液体石蜡、棉签、胶布、负压吸引器及托架。
3. 携用物至床旁，核对患者，做好解释。
4. 检查一次性胃肠减压器的效能。
5. 协助患者取半卧位或平卧位。
6. 插胃管（方法及步骤详见肠内营养）。
7. 将胃管与胃肠减压器连接，保持负压，观察引流是否通畅。用安全别针将胃肠减压管固定于床单上。

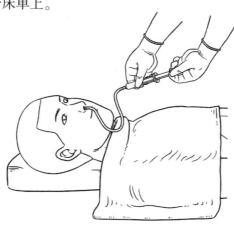

8. 观察吸引出胃液的颜色、性质及量，记录 24 小时引流量。

9. 整理床单位，协助患者取舒适体位。

10. 处理用物，分类放置。

11. 洗手，记录胃液量。

（三）护患配合——评价和指导要点

1. 告知患者胃肠减压的目的和配合方法。
2. 告知患者及家属防止胃管脱出的措施。

（四）未雨绸缪——操作的注意事项

1. 给昏迷患者插胃管时，应先撤去枕头，头向后仰，当胃管插入 15cm 时，将患者头部托起，使下颌靠近胸骨柄以增大咽喉部通道的弧度，便于胃管顺利通过会厌部。

2. 插管时患者出现恶心，应休息片刻，嘱患者深呼吸再插入，出现呛咳、呼吸困难、发绀等情况，立即拔出，休息后重新插入。

3. 食管和胃部手术后，冲洗胃管有阻力时不可强行冲洗，通知医生，采取相应措施。

4. 长期胃肠减压者，每个月更换胃管 1 次，从另一侧鼻孔插入。

（五）评分标准

项目	操作流程与标准	分值	扣分细则
操作前准备	1. 着装整齐，洗手，戴口罩。	3	一项不符合要求扣 1 分。
	2. 准备用物：胃管、石蜡油棉球、纱布、20ml 注射器、治疗巾、手套、棉签、胶布、手电筒、听诊器、负压盒、别针、弯盘、寸带、口取纸。	5	缺一项扣 1 分。
	3. 用物准备 3 分钟。	2	超时 1 分钟扣 2 分。
评估	1. 评估患者合作程度，询问有无插管经历。	5	评估不全面少一项扣 1 分，未评估不得分。
	2. 了解患者既往有无鼻部疾患、鼻中隔偏曲等。	5	
操作流程	1. 备齐用物，携至床旁，查对治疗护理项目单和腕带信息（床号、姓名、性别、住院号），问候患者。	5	未问候扣 1 分，查对不认真扣 2 分，未查对扣 4 分。
	2. 向患者解释操作目的，取得合作。	4	解释不到位扣 2 分，未解释扣 4 分。

续表

项目	操作流程与标准	分值	扣分细则
操作流程	3. 安全与舒适：卧位舒适，病室环境安静、整洁。	3	一项不符合要求扣1分。
	4. 协助患者采取平卧或半坐卧位，昏迷患者头稍后仰，检查鼻腔，颌下铺治疗巾，置弯盘于口角旁。	4	一项不符合要求扣1分。
	5. 备胶布，清洁鼻孔，检查并打开胃管及石蜡油的包装。	4	一项不符合要求扣1分。
	6. 戴手套。取胃管并检查是否通畅，测量插管的长度（自发际至剑突），约45～55cm。	7	未戴手套扣1分，未检查扣2分，未试通畅扣2分，测量不准确扣5分。
	7. 润滑胃管前端，右手持胃管，沿一侧鼻孔缓缓插入，到咽喉部约15cm时，嘱患者张口，检查胃管是否在口中。然后嘱患者做吞咽动作，同时快速将胃管送至所需的长度（在插管过程中适时给予鼓励）。	15	未润滑扣1分，未检查扣2分，插管方法不对扣5分，插管失败扣10分，插管过程中未适时给予鼓励扣2分。
	8. 用胶布固定于鼻翼。	2	未固定扣2分。
	9. 验证胃管是否在胃内（口述另两种方法）。	5	未验证扣5分。
	10. 擦净患者口鼻，撤去弯盘，摘手套，用胶布再次固定胃管，标注置管时间。	5	一项不符合要求扣1分。
	11. 接负压盒，调节负压，保持压力（5kPa），撤去治疗巾，用别针固定负压盒于枕旁。	8	一项不符合要求扣2分。
	12. 观察引流液性状、颜色及量，询问患者的感受。	3	未观察扣1分，未询问扣2分。
	13. 再次核对并签字。协助患者取舒适卧位，交待注意事项。	3	卧位不适扣1分，交待不全扣1分，未交待扣2分。
	14. 整理床单位及用物。	2	未整理扣2分，漏掉一件扣1分。
评价	1. 操作准确、熟练，查对规范。	3	操作不熟练扣1分，查对不规范扣2分。
	2. 与患者沟通有效。	4	未有效沟通扣1分。
	3. 爱伤观念强。	3	爱伤观念差酌情扣1～2分。
	4. 在规定时间内完成操作。		每超时1分钟扣2分。

二、"T"型管引流护理

（一）运筹帷幄——评估、计划和观察要点

1. 患者的病情、生命体征及腹部体征，如有无发热、腹痛、黄疸等。

2. 患者的皮肤、巩膜黄染消退情况及大便颜色；"T"型管周围皮肤有无胆汁侵蚀。

3. 观察引流液的颜色、性质和量。

（二）按部就班——操作和实施步骤

1. 衣帽整洁，洗手，戴口罩。

2. 用物准备：无菌治疗盘、治疗碗、弯盘、镊子、消毒液棉球、纱布、引流袋、血管钳、防水垫、安全别针。

3. 携用物至患者旁，核对患者，做好解释，遮挡患者。

4. 充分暴露"T"型管，将防水垫置于"T"型管下。

5. 用血管钳夹闭"T"型管，在无菌纱布保护下分离"T"型管与引流袋。

6. 用消毒棉球沿"T"型管口切面向外螺旋消毒两次。

7. 在无菌纱布的保护下，将引流袋与"T"型管连接。

8. 打开血管钳，开放"T"型管，引流管用胶布"S"形固定，引流袋妥善固定于床旁。

9. 拔管前遵医嘱将"T"型管用无菌纱布包裹，关闭 1~2 天，闭管期间注意观察患者。

10. 拔管后引流口处用无菌纱布覆盖、固定。

11. 整理床单位，协助患者取半卧位。

12. 处理用物，分类放置。

13. 洗手，记录引流量。

（三）护患配合——评价和指导要点

1. 告知患者更换体位或下床活动时保护"T"型管的措施。

2. 告知患者出现不适，及时通知医护人员。

3. 如患者需戴"T"型管回家，指导其管路护理及自我监测方法。

4. 指导患者进清淡饮食。

（四）未雨绸缪——操作的注意事项

1. 观察生命体征及腹部体征的变化，及早发现胆瘘、胆汁性腹膜炎等并

发症。

2. "T" 型管引流时间一般为 12~14 天，拔管之前遵医嘱夹闭 "T" 型管 1~2 天，夹管期间及拔管后均应观察患者有无发热、腹痛、黄疸等情况。

（五）评分标准

项目	操作流程与标准	分值	扣分细则
操作前准备	1. 着装整齐，洗手，戴口罩。 2. 用物：无菌引流袋、棉签、一次性治疗巾、止血钳、弯盘、碘伏、污物桶。 3. 用物准备 3 分钟。	3 5 2	一项不合要求扣 1 分。 缺一项扣 1 分。 超时 1 分钟扣 2 分。
评估	1. 评估患者腹部体征变化及合作程度。 2. 评估 T 型管是否通畅，引流液的颜色、性质、量。 3. 评估 T 型管敷料及周围皮肤情况。	2 4 4	评估不全面少一项扣 1 分，未评估不得分。
操作流程	1. 备齐用物，携至床旁，查对治疗护理项目单和腕带信息（床号、姓名、性别、住院号），问候患者。	5	未问候扣 1 分，查对不认真扣 2 分，未查对扣 4 分。
	2. 向患者解释操作目的，取得合作。	4	解释不到位扣 2 分，未解释扣 4 分。
	3. 安全与舒适：病室环境清洁，患者卧位舒适、安全，酌情关闭门窗，拉床幔（或遮挡屏风）。	3	一项不符合要求扣 1 分。
	4. 协助患者取合适的体位，适当暴露 "T" 型管及右腹壁。	4	卧位不适扣 1 分，暴露太多或不充分扣 3 分。
	5. 注意观察敷料是否清洁干燥、引流是否通畅，向患者介绍 "T" 型管的相关知识：胆汁正常颜色为深黄色，24 小时量为 500~1000ml。	5	未观察扣 3 分，未讲解扣 2 分。
	6. 铺治疗巾于所换引流管口处的下方，用止血钳先夹住 "T" 型管近端，除去旧的引流袋。	8	未铺治疗巾扣 1 分，未夹闭扣 5 分，撤引流袋不符合要求扣 2 分。
	7. 消毒引流管接口（顺序由内而外），更换新的引流袋，观察引流液的颜色、量、性质，撤止血钳，妥善固定引流袋。	15	消毒不规范扣 2 分，横跨一次扣 2 分，污染一次扣 5 分。
	8. 更换过程中注意询问患者感受，适时安慰鼓励患者。	15	引流袋位置不符合要求扣 5 分，未固定扣 2 分，未观察扣 2 分，引流液引出不畅未处理扣 3 分，未安慰患者扣 3 分。

项目	操作流程与标准	分值	扣分细则
	9. 协助患者取舒适卧位，再次核对并在治疗护理项目单上签字，交待注意事项：保持敷料干燥、清洁，翻身时勿将引流管折叠、受压保持引流管通畅，引流期间观察患者有无胆漏及阻塞后反应（腹胀、腹痛、黄疸、体温变化、食欲变化）。	8	卧位不舒适扣1分，交待不全扣1分，未交待扣2分，未认真观察一项扣1分。
	10. 整理床单位及用物。	3	未整理扣2分，漏一件扣1分。
评价	1. 操作准确、熟练，查对规范。	3	操作不熟练扣1分，查对不规范扣2分。
	2. 与患者沟通有效。	4	未有效沟通扣1分。
	3. 无菌原则强。	3	污染三次以上不得分。
	4. 在规定时间内完成操作。		每超时1分钟扣2分。

三、胸腔闭式引流护理

（一） 运筹帷幄——评估、计划和观察要点

1. 评估患者生命体征及病情变化。

2. 观察引流液颜色、性质及量。

3. 观察长管内水柱波动，正常为 4~6cm，咳嗽时有无气泡溢出。

4. 观察伤口敷料有无渗出液、有无皮下气肿。

（二） 按部就班——操作和实施步骤

1. 衣帽整洁，洗手，戴口罩。

2. 准备用物：无菌治疗盘、治疗碗、弯盘、镊子、纱布、消毒液棉球、大弯血管钳2把、无菌密闭水封瓶（内置300ml生理盐水）、水封瓶架。

3. 携用物至床旁，核对患者，协助患者取半卧位，鼓励患者咳嗽并挤压胸腔引流管。

4. 用2把大弯血管钳夹闭胸腔引流管，距离伤口至少10cm。

5. 在无菌纱布的保护下将胸腔引流管与连接管分离，用消毒棉球沿胸腔引

流管切面向外螺旋消毒两次。

6. 在无菌纱布的保护下，将胸腔引流管与更换的水封瓶长管连接。

7. 松开两把大弯血管钳，挤压胸腔引流管，同时嘱患者深吸气后咳嗽，观察水柱波动情况。将引流瓶放于安全处，保持引流瓶低于胸部水平 60～100cm。水封瓶长管没入无菌生理盐水中 2～3cm，并保持直立。

8. 整理床单位，协助患者取半卧位。

9. 处理用物，分类放置。

10. 洗手，记录引流液的量、颜色及性质。

（三）护患配合——评价和指导要点

1. 告知患者胸腔引流的目的及配合方法。

2. 鼓励患者咳嗽、深呼吸及变换体位，并告知正确咳嗽、深呼吸、变换体位的方法。

（四）未雨绸缪——操作的注意事项

1. 出血量多于 100ml/h，呈鲜红色，有血凝块，同时伴有脉搏增快，提示有活动性出血的可能，及时通知医生。

2. 水封瓶打破或接头滑脱时，要立即夹闭或反折近胸端胸引管。

3. 引流管自胸壁伤口脱落，应立即用手顺皮肤纹理方向捏紧引流口周围皮肤（注意不要直接接触伤口），立即通知医生。

4. 患者下床活动时，引流瓶的位置应低于膝盖且保持平稳，保证长管没入液面下，外出检查前须将引流管夹闭，漏气明显的患者不可夹闭胸引管。

5. 拔管后注意观察患者有无胸闷、憋气，皮下气肿，伤口渗液及出血等症状，有异常及时通知医生。

（五）评分标准

项目	操作流程与标准	分值	扣分细则
操作前准备	1. 着装整洁，洗手，戴口罩。	3	一项不符合要求扣 1 分。
	2. 用物准备：无菌胸腔引流瓶、血管钳 2 把、生理盐水、胶布、启瓶器、弯盘、碘伏、棉签。	5	缺一项扣 1 分，一项不符合要求扣 1 分。
	3. 用物准备 3 分钟。	2	超时 1 分钟扣 2 分。
评估	1. 评估患者病情及呼吸情况。	5	评估不全面少一项扣 1 分，未评估不得分。
	2. 观察胸腔引流通畅及水柱波动情况。	5	

项目	操作流程与标准	分值	扣分细则
操作流程	1. 备齐用物，携至床旁，查对治疗护理项目单和腕带（床号、姓名、性别、住院号），问候患者。	5	未问候扣1分，查对不认真扣2分，未查对扣4分。
	2. 向患者解释操作目的，取得患者配合。	4	解释不到位扣2分，未解释扣4分。
	3. 舒适与安全：环境清洁、安静，光线明亮；患者体位舒适、安全。	3	一项不符合要求扣1分。
	4. 查对引流瓶的质量、有效期；查对生理盐水，打开盐水瓶；开启引流瓶，将生理盐水倒入引流瓶内（注水量以水柱波动4～6厘米为宜），拧紧瓶盖，在引流瓶的水平线上标更换日期。	12	查对不全一项扣1分，未标注扣2分，横跨一次扣2分，污染一次扣5分，注水量不符合要求扣5分。
	5. 血管钳双重夹闭胸腔引流管，松开接口，撤掉旧引流瓶。	8	未双重夹闭扣4分，夹闭不紧密扣4分。
	6. 消毒引流管接口，连接新引流瓶。	10	消毒不符合要求扣2分，连接不紧密扣5分，污染扣5分。
	7. 松开血管钳，观察水柱波动，确保密闭及引流通畅。	6	一处不符合要求扣2分。
	8. 妥善固定引流瓶，保持引流瓶低于胸腔60～100厘米。在更换过程中注意询问患者感受（适时安慰患者）。	10	固定不符合要求扣3分，引流瓶高度不符合要求扣5分，未询问、鼓励扣2分。
	9. 协助患者取舒适卧位。再次核对并签字。交待注意事项：①卧位时，引流瓶不可高过床体；立位时引流瓶不可高过置管处，以防引流液反流；②防止碰倒引流瓶导致气胸；③告诫患者不能擅自打开引流瓶；④翻身时防止引流管受压，打折，脱出。	5	体位不适扣1分。指导不到位一项扣1分，未指导扣4分。
	10. 整理床单位及用物。	3	未整理扣2分，漏一件扣1分。
	11. 记录引流液的量、颜色、性质、患者反应。	4	一项不符合要求扣1分。
评价	1. 操作准确、熟练，查对规范。	3	操作不熟练扣1分，查对不规范扣2分。
	2. 与患者沟通有效。	4	未有效沟通扣1分。
	3. 无菌观念强，爱伤观念强。	3	污染三次以上不得分。
	4. 在规定时间内完成操作。		每超时1分钟扣2分。

四、脑室穿刺引流护理

（一）运筹帷幄——评估、计划和观察要点

1. 评估患者意识、瞳孔、生命体征及头痛、呕吐等情况。

2. 观察引流管内液面有无波动，引流液的颜色、性状及量。

3. 观察伤口敷料有无渗出。

（二）按部就班——操作和实施步骤

1. 衣帽整洁，洗手，戴口罩。

2. 用物准备：常规皮肤消毒用物一套、颅骨钻、脑室穿刺包、脑室引流装置、5ml注射器、无菌手套、2%利多卡因，另备急救物品。

3. 患者准备：常规剃头，并用2%碘伏消毒头皮。

4. 携用物至床旁，核对患者姓名，做好解释，协助患者仰卧位。

5. 协助医师定位，以穿刺点为圆心常规消毒皮肤，2%利多卡因进行局部浸湿麻醉。

6. 协助医师开颅，穿刺并放置引流管，注意无菌操作。

7. 将引流管与脑室外引流管连接。

8. 脑室引流瓶（袋）入口处应高于外耳道10~15cm，妥善固定引流系统。

9. 密切观察并记录脑脊液的颜色、性质及量，引流管波动情况，保持引流通畅。

10. 整理床单位，协助患者取平卧位。

11. 处理用物，分类放置。

12. 洗手，处理医嘱，记录。

（三）护患配合——评价和指导要点

1. 嘱患者在活动时应防止引流管受压、扭曲，保持引流通畅，并告知患者不能随意移动引流瓶装置。

2. 嘱患者切勿自行坐起或站起，造成液体回流引起颅内感染。

3. 拔管前应夹闭引流管，告知患者若出现头痛、呕吐等症状应及时告知护理人员。

（四）未雨绸缪——操作的注意事项

1. 管路标识清楚，翻身时避免引流管牵拉、滑脱、扭曲、受压，搬运患者时将引流管夹闭，妥善固定。

2. 切记将引流瓶提起，以防体液倒流入脑内。

3. 引流期间保持患者平卧位，如需摇高床头须遵医嘱相应调整引流管高度。

4. 保持引流管周围敷料清洁干燥，有渗液时及时更换，防止逆行感染。

5. 密切观察并记录脑脊液的颜色、形状及量，若颜色加深、呈血性或浑浊，说明有出血或感染，应及时告知医师。

6. 引流期间应保持脑室压力在 0.98～1.47kPa，引流早期（1～2 小时）特别注意引流速度，防止引流过多、过快，总量每日 400～500ml，引流过快会导致低颅压性头痛、呕吐。

7. 意识不清，躁动不安的患者应给予约束以防拔管。

8. 拔管前遵医嘱夹闭引流管 24～48 小时，若患者无头痛、呕吐等颅内压高压症状，即可拔管。

（五）评分标准

项目	操作流程与标准	分值	扣分细则
操作前准备	1. 着装整洁，洗手，戴口罩。	5	一项不符合要求扣 1 分。
	2. 用物：换药碗、碘伏棉球、无菌纱布、弯盘、引流袋、无菌手套、橡胶手套、胶布、无菌治疗巾、一次性小垫、清洁血管钳。	3	缺一项扣 1 分，一项不符合要求扣 1 分。
	3. 用物准备 3 分钟。	2	超时 1 分钟扣 2 分。
评估	1. 评估患者脑脊液引流量、颜色、性状、引流速度及引流系统的密闭性。	5	评估不全面少一项扣 1 分，未评估不得分。
	2. 评估患者意识、瞳孔、生命体征及有无头痛等情况。	5	
操作流程	1. 备齐用物，携至床旁，查对治疗护理项目单和腕带信息（床号、姓名、性别、住院号），问候患者。	5	未问候扣 1 分，查对不认真扣 2 分，未查对扣 4 分。
	2. 向患者或家属解释操作目的，取得配合。	4	解释不到位扣 2 分，未解释扣 4 分。
	3. 舒适与安全：环境清洁、安静，光线明亮；患者体位舒适、安全，注意保暖。	3	一项不符合要求扣 1 分。
	4. 协助患者取舒适卧位，备胶布。	2	卧位不适扣 1 分，未备胶布扣 1 分。
	5. 检查并打开新的引流袋，戴橡胶手套。	3	查对不符合要求扣 2 分，未戴手套扣 1 分。
	6. 清洁血管钳双重夹闭引流管，铺小垫于引流管接口处，去除敷料、铺无菌治疗巾于接口处。	10	夹闭不紧密扣 3 分，未铺小垫扣 1 分，无爱伤观念扣 4 分，未铺治疗巾扣 2 分。

续表

项目	操作流程与标准	分值	扣分细则
	7. 戴无菌手套。消毒引流管接口，去除旧引流袋。	10	未戴手套扣2分，污染一次扣5分。横跨一次扣2分，消毒不符合要求扣2分。
	8. 再次消毒引流管接口。	5	未消毒扣5分。
	9. 连接新引流袋，无菌纱布包裹，胶布固定。	8	连接不紧密扣4分，包裹不符合要求扣2分，固定不符合要求扣2分。
	10. 妥善固定引流袋（应高于脑平面10~20厘米），观察引流是否通畅。	8	引流袋高度不符合要求扣5分，未观察扣3分。
	11. 更换头部无菌治疗垫巾，脱手套。	6	未更换扣3分，未摘手套扣1分。
	12. 协助患者取合适卧位，再次核对并签字，交待注意事项。	3	体位不适扣1分，交待不全扣1分，未交待扣2分。
	13. 整理床单位及用物。	3	整理扣2分，漏一件扣1分。
评价	1. 操作准确、熟练，查对规范。	3	操作不熟练扣1分，查对不规范扣2分。
	2. 与患者沟通有效。	4	未有效沟通扣1分。
	3. 无菌观念强。	3	污染三次以上不得分。
	4. 在规定时间内完成操作。		每超时1分钟扣2分。

第七章　身体评估

|一、体温测量|

（一）运筹帷幄——评估、计划和观察要点

1. 评估患者病情、意识及合作程度。
2. 评估测量部位和皮肤状况。
3. 观察患者发热状况，判断热型。
4. 了解患者是否存在影响测量结果的因素，如进食、剧烈运动、服药等。

（二）按部就班——操作和实施步骤

1. 衣帽整洁，洗手。
2. 准备用物：治疗盘、体温计、秒表、记录本。
3. 携用物至床旁，核对并向患者解释，协助患者取舒适卧位。
4. 腋下测温：解开钮扣，擦拭汗液，将体温计水银端放于腋窝深处，屈肘过胸夹紧，10 分钟后取出读数并记录。

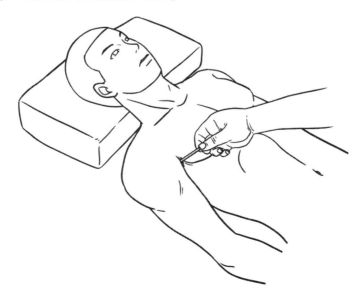

5. 口腔测温：将口表水银端斜放于患者舌下，让患者闭唇含住口表，切勿用牙咬，用鼻呼吸，3 分钟后取出，用消毒纱布擦拭，读数并记录。

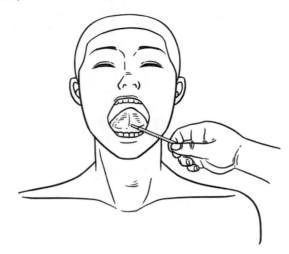

6. 直肠测温：协助患者取舒适卧位，暴露臀部，润滑肛表水银端，轻轻插入肛门 3~4cm，测量 3 分钟后取出，用消毒纱布擦拭，读数并记录。

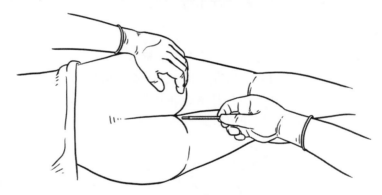

7. 整理床单位，协助患者穿好衣裤，取舒适卧位。

8. 处理用物，按体温表消毒规范消毒，甩至 35℃以下。

9. 洗手，记录，绘制体温单。

（三）护患配合——评价和指导要点

1. 告知患者测量体温的必要性和配合方法。

2. 告知患者测量体温前 30 分钟应避免进食冷热饮、冷热敷、洗澡、运动、灌肠。

3. 指导患者处理体温表意外损坏后，防止汞中毒的方法。

4. 指导患者切忌把体温计放在热水中清洗或放在沸水中煮，以免引起爆破。

（四）未雨绸缪——操作的注意事项

1. 为婴幼儿、意识不清或不合作患者测温时，护士不宜离开。

2. 对婴幼儿及精神异常、昏迷、不合作、口鼻手术或呼吸困难患者，禁忌测量口温。

3. 进食，吸烟，面颊部做冷、热敷患者应推迟 30 分钟后测口腔温度。

4. 腋下有创伤、手术、炎症及腋下出汗较多、极度消瘦的患者，不宜腋下测温，沐浴后需待 20 分钟后再测腋下温度。

5. 腹泻，直肠或肛门手术，心肌梗死患者不宜用直肠测量法。

6. 体温和病情不相符合时重复测温，必要时可同时采取两种不同的测量方式作为对照。

｜二、脉搏、呼吸测量｜

（一）运筹帷幄——评估、计划和观察要点

1. 评估患者病情、意识及合作程度。

2. 了解患者用药情况。

3. 了解患者是否存在影响测量结果的因素。

（二）按部就班——操作和实施步骤

1. 衣帽整洁，洗手。

2. 准备用物：有秒针的表、记录单，必要时备听诊器。

3. 携用物至床旁，核对患者，做好解释，协助患者取舒适体位。

4. 用示指、中指和无名指按于桡动脉上，压力大小以能清楚触及动脉为宜，计数 30 秒。

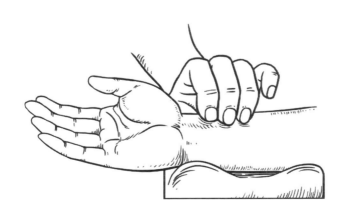

5. 异常脉搏、危重患者需测 1 分钟，脉搏细弱难以测量时采用听诊器在心尖部测量心率。

6. 脉搏短绌者应由两名护士同时测量心率、脉搏。

7. 保证测量脉搏姿势不动，观察患者胸部、腹部起伏，计数呼吸频次 30 秒。

8. 异常呼吸或婴幼儿需测 1 分钟，患者呼吸不易被观察时将少许棉絮置于患者鼻孔前，计数 1 分钟棉絮被吹动的次数。

9. 整理床单位，协助患者取舒适卧位。

10. 处理用物，分类放置。

11. 洗手，记录。

（三）护患配合——评价和指导要点

1. 告知患者测量前如有剧烈活动或情绪激动，应先休息 15 ~ 20 分钟后再测量。

2. 告知患者情绪平稳、安静，保持自然呼吸状态。

（四）未雨绸缪——操作的注意事项

1. 偏瘫患者选择健侧肢体测量脉搏。

2. 除桡动脉外，可测颞动脉、肱动脉、颈动脉、股动脉、腘动脉、足背动脉等。

3. 测量呼吸时宜取仰卧位。

4. 不可用拇指诊脉。

｜三、无创血压测量｜

（一）运筹帷幄——评估、计划和观察要点

1. 评估患者病情、意识、年龄、体位及合作程度，告知其目的并取得配合。

2. 评估患者基础血压、治疗用药情况，观察患者血压变化。

3. 了解患者是否存在影响测量结果的因素，如情绪激动、剧烈运动等。

（二）按部就班——操作和实施步骤

1. 衣帽整洁，洗手。

2. 准备用物：血压计（台式）、听诊器、记录单。

3. 携用物至床旁，核对患者，做好解释。

4. 协助患者取舒适体位，坐位或仰卧位均可。

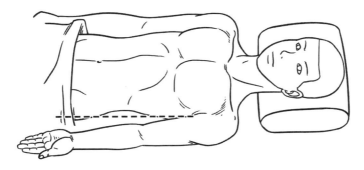

5. 协助患者露出手臂并伸直。使用台式血压计测量时，使水银柱"0"点与肱动脉、心脏处于同一水平。

6. 袖带缠于上臂，下缘距肘窝 2~3cm，松紧以放进一指为宜。

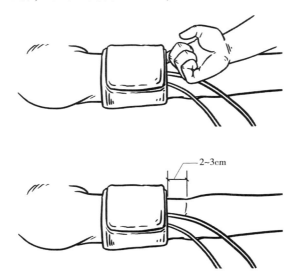

7. 听诊器胸件放在肱动脉搏动最强处固定，充气至动脉搏动音消失，再加压使压力升高 20~30mmHg，缓慢放气，听到第一声搏动时为收缩压数值，直到声音突然减弱或消失为舒张压数值。

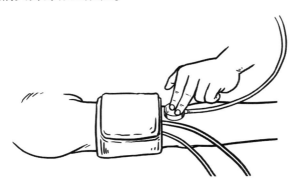

8. 解开袖带，驱尽袖带内空气，关闭血压计。

9. 如有异常及时告诉医生，做相应处理，必要时复测。

10. 整理床单位，协助患者取舒适卧位。

11. 处理用物，分类放置。

12. 洗手，记录。

（三）护患配合——评价和指导要点

1. 告知患者无创血压测量的目的、意义、注意事项及配合方法。

2. 指导患者居家自我监测血压的方法及药物的作用和副作用。

3. 向患者讲解影响血压的因素及良好的生活习惯对保持血压稳定的意义。

（四）未雨绸缪——操作的注意事项

1. 血压监测应在患者平静时进行，遵循四定的原则：定时间、定体位、定部位、定血压计。

2. 测量肢体的肱动脉与心脏处于同一水平位置，卧位时平腋中线，坐位时平第四肋。

3. 偏瘫患者选择健侧上臂测量。

4. 测量前需检查血压计的有效性，定期检测、校对血压计。

5. 如发现血压听不清或异常时，应重测，先驱净袖带内空气，使汞柱降至"0"，稍休息片刻再行测量，必要时做对照复查。

6. 排除影响血压的外界因素：袖带过宽、过窄，袖带缠绕过松、过紧，肢体位置过高、过低，血压计水银不足等对血压的影响。

（五）评分标准

项目	操作流程与标准	分值	扣分细则
操作前准备	1. 着装整洁，洗手，戴口罩。	3	一项不符合要求扣 1 分。
	2. 用物：方盘内盛体温计、纱布、TPR 记录单、笔、有秒针的表、血压计、听诊器、弯盘。	5	缺一项扣 1 分。
	3. 用物准备 3 分钟。	2	超时 1 分钟扣 2 分。
评估	1. 评估患者身体状况及合作程度。	3	评估不全面少一项扣 1 分，未评估不得分。
	2. 询问有无吸烟、进食、运动、情绪变化等情况，如有应休息 20～30 分钟后再测量。	3	
	3. 选择适宜患者的测温方法。	4	

项目	操作流程与标准	分值	扣分细则
操作流程	**测量体温、脉搏、呼吸** 1. 备齐用物，携至床旁，查对治疗护理项目单和腕带信息（床号、姓名、性别、住院号），问候患者。	5	未问候扣1分，查对不认真扣2分，未查对扣4分。
	2. 向患者解释操作目的及方法，取得合作。	4	解释不到位扣2分，未解释扣4分。
	3. 安全与舒适：患者体位舒适、安全，讲解体温计的安全使用。	3	一项不符合要求扣1分。
	4. 检查体温计无破损及在35℃以下。	2	检查遗漏一处扣1分。
	5. 解开衣扣，擦干腋下，将体温计水银端置腋窝深处紧贴皮肤夹紧，曲臂过胸。	5	一项不符合要求扣1分。
	6. 5~10分钟后取出，检视度数，告知患者，并记录。	4	一项不符合要求扣1分。
	7. 脉搏测量：用示指、中指、无名指的指腹平放于桡动脉搏动处，测试半分钟，如有异常测1分钟。	6	手法及位置不对各扣3分，时间不够扣2分，异常时处理不规范扣5分。
	8. 呼吸测量：将手指按在桡动脉处，观察患者胸、腹部的起伏，数半分钟，如有异常，数1分钟。	6	测量方法不对扣5分，时间不够扣2分，异常时处理不规范扣5分。
	9. 记录脉搏、呼吸次数，并告知患者。	3	一项不符合要求扣1分。
	测量血压 1. 安全与舒适：患者体位舒适、安全，注意保暖。	2	一项不符合要求扣1分。
	2. 检查血压计和听诊器。	2	检查遗漏一处扣1分。
	3. 根据患者病情取坐位或平卧位，暴露一臂。	2	一项不符合要求扣1分。
	4. 伸直肘部，手掌向上外展45°，打开血压计，垂直放妥，肱动脉应与血压计汞柱零点、心脏在同一水平上。	4	一项不符合要求扣1分。
	5. 排尽袖带内的空气，缠于上臂中部，松紧以放入一指为宜，下缘距肘窝2~3cm，开启水银槽开关。	5	一项不符合要求扣1分。
	6. 戴好听诊器，将听诊器头置肘窝肱动脉搏动最明显处，用手固定。	3	听诊器位置不对扣3分，未固定扣1分。

续表

项目	操作流程与标准	分值	扣分细则
	7. 关气门并向袖带内充气，至肱动脉搏动音消失，再使其上升 20～30mmHg，然后缓慢放气，保持测量者视线与血压计刻度平行。正确读出收缩压、舒张压的数值。	6	未关气门扣 1 分，充气过快扣 2 分，充气不合要求扣 2 分，视线与血压计刻度不平行扣 3 分，放气过快扣 2 分，测量值不准确扣 7 分。
	8. 测量毕，排尽袖带内空气，拧紧气门上螺旋帽，将血压计右倾 45°，关闭水银槽开关，盖上盒盖，平稳放置。	4	一项不符合要求扣 1 分。
	9. 记录血压值，告知患者，在治疗护理项目单上签字后挂回床尾。	2	一项不符合要求扣 1 分。
	10. 协助患者取舒适卧位，整理床单位。	2	一项不符合要求扣 1 分。
评价	1. 操作熟练、查对规范。测量数据准确。	3	操作不熟练扣 1 分，查对不规范扣 2 分。测量数据不准确扣 3 分。
	2. 与患者沟通有效。	4	未有效沟通扣 1 分。
	3. 爱伤观念强。	3	爱伤观念差酌情扣 1～2 分。
	4. 在规定时间内完成操作。		每超时 1 分钟扣 2 分。

第八章　常用监测技术

|一、心电监测|

（一）运筹帷幄——评估、计划和观察要点

1. 评估患者的病情、意识状态、合作程度及胸部皮肤情况。
2. 观察并记录心率和心律的变化。
3. 观察心电图波形变化，及时处理异常情况。

（二）按部就班——操作和实施步骤

1. 衣帽整洁，洗手，戴口罩。
2. 准备用物：床旁监护仪、一次性电极片。
3. 携用物至床旁，核对姓名、床号，向患者做好解释，协助患者取舒适卧位。
4. 连接外接电源线及导联线。
5. 清洁患者胸部贴电极处皮肤，将心电导线与电极片连接后贴于患者皮肤的相应位置。
6. 一般放置位置：右上（RA）：右锁骨中线第一肋间。

　　　　　　　　　右下（RL）：右锁骨中线剑突水平处。

　　　　　　　　　中间（C）：胸骨左缘第四肋间。

　　　　　　　　　左上（LA）：左锁骨中线第一肋间。

　　　　　　　　　左下（LL）：左锁骨中线剑突水平处。

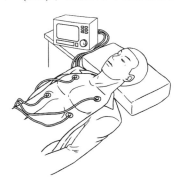

7. 系好袖带，监测血压，设定监测间隔时间或选择手动方式测量。

8. 调整合适的心电监护导联波幅，调整监测指标的报警界限及报警音量。

9. 定时观察并记录所测数值。

10. 整理床单位，协助患者取舒适卧位。

11. 处理用物，洗手，记录。

（三）护患配合——评价和指导要点

1. 告知患者不要自行移动或者摘除电极片及导联线。

2. 告知患者电极片周围皮肤出现瘙痒、疼痛等情况，应及时通知医护人员。

3. 告知患者和家属避免在监护仪附近使用手机，以免干扰监测波形。

（四）未雨绸缪——操作的注意事项

1. 放置电极片时，应避开伤口、瘢痕、中心静脉插管、起搏器及电除颤时电极板的放置部位。

2. 密切监测患者异常心电波形，排除各种干扰和电极脱落，及时通知医生处理；带有起搏器的患者要区别正常心律与起搏心律。

3. 定期更换电极片及其粘贴位置。

4. 心电监护不具有诊断意义，如需更详细了解心电图变化，需做常规导联心电图。

（五）评分标准

项目	操作流程与标准	分值	扣分细则
操作前准备	1. 着装整洁，洗手，戴口罩。	3	一项不符合要求扣 1 分。
	2. 用物：多参数监护仪、一次性电极片、75% 酒精、棉签、纱布、污物桶、TPR 记录单、笔。	5	缺一项扣 1 分。
	3. 用物准备 3 分钟。	2	超时 1 分钟扣 2 分。
评估	1. 评估患者意识状态及皮肤情况、吸氧流量。	4	评估不全面少一项扣 1 分，未评估不得分。
	2. 评估局部皮肤或者指（趾）甲情况。	3	
	3. 评估患者周围环境光照情况及有无电磁波干扰。	3	
操作流程	1. 备齐用物，携至床旁，查对治疗护理项目单和腕带信息（床号、姓名、性别、住院号），问候患者。	5	未问候扣 1 分，查对不认真扣 2 分，未查对扣 4 分。
	2. 向患者解释操作目的，取得合作；拉上床幔或酌情遮挡屏风。	4	解释不到位扣 2 分，未解释扣 4 分，未遮挡扣 2 分。

项目	操作流程与标准	分值	扣分细则
	3. 舒适与安全：环境清洁、安静，光线明亮；患者卧位舒适、安全。	3	一项不符合要求扣 1 分。
	4. 检查导线连接是否正常，接通电源，打开监护仪，检查机器性能，根据不同仪器操作提示进入监护程序。	4	一项不符合要求扣 1 分。
	5. 摆好患者体位，暴露患者胸部。	3	体位不符合要求扣 2 分，暴露过多或过少各扣 1 分。
	6. 用 75% 酒精清洁皮肤、脱脂、待干。	2	一项不符合要求扣 1 分。
	7. 将电极片正确连接监护仪导联线。	3	连接不紧密一处扣 1 分。
	8. 按照监护仪标识要求将电极片贴于患者胸部正确位置，避开伤口，必要时应当避开除颤部位，固定好导联线。	8	导联线与位置不符一处扣 2 分，电极片位置不正确一处扣 2 分，未避开伤口及除颤部位扣 2 分。导联线打折缠绕扣 2 分。
	9. 选择合适导联，保证监测波形清晰、无干扰，根据病情设置合理的报警界限、音量及间隔时间等。	5	导联选择不符合要求扣 2 分，参数设置不符合要求一处扣 2 分。
	10. 调至主屏，监测患者心率、心律的变化，并记录心电图及监护开始时间。	8	记录不全一处扣 2 分。
	11. 注意询问患者感受。	2	未询问扣 2 分。
	12. 再次核对并签字，交待注意事项。	8	未核对扣 2 分，未签字扣 2 分，交待不全扣 2 分，未交待扣 2 分。
	13. 协助患者取舒适卧位，整理床单元及用物。	4	卧位不适扣 2 分，未整理扣 2 分。
	14. 停止监测：患者病情稳定，遵医嘱停用，向患者解释，取得配合，记录心电图，关闭监护仪开关，断开电源，撤除导联线和电极片，清洁皮肤，协助取舒适卧位，整理衣物，记录停止时间。	11	未解释扣 2 分，未清洁皮肤扣 2 分，未记录时间扣 5 分，未记录心电图扣 2 分。
评价	1. 操作准确、熟练，查对规范。	3	操作不熟练扣 1 分，查对不规范扣 2 分。
	2. 与患者沟通有效。	4	未有效沟通扣 1 分。
	3. 爱伤观念强。	3	爱伤观念差酌情扣 1~2 分。
	4. 在规定时间内完成操作。		每超时 1 分钟扣 2 分。

|二、血糖监测|

（一）运筹帷幄——评估、计划和观察要点

1. 评估血糖仪的工作状态，检查试纸有效期。
2. 评估患者末梢循环及皮肤情况、进食时间。

（二）按部就班——操作和实施步骤

1. 衣帽整洁，洗手，戴口罩。
2. 准备用物：血糖仪、采血笔、采血针、试纸、治疗盘、75% 乙醇、棉签。
3. 携用物至床旁，核对患者姓名，做好解释。
4. 确认血糖仪号码与试纸号码一致。
5. 安装采血笔，确认监测血糖时间。
6. 使用 75% 乙醇棉签消毒穿刺部位。
7. 待手指酒精干后，按无菌技术实施采血，宜使血液自然流出，采充足血量后用干棉签按压。
8. 准确记录血糖值，告知患者，必要时通知医生。
9. 整理床单位，协助患者取舒适体位。
10. 处理用物，分类放置。
11. 洗手，处理医嘱，记录。

【操作图解】

1. 打开血糖仪，查看血糖仪显示的试纸代码与血糖试纸是否一致，如不一致，予以调整。

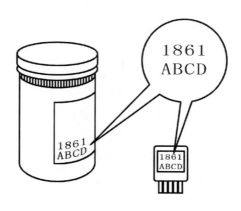

插入新的条形码。

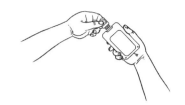

2. 插入试纸。

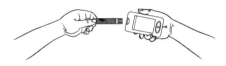

3. 选择手指两侧任一部位（避开指腹神经末梢丰富部位，减轻疼痛），酒精消毒，待干。

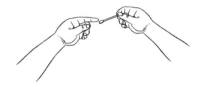

4. 准备一次性采血针头和试纸，使之处于备用状态。将血样点于试纸的相应区域。

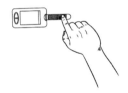

（三）护患配合——评价和指导要点

1. 告知患者血糖监测的目的，取得其合作。
2. 指导末梢循环差的患者将手下垂摆动。
3. 指导患者掌握自我监测血糖的技术和注意事项。
4. 指导患者穿刺后按压 1~2 分钟。

（四）未雨绸缪——操作的注意事项

1. 测血糖时应轮换采血部位。
2. 血糖仪应按生产商使用要求定期进行标准液校正。
3. 避免试纸受潮、污染。

（五）评分标准

项目	操作流程与标准	分值	扣分细则
操作前准备	1. 着装整洁，洗手，戴口罩。	3	一项不符合要求扣1分。
	2. 准备用物：血糖仪、一次性采血针头、血糖试纸、75%酒精、棉签、化验单、弯盘、锐器盒。	5	缺一项扣1分。
	3. 用物准备3分钟。	2	超时1分钟扣2分。
评估	1. 了解患者身体状况及合作程度。	5	评估不全面少一项扣1分，未评估不得分。
	2. 了解患者采血部位皮肤情况。	5	
操作流程	1. 备齐用物，携至床旁，查对治疗护理项目单和腕带信息（床号、姓名、性别、住院号），问候患者。	5	未问候扣1分，查对不认真扣2分，未查对扣4分。
	2. 向患者解释测血糖的目的、方法，取得其配合。	4	解释不到位扣2分，未解释扣4分。
	3. 舒适与安全：环境清洁、舒适，光线明亮；患者舒适。	3	一项不符合要求扣1分。
	4. 确认患者进餐时间，符合医嘱要求；打开血糖仪，查看血糖仪显示的试纸代码与血糖试纸是否一致，如不一致，予以调整。	6	未确认扣3分，未查看扣3分。如不一致未调整扣6分。
	5. 指导患者手臂下垂5~10秒。	3	未指导扣3分。
	6. 选择手指两侧任一部位（避开指腹神经末梢丰富部位，减轻疼痛），酒精消毒，待干。	6	一项不符合要求扣2分，横跨一次扣2分，污染一次扣5分。
	7. 准备一次性采血针头和试纸，使之处于备用状态。	5	采血针头不符合要求扣3分，试纸污染扣5分。
	8. 再次核对，并安慰、鼓励患者，捏紧手指，将采血针紧紧压住采血部位，按下释放按钮。	10	未核对扣2分，未鼓励扣2分，未捏紧手指扣2分，采血针使用不规范扣4分。
	9. 按照操作说明操作血糖仪，取血样于试纸的采血区域，等待结果；同时用干棉签按压采血部位，至不出血为止。	12	采血过多或过少扣2分，测量一次不成功扣10分，未协助按压扣2分。
	10. 读取血糖值，关闭血糖仪。	4	一项不符合要求扣2分。
	11. 再次核对并签字，将测得血糖值告知患者，在化验单上记录测量时间、血糖结果并签名。	6	未核对扣2分，未告知扣2分，记录缺一项扣1分。

续表

项目	操作流程与标准	分值	扣分细则
	12. 协助患者取舒适卧位，交待注意事项。 13. 整理床单位，整理用物。	3 3	卧位不适扣1分，交待不全扣1分，未交待扣2分。 未整理扣2分，漏一件扣1分。
评价	1. 操作准确、熟练，查对规范。 2. 与患者沟通有效。 3. 无菌观念强。 4. 在规定时间内完成操作。	3 4 3	操作不熟练扣1分，查对不规范扣2分。 未有效沟通扣1分。 污染三次以上不得分。 每超时1分钟扣2分。

|三、血氧饱和度监测|

（一）运筹帷幄——评估、计划和观察要点

1. 评估患者意识状态、吸氧浓度、自理能力以及合作程度。

2. 评估患者指（趾）端循环、皮肤完整性及肢体活动程度。

3. 评估周围环境光照条件。

（二）按部就班——操作和实施步骤

1. 衣帽整洁，洗手，戴口罩。

2. 准备用物：床旁监护仪、氧饱和度监测插件、记录单。

3. 携用物至床旁，向患者解释，核对姓名、床号。

4. 连接外接电源线及氧饱和度监测插件。

5. 协助患者取舒适卧位，清洁患者测量部位皮肤及指（趾）甲。

6. 正确安放传感器于患者手指、足趾或耳廓处，接触良好，松紧度适宜。

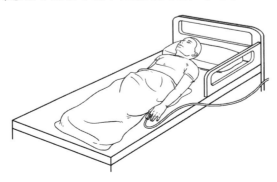

7. 调整报警界限及报警音量。

8. 定时观察并记录所测数值。

9. 整理床单位，协助患者取舒适体位。

10. 处理用物，分类放置。

11. 洗手，处理医嘱，记录。

（三）指导要求

1. 告知患者监测目的、方法及注意事项。

2. 告知患者及家属影响监测效果的因素。

（四）未雨绸缪——操作的注意事项

1. SPO_2监测报警低限设置为90%，发现异常及时通知医生。

2. 注意休克、体温过低、低血压或使用血管收缩药物、贫血、偏瘫、指甲过长、同侧手臂测量血压、周围环境光照太强、电磁干扰及涂抹指甲油等对监测结果的影响。

3. 注意更换传感器的位置，以免皮肤受损或血液循环受阻。

4. 怀疑 CO 中毒的患者不宜选用脉搏血氧监测仪。

（五）评分标准

项目	操作流程与标准	分值	扣分细则
操作前准备	1. 着装整洁，洗手，戴口罩。	3	一项不符合要求扣1分
	2. 准备用物：血氧监测仪、一次性采血针头、5%酒精、棉签、化验单、弯盘、锐器盒。	5	缺一项扣1分。
	3. 用物准备3分钟。	2	超时1分钟扣2分。
评估	1. 了解患者的身体状况及合作程度。	5	评估不全面少一项扣1分，未评估不得分。
	2. 了解患者采血部位的皮肤情况。	5	
操作流程	1. 衣帽整洁，洗手，戴口罩。	5	着装不规范扣2分
	2. 准备用物：床旁监护仪、氧饱和度监测插件、记录单。	15	体位不正确扣2分
	3. 携用物至床旁，向患者解释，核对姓名，床号。	5	未接通电源、检测仪器扣3分
	4. 连接外接电源线及氧饱和度监测插件。	10	传感器安放部位不正确扣5分
	5. 协助取舒适卧位，清洁患者测量部位皮肤及指（趾）甲。	4	不接通血氧饱和度数值通/断工作窗口扣3分。

项目	操作流程与标准	分值	扣分细则
	6. 正确安放传感器于患者手指、足趾或耳廓处，接触良好，松紧度适宜。	15	不会脉冲波敏感度及波幅调整扣4分
	7. 调整报警界限及报警音量。	6	不会设定报警上、下限扣2分，不会调节报警音量扣2分。
	8. 定时观察并记录所测数值。	5	没有定时观察记录扣4分。
	9. 整理床单位，协助患者取舒适体位。	5	没有整理床单位扣3分，没有协助摆放体位扣2分。
评价	1. 操作准确、熟练、查对规范。	3	操作不熟练扣1分，查对不规范扣2分。
	2. 与患者沟通有效。	4	未有效沟通扣1分。
	3. 在规定时间内完成操作。	3	每超时1分钟扣2分。

第九章　常用标本采集

|一、血标本采集|

（一）运筹帷幄——评估、计划和观察要点

1. 评估患者病情、意识及配合程度，需空腹取血者了解是否空腹。

2. 评估穿刺部位皮肤、血管状况和肢体活动度。

3. 了解需做的检查名称，以明确收集血标本的种类和目的。

（二）按部就班——操作和实施步骤

1. 真空采血法

（1）根据化验单选择真空采血管。

（2）衣帽整洁，洗手，戴口罩。

（3）准备用物：注射盘、常规皮肤消毒用物一套、采血针、手套、止血带、一次性治疗巾。

（4）携用物至床旁，核对患者姓名，做好解释。

（5）协助患者取舒适体位，暴露采血部位。

（6）戴手套，铺一次性治疗巾，于穿刺处上方约6cm处系止血带，取安尔碘棉签消毒皮肤，范围5cm×5cm，待干。

（7）取采血针。

（8）嘱患者握拳，绷紧静脉下端皮肤，持采血针刺入静脉，穿刺成功，固定针头，按顺序依次插入真空采血管，取所需血量。

（9）分离真空采血管与采血针末端，嘱患者松拳，松开止血带，取干棉签置穿刺点处迅速拔出针头，按压局部片刻。

（10）协助患者取舒适体位，整理床单位。

（11）处理用物，分类放置，记录，标本送检。

2. 注射器直接穿刺采血法：根据采集血标本的种类准确计算采血量，选择合适的注射器，按无菌技术操作规程进行穿刺，采集完成后，取下注射器针头，根据不同标本所需血量，分别将血标本沿管壁缓慢注入相应的容器内，轻轻混匀，勿用力震荡。

【操作图解】

患儿股静脉采血法图解

1. 固定患儿。

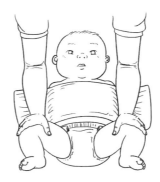

2. 选择穿刺部位。

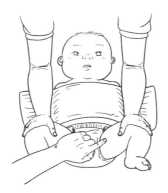

3. 直刺法。

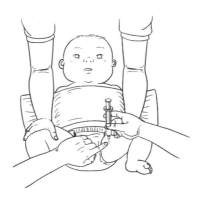

（三）护患配合——评价和指导要点

1. 告知患者血标本采集的目的及配合方法，如需空腹采血应提前告知。

2. 告知患者按压穿刺部位及按压时间。

3. 指导患者采血后要注意穿刺部位的清洁，防止感染。

（四）未雨绸缪——操作的注意事项

1. 在安静状态下采集血标本。

2. 若患者正在进行输液治疗，应从非输液侧肢体采集。

3. 同时采集多种血标本时，根据采血管说明书要求依次采集血标本。

4. 采血时尽可能缩短止血带的结扎时间。

5. 标本采集后尽快送检，送检过程中避免过度震荡。

┃二、血培养标本采集┃

（一）运筹帷幄——评估、计划和观察要点

1. 评估患者的病情、心理状态及配合程度。

2. 了解寒战或发热的高峰时间。

3. 了解抗生素使用情况。

4. 评估穿刺部位皮肤、血管状况和肢体活动度。

（二）按部就班——操作和实施步骤

1. 衣帽整洁，洗手，戴口罩。

2. 用物准备：治疗盘、常规皮肤消毒用物一套、止血带，根据采血方法选择 1~3 支注射器、无菌手套、生理盐水、需氧瓶和厌氧瓶。

3. 携用物至床旁，核对床号、床头卡，询问患者姓名。

4. 协助患者取合适体位。

5. 充分暴露穿刺部位，常规局部皮肤消毒两遍。

6. 采血

①注射器直接穿刺采血法（同静脉血标本采集）。

②经血管通路采血法（同静脉血标本采集）。

③经外周穿刺的中心静脉导管取血法：取一支注射器抽生理盐水 20ml 备用，另备 2 支注射器。取下肝素帽，连接 1 支空注射器，抽出 5ml 血液弃去，如正在静脉输液中，先停止输液 20 秒，再抽出 5ml 血液弃去。另接 1 支注射器取足量血标本，然后以生理盐水 20ml，用注射器以脉冲式冲洗导管。消毒导管接口，清除残留血迹。连接肝素帽和三通管（或正压接头），如有静脉输液可打开输液通道。成人每次采集 10~20ml，婴儿和儿童 1~5ml。

7. 用 75% 乙醇消毒培养瓶瓶塞，待干，拔针后迅速将标本注入需氧瓶和厌

氧瓶中，立即轻摇，混合均匀。

8. 整理床单位，协助患者取舒适卧位。

9. 处理用物，分类放置。

10. 洗手，处理医嘱，记录。

（三）护患配合——评价和指导要点

1. 告知患者采血后要注意穿刺部位的清洁，防止感染。

2. 讲解检查目的、方法、注意事项。

（四）未雨绸缪——操作的注意事项

1. 血培养瓶应在室温避光下保存。

2. 根据是否应用抗生素，准备合适的需氧瓶和厌氧瓶。

3. 间歇性寒战患者应在寒战和体温高峰前取血，当预测寒战和高热时间有困难时，应在寒战或发热时尽快采集血标本。

4. 已使用过抗生素治疗的患者，应在下次使用抗生素前采集血培养。

5. 血标本注入厌氧培养瓶时，注意勿将注射器中空气注入瓶内。

6. 两次血培养标本采集时间至少间隔1小时。

7. 经外周穿刺的中心静脉导管采取血培养标本时，每次至少采集两套血培养，其中一套从独立外周静脉采集，另外一套则从导管采集。两套血培养时间必须接近（≤5分钟），并做标记。

（五）评分标准

项目	操作流程与标准	分值	扣分细则
操作前准备	1. 着装整洁，洗手，戴口罩。	3	一项不符合要求扣1分。
	2. 用物：碘伏、棉签、贴条形码的试管、合适型号的注射器或采血针、止血带、垫巾、胶布、弯盘、锐器盒。	5	缺一项扣1分。
	3. 用物准备3分钟。	2	超时1分钟扣2分。
评估	1. 评估患者是否按照要求进行采血前准备。	5	评估不全面少一项扣1分，未评估不得分。
	2. 评估患者局部皮肤、血管状况。	5	
操作流程	1. 备齐用物，携至床旁，查对治疗护理项目执行单和腕带信息（床号、姓名、性别、住院号），问候患者。	5	未问候扣1分，查对不认真扣2分，未查对扣4分。
	2. 向患者解释采血目的、方法，取得配合。	4	解释不到位扣2分，未解释扣4分。

项目	操作流程与标准	分值	扣分细则
操作流程	3. 舒适与安全：环境清洁、安静、光线明亮；患者舒适安全	3	一项不符合要求扣1分
	4. 认真核对试管条形码、所备试管与检验项目是否相符，无误后将条形码贴于化验单上。	7	未核对扣2分，检验项目与所备试管不相符扣5分。
	5. 检查采血针或注射器后打开备用。	4	一项不符合要求扣2分。
	6. 选择血管，垫小枕。	5	选择血管不符合要求扣3分，其余一项不符合要求扣1分。
	7. 消毒皮肤，扎止血带，嘱握拳	5	未嘱握拳扣1分，消毒手法不对扣1分，消毒范围不够扣1分，消毒不严密扣1分，横跨一次扣2分，污染一次扣5分。
	8. 再次核对。	2	核对不全面扣1分，未核对扣2分。
	9. 试通注射器，安慰、鼓励患者，穿刺进针，嘱患者松拳。	6	未试通扣1分，未鼓励扣2分，穿刺手法不对扣2分，未嘱松拳扣1分。
	10. 见回血后固定注射器或采血针，采血，观察患者反应。	12	退针一次扣2分，未一针见血扣10分，采血量不符合要求扣3分，未观察扣3分。
	11. 拔针，按压穿刺部位。	4	拔针手法不对扣2分，未按压扣2分。
	12. 将血标本注入标本瓶，注入常规试管须取下采血针头再注入，采全血标本时可直接注入抗凝试管，将血液与抗凝剂混匀，摇匀。	5	注入方法不对扣1分，试管不符合要求扣2分，未混匀扣2分。
	13. 再次查对并签字。	2	查对不全面扣1分，未查对扣2分。
	14. 协助患者取舒适体位，交待注意事项。	3	卧位不适扣1分，交待不全扣1分，未交待扣2分。
	15. 整理床单位及用物，及时送检。	3	未整理扣2分，漏一件扣1分，未及时送检扣2分。
评价	1. 操作准确、熟练，查对规范。	3	操作不熟练扣1分，查对不规范扣2分。
	2. 与患者沟通有效。	4	未有效沟通扣1分。
	3. 无菌原则强。	3	污染三次以上不得分。
	4. 在规定时间内完成操作。		每超时1分钟扣2分。

┃三、血气分析标本采集┃

（一）运筹帷幄——评估、计划和观察要点

1. 评估患者的体温、合作程度、血色素、吸氧状况或者呼吸机参数的设置。
2. 评估穿刺部位皮肤有无红、肿、硬结、感染、皮疹等，触诊动脉搏动情况。

（二）按部就班——操作和实施步骤

1. 衣帽整洁，洗手，戴口罩。
2. 准备用物：治疗盘、常规皮肤消毒用物一套、一次性血气针、无菌手套。
3. 携用物至床旁，核对床号、床头卡。询问患者姓名。
4. 协助患者取舒适体位，暴露穿刺部位，如股动脉（腹股沟韧带中点下方1cm 股动脉搏动最明显处）、桡动脉腕部以及肱动脉肘部等，成年人常选择桡动脉或股动脉。
5. 常规局部皮肤消毒两遍。
6. 戴无菌手套，于动脉搏动最明显处，用示指和中指上下固定欲穿刺点动脉段。持专用注射器在两指间垂直或与动脉走向呈 40°角刺入动脉，见回血后，保持穿刺针头原来的方向和深度，血液自动流入注射器内，采血 1ml。拔针后指导患者按压穿刺点 5~10 分钟。
7. 将动脉血气针置于双手掌心，搓动 1 分钟。
8. 整理床单位。协助患者取舒适体位，
9. 处理用物，分类放置，标本及时送检。
10. 洗手，处理医嘱，记录。

【操作图解】

1. 选取穿刺动脉，常用部位为股动脉、桡动脉等。适当暴露穿刺部位，如选择股动脉，要拉上床幔（或用屏风）。

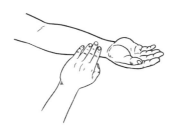

2. 消毒穿刺部位后待干，消毒操作者左手示指、中指。

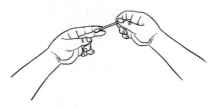

3. 安慰、鼓励患者，以两指固定动脉，右手持注射器在两指间垂直或与动脉走向呈 40 度角刺入，抽取 1～2ml。

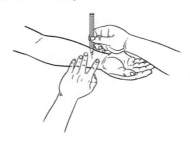

（三）护患配合——评价和指导要点

1. 告知患者检查的目的及配合方法。

2. 告知患者按压穿刺部位及按压时间。

3. 告知患者采血后要注意穿刺部位的清洁，防止感染。

（四）未雨绸缪——操作的注意事项

1. 洗澡、运动后，应休息 30 分钟再采血。

2. 标本应隔绝空气，避免混入气泡或静脉血。

3. 凝血功能障碍者穿刺后应延长按压时间至少 10 分钟，凝血功能障碍者穿刺后应延长按压时间。

4. 采集标本后 30 分钟内送检，标本送检时在化验单上注明患者的体温、吸氧浓度、给氧方式、血色素。

5. 严格无菌技术操作，消毒直径不小于 5cm，以防止感染。

6. 不得多次反复穿刺，防止形成血肿。

（五）评分标准

项目	操作流程与标准	分值	扣分细则
操作前准备	1. 着装整洁，洗手，戴口罩。	3	一项不符合要求扣 1 分。
	2. 用物：碘伏、棉棒、注射器、肝素、橡皮塞、弯盘，必要时备屏风。	5	缺一项扣 1 分。
	3. 用物准备 3 分钟。	2	超时 1 分钟扣 2 分。

项目	操作流程与标准	分值	扣分细则
评估	1. 了解患者病情、吸氧情况或呼吸机参数的设置。 2. 评估患者穿刺部位的皮肤及动脉搏动情况。	5 5	评估不全面少一项扣1分，未评估不得分。
操作流程	1. 备齐用物，携至床旁，查对治疗护理项目单和腕带（床号、姓名、性别、住院号），问候患者。	5	未问候扣1分，查对不认真扣2分，未查对扣4分。
	2. 向患者解释目的、方法，取得其合作。	4	解释不到位扣2分，未解释扣4分。
	3. 舒适与安全：环境清洁，光线明亮；患者舒适、安全。	3	一项不符合要求扣1分。
	4. 检查并打开注射器和肝素液，抽取少量肝素湿润注射器后排尽，放于治疗盘内。	8	检查不全面一项扣1分，未检查一项扣2分，注射器准备不符合要求扣2分。
	5. 选取穿刺动脉，常用部位为股动脉、桡动脉等。适当暴露穿刺部位，如选择股动脉，要拉上床幔（或用屏风）。	6	部位不准确扣4分，暴露不充分扣2分，如选择股动脉，未拉床幔扣1分。
	6. 再次核对，消毒穿刺部位后待干，消毒操作者左手示指、中指。	6	查对不全面扣1分，未查对扣2分。消毒不符合要求扣1分，消毒不严密扣1分，消毒范围不够扣2分。横跨一次扣2分，污染一次扣5分。
	7. 安慰鼓励患者，以两指固定动脉，右手持注射器在两指间垂直或与动脉走向呈40°角刺入，抽取1~2ml。	15	未安慰鼓励患者扣2分，穿刺手法不对扣2分，退针一次扣2分，未一针见血扣10分，采血量不符合要求扣3分。
	8. 迅速拔针，按压穿刺点5~10分钟。	4	一项不符合要求扣2分。
	9. 拔针后立即将针尖斜面刺入橡皮塞或专用的凝胶针帽隔绝空气，轻轻转动注射器防凝。	7	标本处置不当扣4分，未混匀扣3分。
	10. 再次核对并签字，立即送检。	4	查对不全面扣1分，未查对扣2分，未及时送检扣2分。
	11. 协助患者取舒适卧位，询问有无不适，交待注意事项。	5	卧位不适扣1分，未询问扣2分，交待不全扣1分，未交待扣2分。
	12. 整理床单位及用物。	3	未整理扣2分，漏一件扣1分。
评价	1. 操作准确、熟练，查对规范。 2. 与患者沟通有效。 3. 无菌观念强。 4. 在规定时间内完成操作。	3 4 3	操作不熟练扣1分，查对不规范扣2分。 未有效沟通扣1分。 污染三次以上不得分。 每超时1分钟扣2分。

│四、呼吸道标本采集│

（一）运筹帷幄——评估、计划和观察要点

1. 评估患者的年龄、病情、排痰情况及配合程度。
2. 评估患者口腔黏膜有无异常。
3. 观察痰液的颜色、性质、量、分层、气味、黏稠度和有无肉眼可见的异常物质等。

（二）按部就班——操作和实施步骤

1. 衣帽整洁，洗手，戴口罩。
2. 用物准备：治疗盘、无菌咽拭子培养管、无菌生理盐水、酒精灯、火柴，必要时备压舌板。
3. 携用物至患者旁，核对患者姓名，做好解释。
4. 自行咳痰采集法：晨痰为佳，用冷开水漱口，深吸气后用力咳出呼吸道深部痰液。标本量不少于1ml，痰量少或无痰患者可采用10%盐水加温至45℃左右雾化吸入后，将痰液咳出。
5. 难于自然咳嗽，不合作或人工辅助呼吸患者的痰液采集法：患者取适当卧位，先叩击患者背部，然后将集痰器与吸引器连接，抽吸痰液2~5ml于集痰器内。
6. 气管镜采集法：协助医生在气管镜引导下，直接采集标本。
7. 咽拭子采集法：患者用清水漱口，取出无菌拭子，蘸取少量无菌生理盐水，用压舌板轻压舌部，迅速擦拭患者口腔两侧腭弓及咽、扁桃体的分泌物，避免咽拭子触及其他部位，试管口在酒精灯火焰上消毒后，迅速把咽拭子插入无菌试管内塞紧。
8. 24小时痰标本采集法：在广口集痰瓶内加少量清水。自患者起床后进食前漱口后第一口痰开始留取，至次日晨进食前漱口后最后一口痰结束，全部痰液留入集痰瓶内，记录痰标本总量、颜色和性状。
9. 协助患者取舒适卧位。
10. 洗手，处理医嘱，记录，标本送检。

（三）护患配合——评价和指导要点

1. 告知患者正确留取标本对检验结果的重要性。
2. 告知患者痰标本留取的方法及注意事项。
3. 告知患者避免将唾液、漱口水、鼻涕等混入痰中。

（四） 未雨绸缪——操作的注意事项

1. 除 24 小时痰标本外，痰液收集时间宜选择在清晨。
2. 查痰培养及肿瘤细胞的标本应立即送检。
3. 避免在进食后 2 小时内留取咽拭子标本，以防呕吐。棉签避免触及其他部位以免影响检验结果。

（五） 评分标准

项目	操作流程与标准	分值	扣分细则
操作前准备	1. 着装整洁，洗手，戴口罩。	3	一项不符合要求扣 1 分。
	2. 用物：漱口溶液、贴好条形码的一次性痰杯（无菌培养皿或痰容器）、纸巾、手电筒。	5	缺一项扣 1 分。
	3. 用物准备 2 分钟。	2	超时 1 分钟扣 2 分。
评估	1. 评估患者身体状况，合作程度。	5	评估不全面少一项扣 1 分，未评估不得分。
	2. 观察患者口腔黏膜及咽部有无异常。	5	
操作流程	（一） 常规痰标本采集		
	1. 备齐用物，携至床旁，查对治疗护理项目单和腕带信息（床号、姓名、性别、住院号）。	10	一项不符合要求扣 2 分，查对不认真扣 4 分，未查对扣 10 分。
	2. 向患者解释操作目的，说明留取痰液的方法。	8	解释不到位扣 2 分，未解释扣 8 分。
	3. 安全与舒适：环境安静、清洁；患者体位正确、舒适。	5	一项不符合要求扣 1 分。
	4. 观察患者口腔黏膜及咽部有无异常。	10	少观察一项扣 5 分。
	5. 协助患者漱口，纸巾擦净口周。	7	未协助漱口扣 7 分。
	6. 指导患者深吸气，用力咳出气管深处的痰液，盛于清洁容器内送检，纸巾擦净口周。	30	未指导扣 10 分，指导不全面扣 5 分，标本不符合要求扣 10 分，容器不符合要求扣 10 分。
	（二） 24 小时痰标本采集		
	1. 备齐用物，携至床旁，查对床号、姓名、性别、住院号。	10	一项不符合要求扣 2 分，查对不认真扣 4 分，未查对扣 10 分。
	2. 向患者解释操作目的，讲解留取痰液的方法。	8	解释不到位扣 2 分，未解释扣 8 分。
	3. 安全与舒适：环境安静、清洁；患者体位正确、舒适。	5	一项不符合要求扣 1 分。
	4. 观察患者口腔黏膜及咽部有无异常。	10	少观察一项扣 5 分。
	5. 痰容器标签上注明留痰的起止时间。	5	未注明扣 5 分。
	6. 指导患者将 24 小时（晨 7 时至次日晨 7 时）的痰全部吐入痰容器，不可将唾液、漱口水、鼻涕等混入，及时送检。	32	未指导扣 10 分，指导不全面扣 5 分，标本不符合要求扣 10 分，容器不符合要求扣 10 分，送检不及时扣 4 分。

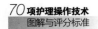
续表

项目	操作流程与标准	分值	扣分细则
	（三）痰培养标本采集 1. 备齐用物，携至床旁，查对床号、姓名、性别、住院号。	10	一项不符合要求扣 2 分，查对不认真扣 4 分，未查对扣 10 分。
	2. 向患者解释操作目的，说明留取痰液的方法。	8	解释不到位扣 2 分，未解释扣 8 分。
	3. 安全与舒适：环境安静、清洁；患者体位舒适。	5	一项不合要求扣 1 分。
	4. 观察患者口腔黏膜及咽部有无异常。	10	少观察一项扣 5 分。
	5. 清晨协助患者用朵贝氏液漱口。	5	未协助漱口扣 5 分。
	6. 用清水漱口，纸巾擦净。	4	未用清水漱口扣 4 分。
	7. 深吸气后用力咳嗽，将痰吐入无菌培养皿内送检，纸巾擦净口周。再次核对并签字。	28	未指导扣 10 分，指导不全面扣 5 分，标本不符合要求扣 10 分，容器不符合要求扣 10 分，污染一次扣 5 分。
评价	1. 操作准确、熟练，查对规范。	3	操作不熟练扣 1 分，查对不规范扣 2 分。
	2. 与患者沟通有效。	4	未有效沟通扣 1 分。
	3. 无菌原则强。	3	污染三次以上不得分。
	4. 在规定时间内完成操作。		每超时 1 分钟扣 2 分。

注：本栏中（一）、（二）、（三）各占 100 分的 70 分。

第十章　给药治疗与护理

一、口服给药

（一）运筹帷幄——评估、计划和观察要点

1. 评估患者的病情、意识状态、自理能力、合作程度、用药史、过敏史及不良反应史。

2. 评估患者的吞咽能力，有无口腔或食管疾患，有无恶心、呕吐等。

3. 了解药物的性质、服药方法、注意事项及药物之间的相互作用。

4. 了解用药效果及不良反应。

（二）按部就班——操作和实施步骤

1. 衣帽整洁，洗手，戴口罩。

2. 用物准备：发药车、药杯、量杯、水壶（温开水）、口服药执行单。

3. 发药前持口服药执行单双人核对药物名称、剂量、服药时间、服药方法，核对患者床号、姓名。

4. 携口服药执行单，推发药车至患者处，持执行单再次核对床号、床头卡，询问患者姓名，协助患者服药到口，对危重和不能自行服药的患者应予喂药。

5. 三查：服药前查对药名、剂量、药物性质等。

　　　　服药时查对药名、剂量等。

　　　　服药后再次确认药品与患者无误。

6. 患者如有疑问，应重新核对后再服用。

7. 小剂量液体药物应精确量取，确保剂量准确，所有药物应一次取离药盘，不同患者的药物不可同时取出。

8. 鼻饲时，将药物研碎溶解后再从胃管注入，用少量温开水冲胃管。

9. 必要时协助患者取舒适卧位。

10. 洗手，在执行单或临时医嘱单上签字，记录时间。

（三）护患配合——评价和指导要点

1. 告知患者所服药物量、服用方法、配合要点及服用特殊要求。

2. 告知患者药物相关注意事项。

3. 指导慢性病和出院后继续服药的患者按时、正确、安全服药。

（四）未雨绸缪——操作的注意事项

1. 遵医嘱及药物说明书服药。

2. 观察服药后不良反应。

3. 患者不在病房或因故暂不能服药者，暂不发药，做好交接班。

（五）评分标准

项目	操作流程与标准	分值	扣分细则
操作前准备	1. 着装整洁，洗手，戴口罩。	3	一项不符合要求扣1分。
	2. 用物：各种药物、药匙、量杯、滴管、研钵、药杯、小毛巾或纱布；服药本、发药盘、小药卡、小水壶等。	5	缺一项扣1分。
	3. 用物准备3分钟。	2	超时1分钟扣2分。
评估	1. 评估患者的身体状况、药物过敏史及药物使用情况。	5	评估不全面少一项扣1分，未评估不得分。
	2. 评估患者口咽部是否有溃疡、糜烂等情况。	5	
操作流程	1. 备齐用物，携至床旁，查对治疗护理项目单和腕带信息（床号、姓名、性别、住院号），核对药名、浓度、剂量、用法、用药时间，问候患者。	10	未问候扣1分，查对不认真扣5分，未查对扣8分。
	2. 向患者或家属说明所服药物的名称，解释服药的目的和方法，取得配合。	4	解释不到位扣2分，未解释扣4分。
	3. 舒适与安全：环境清洁、舒适、光线明亮；患者体位舒适、安全。	3	一项不符合要求扣1分。
	4. 再次核对。	5	核对不全扣2分，未核对扣3分。
	5. 协助患者服下药物（对服药困难的患者给予鼓励，服药后注意询问患者的感受）。如患者对药物提出疑问，应重新查对，无误后给予解释，因故不能服药者暂不发药，做好交接班。	35	未协助服药扣8分，服药方法不正确扣8分，服药时间不对扣8分，对提出疑问的药物，未重新查对扣8分，未询问患者感受扣2分，未做好交接班扣3分。
	6. 服药完毕，协助患者取舒适卧位。	2	卧位不适扣3分。
	7. 再次核对并签字。向患者或家属交待注意事项，严密观察患者服药效果及不良反应。	7	交待不全面扣1分，未交待扣2分，未观察扣5分。
	8. 整理床单位及用物，清洁发药盘。	4	未整理扣2分，漏一件扣1分，未清洁发药盘扣1分。

项目	操作流程与标准	分值	扣分细则
评价	1. 操作准确、熟练，查对规范。	5	操作不熟练扣 1 分，查对不规范扣 2 分。
	2. 与患者沟通有效。	5	未有效沟通扣 1 分。
	3. 在规定时间内完成操作。		每超时 1 分钟扣 2 分。

二、雾化吸入

（一）运筹帷幄——评估、计划和观察要点

1. 评估患者病情、意识、自理能力、合作程度、呼吸道、面部及口腔情况，听诊双肺呼吸音。

2. 了解患者过敏史、用药史。

3. 检查雾化器各部件性能。

（二）按部就班——操作和实施步骤

1. 衣帽整洁，洗手，戴口罩。

2. 准备用物：治疗盘、一次性氧气雾化吸入器一套、氧气装置一套、10ml 注射器、无菌针垫、生理盐水、雾化药液。

3. 核对医嘱，雾化药液加生理盐水至 10ml。

4. 携用物至患者旁，询问患者姓名，做好解释，协助患者取舒适体位。

5. 将药液注入储药槽内。

6. 将氧气雾化器导管端与氧气流量表连接。

7. 调节氧气流量 6~8L/min，至雾滴喷出。

8. 指导患者手持雾化器或将面罩固定于口鼻部，嘱患者深呼吸，计时。

9. 一般雾化吸入约需 20 分钟，吸入完毕，取下雾化器面罩，关闭氧气，协助患者咳痰，清洁面部。

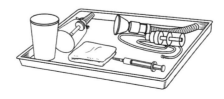

10. 整理床单位，协助患者取舒适卧位。

11. 处理用物，分类放置。

12. 洗手，处理医嘱，记录。

（三）护患配合——评价和指导要点

1. 告知患者雾化吸入法的目的、方法、注意事项和配合方法。

2. 初次接受治疗患者，应认真指导患者正确使用雾化器，如患者出现不适及时通知医护人员。

3. 吸入过程中，指导患者尽可能深呼吸，使药液充分吸入支气管和肺部，以更好发挥疗效。

（四）未雨绸缪——操作的注意事项

1. 使用前检查雾化吸入器是否完好、雾化器连接是否紧密，防止漏气。

2. 操作过程中，应注意用氧安全，严禁接触烟火和易燃品。

3. 出现不良反应如呼吸困难、发绀等，应暂停雾化吸入，吸氧，及时通知医生。

4. 使用激素类药物雾化后及时清洁口腔及面部。

5. 更换药液前要清洗雾化罐，以免药液混淆。

（五）评分标准

项目	操作流程与标准	分值	扣分细则
操作前准备	1. 着装整洁，洗手，戴口罩。	3	一项不符合要求扣 1 分。
	2. 用物：高氧雾化器、碘伏、蒸馏水、药液、治疗巾、纸巾、棉签、注射器、弯盘、污物桶、锐器盒。	5	缺一项扣 1 分。
	3. 用物准备 3 分钟。	2	超时 1 分钟扣 2 分。
评估	1. 了解患者意识、身体状况及合作程度。	2	评估不全面少一项扣 1 分，未评估不得分。
	2. 了解患者痰液分泌情况。	3	
操作流程	1. 备齐用物，携至床旁，查对治疗护理项目单和腕带信息（床号、姓名、性别、住院号），问候患者。	5	未问候扣 1 分，查对不认真扣 2 分，未查对扣 4 分。
	2. 向清醒患者解释操作目的及合适的呼吸方法。	4	解释或指导不到位扣 2 分，未解释扣 4 分。
	3. 舒适与安全：环境清洁、舒适，光线明亮；患者体位舒适；注意保暖。	3	一项不符合要求扣 1 分。
	4. 核对药物，检查有效期。检查注射器，抽吸药液。	3	检查不全面扣 1 分，未检查扣 3 分。

项目	操作流程与标准	分值	扣分细则
操作流程	5. 检查高氧雾化吸入装置，将药物加入雾化吸入器内。	6	雾化液配置不准确扣2分。
	6. 再次核对。	3	未核对扣3分。
	7. 将高氧雾化吸入装置与氧气装置相连接。	3	一项不符合要求扣1分。
	8. 交待注意事项。	3	未交待一项扣1分
	9. 打开氧流量开关，8～10升/分，调节雾量。询问患者感受，适时给予鼓励。	6	雾量不符合要求扣1分，未询问及鼓励扣2分。
	10. 指导患者学会用口吸气，用鼻呼气。	3	未指导扣3分。
	11. 吸入时间适宜（15～20分钟）。	3	吸入时间不够扣3分。
	12. 药液吸入完毕，为患者撤去高氧雾化吸入装置，擦净患者面部。连接氧气装置，调节氧流量。	4	一项不符合要求扣1分。
	13. 叩背		
	①协助患者取坐位，妥善固定各种管道，在不导致受凉的情况下，尽量穿着患者服或是棉制单薄衣物（或在皮肤上覆盖毛巾）。避免直接在赤裸皮肤上叩击。	8	卧位不符合要求扣1分，管道固定不符合要求扣2分，穿着不符合要求扣2分，直接在皮肤上叩击扣3分。
	②操作者手掌合成杯状，拇指紧贴四指，用腕部力量，对肺部有节奏叩击，叩击由下至上，由外至内，从第十肋间隙开始向上叩击至肩部，每肺叶反复叩击1～3分钟。力度适中，以不引起患者疼痛为宜，边叩击边注意观察患者的面色并询问其感受，适时安慰、鼓励患者。	8	手法不符合要求扣5分，叩击方法不对扣2分，叩击部位一处不对扣2分，叩击时间不够扣1分，力度不符合要求扣2分，未观察扣1分，未安慰、鼓励患者扣1分。
	14. 叩击完毕，指导患者深呼吸，将痰咳出。	5	未指导扣2分，未协助咳痰扣3分。
	15. 协助患者取舒适卧位，交待注意事项。	3	卧位不适扣1分，未交待扣2分。
	16. 再次核对并签字。	3	未核对扣2分，未签字扣1分，
	17. 整理床单位及用物（各部件消毒处理方法正确）。	2	未整理扣2分，漏一件扣1分，用物处理不正确扣2分。

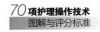
续表

项目	操作流程与标准	分值	扣分细则
评价	1. 操作准确、熟练，查对规范。	3	操作不熟练扣 1 分，查对不规范扣 2 分。
	2. 与患者沟通有效。	4	未有效沟通扣 1 分。
	3. 爱伤观念强。	3	爱伤观念差酌情扣 1~2 分。
	4. 在规定时间内完成操作。		每超时 1 分钟扣 2 分。

三、皮内注射

（一） 运筹帷幄——评估、计划和观察要点

1. 评估患者的病情、意识状态、自理能力及合作程度。
2. 了解患者的过敏史、用药史、不良反应史。
3. 评估注射部位的皮肤状况。
4. 了解用药反应及皮试结果。

（二） 按部就班——操作和实施步骤

1. 衣帽整洁，洗手，戴口罩。
2. 准备用物：治疗盘、常规皮肤消毒用物一套、75% 酒精、无菌针垫、1ml 注射器（内置皮试液）。
3. 携用物至床旁，持执行单核对床号、床头卡，询问患者姓名，核对执行单与患者姓名、配置皮试液药品的名称、浓度等是否相符。
4. 取合适体位，选择穿刺部位，常用前臂掌侧下段 1/3 处。常规消毒皮肤，范围大于 5cm×5cm，待干。
5. 第二次查对皮试液药品与患者相符，排尽空气。
6. 一手绷紧皮肤，一手持注射器针尖斜面向上，与皮肤呈 5°角刺入皮内，待针头斜面进入皮内后，放平注射器，固定针栓，注入药液 0.1ml，使局部形成一皮丘，皮肤变白并显露毛孔。注射完毕，迅速拔针，勿按压注射部位。
7. 第三次确认皮试液药品与执行单各项内容准确无误。
8. 一般 20 分钟后观察皮试结果并记录。对做皮试者，按规定时间由两名护士观察结果。
9. 整理床单位，协助患者取舒适卧位。
10. 处理用物，分类放置。
11. 洗手，处理医嘱，记录。

【操作图解】

1. 开启青霉素，消毒青霉素瓶塞，检查生理盐水，消毒并打开。

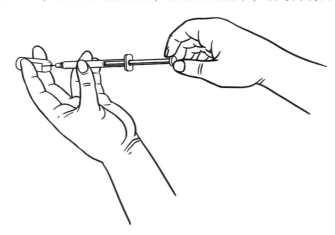

2. 选择注射部位，消毒皮肤（适时给予鼓励），皮内注射（注入药液 0.1ml，含 50 单位）。

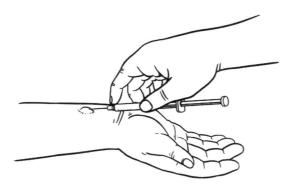

（三）护患配合——评价和指导要点

1. 告知患者皮内注射的目的、方法及配合要点。
2. 告知患者出现任何不适，立即通知医护人员。

（四）未雨绸缪——操作的注意事项

1. 消毒皮肤时，避免反复用力涂擦局部皮肤，忌用含碘消毒剂。
2. 不应抽回血。
3. 判断、记录皮试结果，告知医生、患者及家属并标注。
4. 备好相应抢救药物与设备，及时处理过敏反应。
5. 特殊药物的皮试，按要求观察结果。

（五）评分标准

项目	操作流程与标准	分值	扣分细则
操作前准备	1. 着装整洁，洗手，戴口罩。	2	一项不符合要求扣1分。
	2. 用物：治疗盘内放碘伏、75% 酒精、棉签、5ml 注射器、1ml 注射器、5.5 号针头、12 号针头、青霉素、10ml 生理盐水、砂轮、胶布、盐酸肾上腺素、笔、表、弯盘、锐器盒。	6	缺一项扣1分。
	3. 用物准备3分钟。	2	超时1分钟扣2分。
评估	1. 评估患者病情、合作程度。	3	评估不全面少一项扣1分，未评估不得分。
	2. 评估患者局部皮肤、血管状况。	3	
	3. 询问有无过敏史。	4	
操作流程	1. 备齐用物，携至床旁，查对治疗护理项目单和腕带信息（床号、姓名、性别、住院号），问候患者。	6	未问候扣1分，查对不认真扣2分，未查对扣4分，未询问过敏史扣1分。
	2. 向患者解释操作目的，取得其合作。	4	未解释扣5分，解释不到位扣2分。
	3. 舒适与安全：环境清洁、安静；患者卧位舒适、安全。	3	一项不符合要求扣1分。
	4. 检查药液及青霉素质量、有效期，检查注射器。	4	检查不全面一项扣1分，未检查扣4分。
	5. 开启青霉素，消毒青霉素瓶塞，检查生理盐水，消毒并打开。	2	一项不符合要求扣2分。
	6. 抽吸生理盐水，稀释青霉素，每毫升含20万单位。	4	消毒不符合要求一处扣2分，未矫正负压扣2分。
	7. 取上液0.1毫升加生理盐水至1毫升，每毫升含2万单位。 再取上液0.1毫升加生理盐水至1毫升，每毫升含2000单位。 取上液0.25毫升加生理盐水至1毫升，每毫升含500单位。 每次配制时，均需将药液摇匀。	19	未注入或抽出空气各扣1分，抽取药液或稀释不准确一次扣3分，不摇匀一次扣1分，多或少稀释一次扣10分，污染一次扣5分，横跨一次扣2分。
	8. 更换皮试液针头，在注射器上注明青霉素及配制时间。	4	一项不符合要求扣2分。
	9. 再次查对，询问过敏史。	4	一项不符合要求扣2分。
	10. 选择注射部位，消毒皮肤（适时给予鼓励），皮内注射（注入药液0.1ml，含50单位）。注射完毕迅速拔出针头，切勿按压。	10	部位不正确扣2分，消毒不符合要求扣2分，穿刺手法不对扣2分，剂量不准确扣2分，皮丘不符合要求扣2分，进针过深或过浅各扣2分，拔针不符合要求扣1分。按压扣1分。

续表

项目	操作流程与标准	分值	扣分细则
	11. 在治疗护理项目单上记录注射时间和观察时间。	2	记录不全面扣1分，未记录扣2分。
	12. 再次核对并签字。	2	核对不认真扣1分，未核对扣2分。
	13. 协助患者取舒适卧位，交待注意事项，二十分钟后观察结果。	3	卧位不适扣1分，交待不全扣1分，未交待扣2分。
	14. 整理床单位及用物。	3	未整理扣2分，漏一件扣1分。
评价	1. 操作准确、熟练，查对规范。	3	操作不熟练扣1分，查对不规范扣2分。
	2. 与患者沟通有效。	4	未有效沟通扣1分。
	3. 无菌观念强。	3	污染三次以上不得分。
	4. 在规定时间内完成操作。		每超时1分钟扣2分。

四、皮下注射

（一）运筹帷幄——评估、计划和观察要点

1. 评估患者的病情、意识状态、自理能力及合作程度。
2. 了解患者的过敏史、用药史。
3. 评估注射部位皮肤和皮下组织状况。
4. 了解患者用药效果及不良反应。

（二）按部就班——操作和实施步骤

1. 衣帽整洁，洗手，戴口罩。
2. 准备用物：注射盘，执行单，按医嘱备药，常规皮肤消毒用物一套，无菌针垫。
3. 一次查对药品及溶媒的名称、剂量、浓度、性质、时间、批号、有效期、给药方法以及有无配伍禁忌，消毒安瓿并掰开。
4. 将安瓿药液名称朝上，边抽吸边进行二次查对药品的名称、剂量、浓度等。
5. 抽吸药品后，套安瓿，第三次查对药品名称、剂量等，置于注射盘针垫内。
6. 携用物至床旁，持执行单核对床号、床头卡，询问患者姓名，首次查对

执行单与患者姓名、药物名称、剂量、浓度等是否相符。

7. 协助患者采取适当体位，暴露注射部位，常用部位为上臂三角肌下缘。必要时遮挡患者。

8. 用安尔碘棉签消毒皮肤，范围大于 5cm×5cm，待干。取干棉签。

9. 第二次查对药品与患者是否相符，取出注射器，排尽空气，根据注射部位选择正确的注射方法，一手绷紧皮肤，一手持注射器示指固定针栓，针头与皮肤呈 30°~40°角迅速刺入针头 1/2~2/3，过度消瘦者，捏起局部组织，减小穿刺角度，抽吸活塞，无回血时缓慢推注药液。

10. 注射完毕，快速拔针，轻压进针处片刻。第三次确认药品与执行单各项内容是否准确无误。

11. 整理床单位，协助患者取舒适体位。

12. 处理用物，分类放置。

13. 洗手，处理医嘱，记录。

【操作图解】

1. 选择合适的注射部位，一般选择上臂三角肌下缘、上臂内侧、腹部、后背、大腿外侧方。

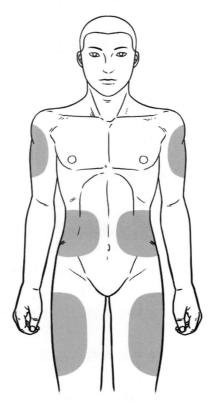

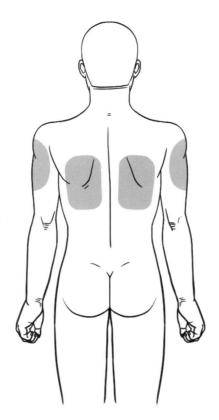

2. 注射前适时给予鼓励，左手绷紧局部皮肤，右手持注射器，示指固定针栓，针头斜面向上，与皮肤呈 30°～40°角，迅速刺入针头的 1/2～2/3，松开左手，固定针栓，抽吸无回血，即可推注药液。

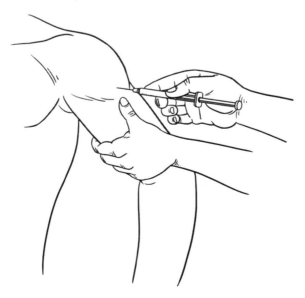

3. 注射毕，以无菌干棉签轻压针刺处，迅速拔针。

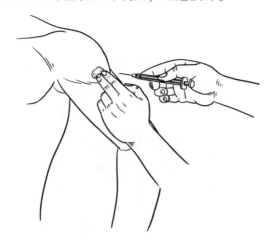

（三）护患配合——评价和指导要点

1. 告知患者药物的作用、注意事项及配合要点。
2. 指导患者勿揉搓注射部位，出现异常及时通知医护人员。

（四）未雨绸缪——操作的注意事项

1. 遵医嘱及药品说明书使用药品。
2. 观察注射后不良反应，两种药物同时注射时，注意配伍禁忌。

（五）评分标准

项目	操作流程与标准	分值	扣分细则
操作前准备	1. 着装整洁，洗手，戴口罩。 2. 准备用物：注射盘、执行单，按医嘱备药，常规皮肤消毒用物一套、无菌针垫。 3. 用物准备3分钟。	3 5 2	一项不符合要求扣1分。 缺一项扣1分。 超时1分钟扣2分。
评估	1. 了解患者的身体状况及合作程度。 2. 了解患者注射部位的皮肤情况。	5 5	评估不全面少一项扣1分，未评估不得分。
操作流程	1. 备齐用物，携至床旁，查对治疗护理项目单和腕带信息（床号、姓名、性别、住院号），问候患者。 2. 向患者解释操作目的，取得配合。	5 4	未问候扣1分，查对不认真扣2分，未查对扣4分。 解释不到位扣2分，未解释扣4分。

项目	操作流程与标准	分值	扣分细则
	3. 安全与舒适：环境安静、清洁；患者体位安全、舒适。	3	一项不符合要求扣1分。
	4. 核对药物，检查注射器及药液质量。	4	检查不全面一项扣1分，未检查扣4分。
	5. 准备注射器，抽吸药液，套上安瓿，放入治疗盘内。	7	抽吸不净扣3分，抽液手法不对扣2分，剂量不准确扣2分。
	6. 选择合适的注射部位，一般选择上臂三角肌下缘、上臂内侧、腹部、后背、大腿外侧方。	6	部位不准确扣4分，暴露不充分扣2分。
	7. 消毒注射部位，直径在5cm以上，待干。	7	消毒方法不正确、范围不够、消毒不严密各扣1分，污染一次扣5分，横跨一次扣2分。
	8. 再次核对患者及药物，并排尽注射器内空气。	5	核对不全面扣1分，未核对扣2分，未排尽空气扣3分。
	9. 注射前适时给予鼓励，左手绷紧局部皮肤，右手持注射器，示指固定针栓，针头斜面向上，与皮肤呈30°～40°角，迅速刺入针头的1/2～2/3，松开左手，固定针栓，抽吸无回血，即可推注药液	15	未适时鼓励扣2分，未绷紧皮肤扣2分，手法不对扣2分，进针角度不对扣2分，进针过深或过浅扣2分，未抽回血扣1分，推药速度不符合要求扣3分。
	10. 注射过程中随时询问患者感受。	3	未询问扣3分。
	11. 注射毕，以无菌干棉签轻压针刺处，迅速拔针。	3	未按压扣1分，拔针手法不对扣2分
	12. 再次核对并签字。	2	核对不全面扣1分，未核对扣2分。
	13. 协助患者取舒适体位，交待注意事项。	3	卧位不适扣1分，交待不全扣1分，未交待扣2分。
	14. 整理床单位及用物。	3	未整理扣2分，漏一件扣1分。
评价	1. 操作准确、熟练，查对规范。	3	操作不熟练扣1分，查对不规范扣2分。
	2. 与患者沟通有效。	4	未有效沟通扣1分。
	3. 无菌观念强。	3	污染三次以上不得分。
	4. 在规定时间内完成操作。		每超时1分钟扣2分。

五、肌内注射

（一）运筹帷幄——评估、计划和观察要点

1. 评估患者的病情、意识状态、自理能力及合作程度。

2. 了解患者的过敏史、用药史。

3. 评估注射部位的皮肤和肌肉组织状况。

4. 了解用药效果及不良反应。

（二）按部就班——操作和实施步骤

1. 衣帽整洁，洗手，戴口罩。

2. 准备用物：注射盘、常规皮肤消毒用物一套、无菌针垫。

3. 一次查对药品及溶媒的名称、性质、剂量、浓度、时间、批号、有效期、给药方法以及有无配伍禁忌。

4. 消毒安瓿并掰开，将安瓿药液名称朝上，边抽吸边二次查对药品的名称、剂量、浓度等。

5. 抽吸药品后，套安瓿，第三次查对药品名称、剂量等，置于注射盘针垫内。

6. 携用物至床旁，持执行单核对床号、床头卡，询问患者姓名，首次查对执行单与患者姓名、药物名称、剂量、浓度等是否相符。

7. 协助患者取合适体位，暴露注射部位，注意保护患者隐私。

8. 用安尔碘棉签消毒皮肤，范围大于 5cm×5cm，待干。

9. 第二次核对药品与患者相符，取注射器，排尽空气。

10. 左手绷紧皮肤，右手持针以中指固定针栓，将针头迅速垂直刺入肌肉（一般为针梗的 2/3），左手抽动活塞无回血后，缓慢推药，注射完毕，快速拔针，轻压进针处片刻。

11. 第三次确认药品与执行单各项内容准确无误。

12. 整理床单位，协助患者取舒适体位。

13. 处理用物，分类放置。

14. 洗手，处理医嘱，记录。

【操作图解】

1. 抽吸药液，套安瓿。

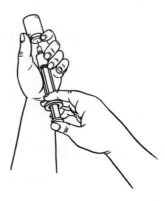

2. 协助患者取正确姿势，选择正确部位。常选择臀肌和三角肌。

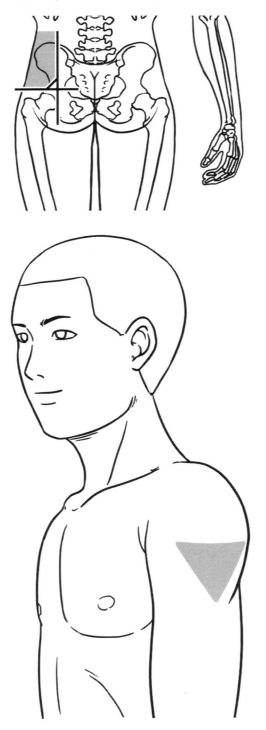

3. 排尽注射器内的空气，（适时给予鼓励）左手绷紧皮肤，右手持针垂直刺入皮肤。

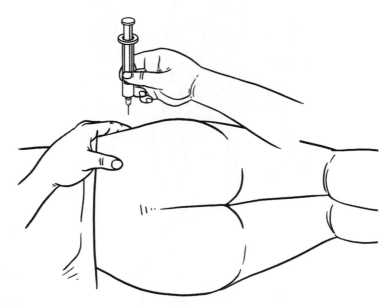

4. 固定针头，抽回血。

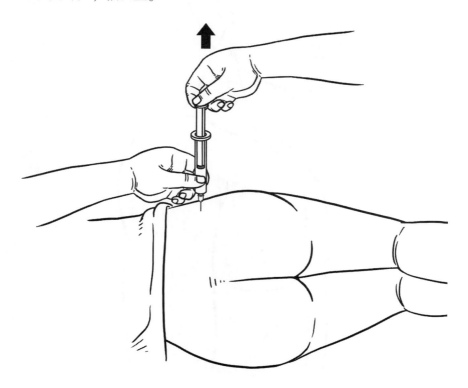

5. 缓推药液。

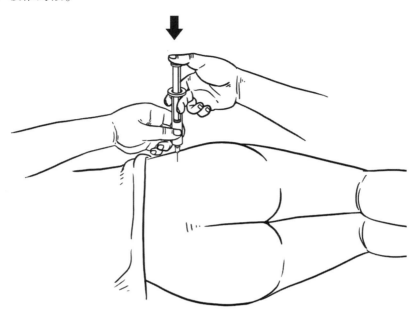

6. 迅速拔针。

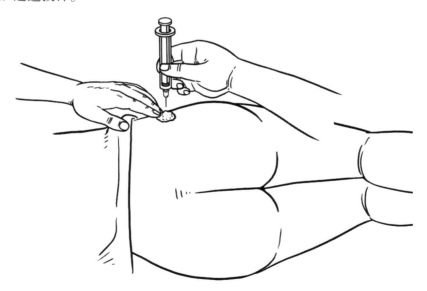

（三）护患配合——评价和指导要点

1. 告知患者注射时的配合事项，如侧卧位时上腿伸直，下腿稍弯曲，俯卧位时足尖相对，足跟分开。

2. 告知患者药物作用和注意事项。

（四） 未雨绸缪——操作的注意事项

1. 遵医嘱及药品说明书使用药品。
2. 观察注射后疗效和不良反应。
3. 切勿将针头全部刺入，以防针梗从根部折断。
4. 2 岁以下婴幼儿不宜选用臀大肌注射，最好选择臀中肌和臀小肌注射。
5. 出现局部硬结，可采用热敷、理疗等方法。
6. 长期注射者，有计划地更换注射部位，并选择细长针。

（五） 评分标准

项目	操作流程与标准	分值	扣分细则
操作前准备	1. 着装整洁，洗手，戴口罩。	3	一项不符合要求扣 1 分。
	2. 用物：注射药物、无菌注射器、碘伏、棉签、弯盘、砂轮、锐器盒，必要时备屏风。	5	缺一项扣 1 分。
	3. 用物准备 3 分钟。	2	超时 1 分钟扣 2 分。
评估	1. 询问了解患者的身体状况，解释并取得配合。	5	评估不全面少一项扣 1 分，未评估不得分。
	2. 了解药物使用的注意事项及注射部位状况。	5	
操作流程	1. 备齐用物，携至患者床旁，查对治疗护理项目单和腕带信息（床号、姓名、性别、住院号），问候患者。	5	未问候扣 1 分，查对不认真扣 2 分，未查对扣 4 分。
	2. 向患者解释操作目的和配合方法，取得合作。	4	解释不到位扣 2 分，未解释扣 4 分。
	3. 安全与舒适：环境安静，患者体位舒适，注意保暖，并为患者遮挡。	3	一项不符合要求扣 1 分。
	4. 检查药液，消毒后打开安瓿。	4	未检查扣 2 分，消毒不符合要求扣 2 分。
	5. 检查、准备注射器。	2	一项不符合要求扣 1 分。
	6. 抽吸药液，套安瓿。	5	抽吸不净扣 3 分，抽液注射器手法不对扣 2 分。
	7. 协助患者取正确姿势，选择正确部位。	6	部位不准确扣 4 分，暴露不充分扣 2 分。
	8. 消毒皮肤，待干。	6	消毒方法不正确、范围不够、消毒不严密各扣 1 分，横跨一次扣 2 分，污染一次扣 5 分，未待干扣 1 分。

项目	操作流程与标准	分值	扣分细则
	9. 再次核对。	3	核对不全面扣1分，未核对扣2分。
	10. 排尽注射器内空气，（适时给予鼓励）左手绷紧皮肤，右手持针垂直刺入皮肤。	12	未排尽空气扣3分，未鼓励扣2分，未绷紧皮肤扣2分，手法不对扣2分，进针角度不对扣2分，进针深度不适扣2分。
	11. 固定针头，抽回血，缓推药液。	6	一项不符合要求扣2分。
	12. 密切观察患者反应，并询问患者感受。	3	未观察扣2分，未询问扣1分。
	13. 注射毕，干棉签压针眼，迅速拔针。	3	未按压扣1分，拔针手法不对扣2分。
	14. 再次核对并签字。	2	核对不全面扣1分，未核对扣2分。
	15. 协助患者取舒适卧位，交待注意事项。	3	卧位不适扣1分，交待不全扣1分，未交待扣2分。
	16. 整理床单位及用物。	3	未整理扣2分，漏一件扣1分。
评价	1. 操作准确、熟练，查对规范。	3	操作不熟练扣1分，查对不规范扣2分。
	2. 与患者沟通有效。	4	未有效沟通扣1分。
	3. 无菌观念强。	3	污染三次以上不得分。
	4. 在规定时间内完成操作。		每超时1分钟扣2分。

六、静脉注射

（一）运筹帷幄——评估、计划和观察要点

1. 评估患者的病情、意识状态、自理能力、合作程度、药物性质、用药史、过敏史等。

2. 评估穿刺部位的皮肤状况、静脉充盈度和管壁弹性。

3. 评估注射过程中局部组织有无肿胀。

4. 了解用药效果及不良反应。

（二）按部就班——操作和实施步骤

1. 衣帽整洁，洗手，戴口罩。

2. 准备用物：治疗盘、常规皮肤消毒用物一套、无菌针垫、药液、输液贴、止血带、小垫枕、一次性垫巾、注射器。

3. 一次查对药品及溶媒的名称、性质、剂量、浓度、时间、批号、有效期、给药方法及有无配伍禁忌，消毒安瓿并掰开。

4. 取注射器检查并固定针栓，将安瓿药液名称朝上，边抽吸边二次查对药品的名称、剂量、浓度等，抽吸药品后套安瓿，第三次查对药品名称、剂量等，置于注射盘针垫内。

5. 携用物至床旁，持执行单核对床号、床头卡，询问患者姓名，核对药物名称、剂量、浓度、时间等准确无误。

6. 协助患者取舒适体位，暴露注射部位，小枕垫于穿刺部位下。

7. 于穿刺处上方约 6cm 处系止血带，取消毒棉签常规消毒皮肤，范围 5cm×5cm，待干。第二次查对药品与患者是否相符，排尽空气。

8. 嘱患者握拳，左手绷紧皮肤，右手持注射器，针头斜面向上与皮肤呈 15°~30°角刺入静脉，见回血后，降低穿刺角度，可再顺静脉进针少许，松开止血带，嘱患者松拳，妥善固定，缓慢注入药液。

9. 注射完毕，快速拔出针头，轻压进针部位 3~5 分钟，撤去止血带、小垫枕。

10. 注射后第三次确认药品与执行单各项内容是否准确无误。

11. 整理床单位，协助患者取舒适体位。

12. 处理用物，分类放置。

13. 洗手，处理医嘱，记录。

【操作图解】

1. 消毒皮肤，面积不小于 5cm×5cm，穿刺部位上方 6cm 处扎止血带，嘱握拳。

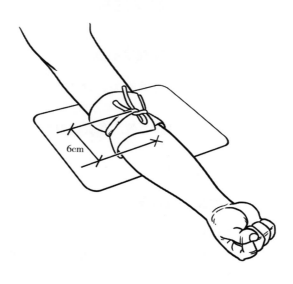

2. 安慰鼓励患者，绷紧皮肤，穿刺（一次性成功）。见回血后，松止血带，松拳。输液贴固定。

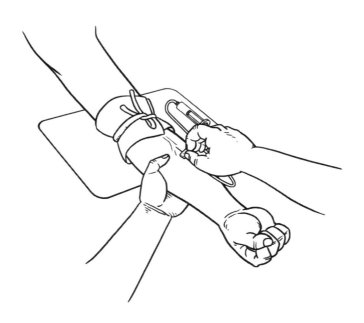

3. 一手固定针栓及注射器，另一手缓慢注入药液。

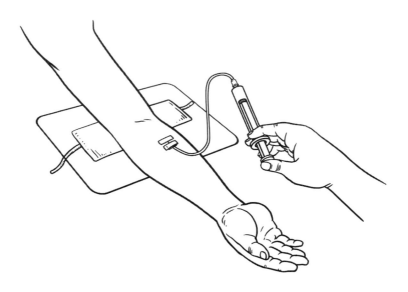

4. 拔针后屈肘。

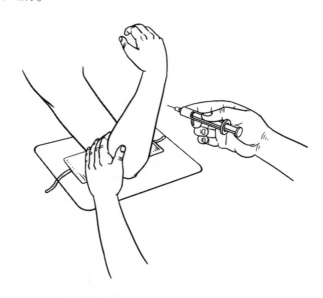

（三）护患配合——评价和指导要点

1. 告知患者静脉注射的目的、方法、药物的作用和副作用及配合要点。
2. 告知患者注射过程及注射后若有不适，及时通知护士。

（四）未雨绸缪——操作的注意事项

1. 选择粗直、弹性好、易于固定的静脉，避开关节和静脉瓣。
2. 推注刺激性药物时，须先用生理盐水引导穿刺。
3. 注射过程中，间断回抽血液，确保药液安全注入血管内。
4. 根据患者年龄、病情及药物性质以适当速度注入药物，推药过程中要观察患者反应。
5. 凝血功能不良者应延长按压时间。

（五）评分标准

项目	操作流程与标准	分值	扣分细则
操作前准备	1. 着装整洁，洗手，戴口罩。	3	一项不符合要求扣 1 分。
	2. 用物：注射药液、5～20ml 注射器（根据药量选择）、头皮针、碘伏、棉签、垫巾、止血带、输液贴、砂轮、弯盘、锐器盒。	5	缺一项扣 1 分。
	3. 用物准备 3 分钟。	2	超时 1 分钟扣 2 分。

项目	操作流程与标准	分值	扣分细则
评估	1. 了解患者的身体状况，相关药物过敏史情况，合作程度。	5	评估不全面少一项扣1分，未评估不得分。
	2. 评估患者局部皮肤及血管情况。	5	
操作流程	1. 洗手，携用物至床旁，查对治疗护理项目单和腕带信息（床号、姓名、性别、住院号），问候患者。	5	未问候扣1分，查对不认真扣2分，未查对扣4分。
	2. 向患者解释操作目的，取得合作。备输液贴，选择血管，在注射部位下垫小枕。	4	解释不到位扣2分，未解释扣4分。
	3. 安全与舒适：环境清洁、安静，患者体位舒适。	3	一项不符合要求扣1分。
	4. 核对药物，对光检查药液有无变质及有效期。	4	一项不符合要求扣2分。
	5. 消毒后打开安瓿。	3	消毒不严密扣1分，未消毒扣2分。
	6. 检查并打开注射器。	2	检查不全扣1分，未检查扣2分。
	7. 抽吸药液，连接头皮针，排尽空气，放于治疗盘内。	6	抽吸不净扣3分，未排尽空气扣3分，横跨一次扣2分，污染一次扣5分。
	8. 消毒皮肤，面积不小于5cm×5cm，穿刺部位上方6cm处扎止血带，嘱握拳。	8	选择血管不符合要求扣2分。未置垫巾扣1分，止血带不符合要求扣1分，消毒手法不对扣1分，消毒范围不够扣1分，消毒不严密扣1分，未待干扣1分，横跨一次扣2分，污染一次扣5分。
	9. 再次核对。	2	核对不全面扣1分，未核对扣3分。
	10. 安慰鼓励患者，绷紧皮肤，穿刺（一次性成功）。见回血后，松止血带，松拳。输液贴固定。	14	未握拳扣1分，未安慰、鼓励患者扣2分，退针一次扣2分，未一针见血扣10分。输液贴固定不符合要求扣1分，未松止血带、拳各扣1分。
	11. 一手固定针栓及注射器，另一手缓慢注入药液。	5	未固定扣1分，推注不符合要求扣4分。
	12. 注射过程中，随时询问患者感受，并观察局部和全身反应。	3	未询问扣1分，未观察扣2分。

续表

项目	操作流程与标准	分值	扣分细则
操作流程	13. 注射完毕以无菌干棉球轻按针眼上方，迅速拔针，按压穿刺点。	3	一处不符合要求扣1分。
	14. 再次核对并签字。	2	核对不全面扣1分，未核对扣2分。
	15. 协助患者取舒适卧位，交待注意事项。	3	卧位不适扣1分，交待不全扣1分，未交待扣2分。
	16. 整理床单位及用物。	3	未整理扣2分，漏一件扣1分。
评价	1. 操作准确、熟练，查对规范。	3	操作不熟练扣1分，查对不规范扣2分。
	2. 与患者沟通有效。	4	未有效沟通扣1分。
	3. 无菌观念强。		污染三次以上不得分。
	4. 在规定时间内完成操作。	3	每超时1分钟扣2分。

七、密闭式静脉输液

（一）运筹帷幄——评估、计划和观察要点

1. 评估患者的病情、年龄、意识、心肺功能、自理能力、合作程度、药物性质、过敏史等。

2. 评估穿刺点皮肤、血管的状况。

（二）按部就班——操作和实施步骤

1. 衣帽整洁，洗手，戴口罩。

2. 准备用物：治疗盘、常规皮肤消毒用物一套、液体、输液贴、输液器一套、止血带、小垫枕、输液瓶签、输液卡片。

3. 液体配制前将液体、药品分别与执行单核对，抽吸药品前进行一次查对，包括液体与药品的名称、剂量、浓度、性质、时间、批号、有效期、给药方法及有无配伍禁忌。消毒安瓿并掰开。

4. 将安瓿药液名称朝上，边抽吸边二次查对药品的名称、剂量、浓度等，抽吸药品后套安瓿，第三次查对药品名称、剂量等。

5. 查对无误后，药品加入液体后摇匀，再次检查液体有无浑浊、沉淀，填写输液瓶签，倒贴于输液瓶上。

6. 检查输液器的完整性及有效期，同时关紧调节器，拧紧各连接处，并与液体连接，准备输液贴。

7. 携用物至床旁，持执行单核对床号、床头卡，询问患者姓名，一次查对

执行单与患者姓名及药品瓶签上的药品名称、剂量、浓度、时间等准确无误后，将液体瓶挂于输液架上。

8. 协助患者取舒适卧位，选择血管，在穿刺部位处上方约6cm处系止血带，常规消毒，范围5cm×5cm，待干。

9. 第二次查对药品与患者相符后，排气。

10. 嘱患者握拳，头皮针头与皮肤呈15°～30°角斜行进针，见回血后再进入少许，松开止血带，嘱患者松拳，打开调节器，用输液贴固定。

11. 第三次确认药品与执行单各项内容准确无误，调节滴速，撤出小枕、止血带。

12. 协助患者取舒适体位，整理床单位。

13. 处理用物，分类放置。

14. 洗手，记录输液卡片，处理医嘱。

【操作图解】

1. 检查、打开输液器，插入瓶塞至针根部。

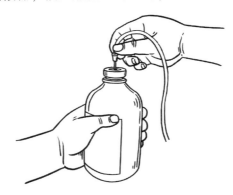

2. 排气一次成功，检查空气是否排尽。

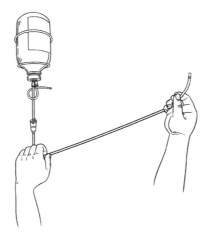

3. 关闭调节夹。

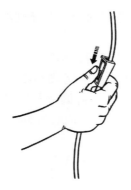

4. 消毒皮肤，面积不小于5cm×5cm。

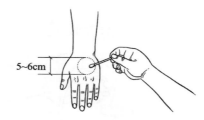

5. 在穿刺部位上方6cm处扎止血带，嘱握拳。

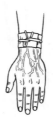

6. 安慰、鼓励患者，绷紧皮肤，穿刺（一次性成功）。

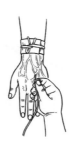

7. 输液贴 "S" 形固定。

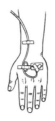

（三）护患配合——评价和指导要点

1. 告知患者操作目的、方法及配合要点。

2. 告知患者或家属不可随意调节滴速。

3. 告知患者穿刺部位的肢体避免用力过度或剧烈活动。

4. 出现异常及时告知医护人员。

（四）未雨绸缪——操作的注意事项

1. 选择粗直、弹性好、易于固定的静脉，避开关节和静脉瓣，下肢静脉不应作为成年人穿刺血管的常规部位。

2. 输注两种以上药液时，注意药物间的配伍禁忌。

3. 不应在输液侧肢体上端使用血压袖带和止血带。

4. 敷料、无针接头或肝素帽的更换及固定均应以不影响观察为基础。

（五）评分标准

项目	操作流程与标准	分值	扣分细则
操作前准备	1. 着装整洁，洗手，戴口罩。	3	一项不符合要求扣 1 分。
	2. 用物：输入药物、一次性输液器、止血带、输液小枕、棉签、碘伏、输液贴、弯盘、表、吊轨或输液架。	5	缺一项扣 1 分。
	3. 用物准备 3 分钟。	2	超时 1 分钟扣 2 分。
评估	1. 了解患者身体情况。	5	评估不全面少一项扣 1 分，未评估不得分。
	2. 评估穿刺部位的皮肤及血管状况。	5	
操作流程	1. 洗手，携用物至患者床旁，查对治疗护理项目单和腕带信息（床号、姓名、性别、住院号），问候患者。	5	未问候扣 1 分，查对不认真扣 2 分，未查对扣 4 分。
	2. 向患者解释操作目的和配合方法，与患者共同核对药物，确认无误后让患者或家属在护理治疗项目单上签字。	4	解释不到位扣 1 分，未解释扣 2 分，未与患者核对扣 1 分，患者未签字扣 1 分。

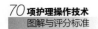
项目	操作流程与标准	分值	扣分细则
	3. 安全与舒适：环境清洁、安静，患者体位舒适。	3	一项不符合要求扣 1 分。
	4. 询问大、小便情况，备输液贴，选择血管，垫小枕。	2	一项不符合要求扣 1 分。
	5. 检查药液，消毒瓶塞。	7	检查不认真扣 2 分，未检查扣 3 分，消毒方法不对扣 1 分，消毒不严密扣 1 分。横跨一处扣 2 分，污染一处扣 5 分。
	6. 检查、打开输液器，插入瓶塞至针根部。	3	未检查扣 2 分，未插入针根部扣 1 分。
	7. 排气一次成功，检查空气是否排尽。	7	一次排气不成功扣 5 分，未对光检查扣 2 分。
	8. 消毒皮肤，面积不小于 5cm×5cm，穿刺部位上方 6cm 处扎止血带，嘱握拳	4	一项不符合要求扣 1 分。
		3	消毒不严密扣 1 分，消毒方法不对扣 1 分，消毒范围不够扣 1 分
	9. 再次核对。	2	核对不全扣 1 分，未核对扣 2 分。
	10. 再次检查空气是否排尽，夹紧螺旋夹。	3	空气未排尽扣 2 分，未夹紧扣 1 分。
	11. 安慰、鼓励患者，绷紧皮肤，穿刺（一次性成功）。询问患者感受。	10	未安慰、鼓励患者扣 2 分，穿刺手法不对扣 2 分，一次穿刺不成功扣 10 分。
	12. 见回血，松止血带、螺旋夹。嘱患者松拳。	3	一项不符合要求扣 1 分。
	13. 输液贴 "S" 形固定。	1	固定不符合要求扣 1 分。
	14. 按病情调节滴速。一般成人 40～60 滴/分，儿童 20～40 滴/分。撤小枕，输液瓶注明滴速。	5	滴速不符合要求扣 5 分，调节不认真扣 3 分。
	15. 再次核对，并在护理治疗项目单上签字。	3	未核对扣 2 分，未签字扣 1 分。
	16. 协助患者取舒适卧位，将呼叫器放于患者可及位置，交待注意事项。	3	卧位不适扣 1 分，交待不全扣 1 分，未交待扣 2 分。
	17. 整理床单位及用物。	2	未整理扣 2 分，漏一件扣 1 分。
评价	1. 操作准确、熟练，查对规范。	3	操作不熟练扣 1 分，查对不规范扣 2 分。
	2. 与患者沟通有效。	4	未有效沟通扣 1 分。
	3. 无菌原则强。	3	污染三次以上不得分。
	4. 在规定时间内完成操作。		每超时 1 分钟扣 2 分。

八、密闭式静脉留置针输液

（一）按部就班——操作和实施步骤

1. 衣帽整洁，洗手，戴口罩。

2. 准备用物：注射盘、常规皮肤消毒用物一套、液体、输液贴、输液器一套、止血带、小垫枕、输液瓶签、输液卡片、透明贴膜、密闭式留置针。

3. 液体配置前将液体、药品分别与执行单核对。

4. 抽吸药品前进行一次查对，包括液体和药品的名称、浓度、时间、性质、批号、有效期、给药方法及有无配伍禁忌。消毒安瓿并掰开。

5. 将安瓿药液名称朝上，边抽吸边二次查对药品的名称、剂量、浓度等。

6. 抽吸药品后进行第三次查对药品名称、剂量等。

7. 查对无误后，药品加入液体后摇匀，再次检查液体有无浑浊、沉淀，填写输液瓶签，倒贴于输液瓶上。

8. 检查输液器完整性及有效期，并与液体连接。

9. 携用物至床旁，持执行单核对床号、床头卡，询问患者姓名，一次查对执行单与患者姓名及药品瓶签上的药品名称、剂量、浓度、时间等准确无误后，将液体瓶悬挂于输液架上。连接留置针，初次排气。准备好透明贴膜及输液贴。患者取舒适体位，选择血管，于穿刺处上方约6cm处系止血带，常规消毒皮肤，范围为5cm×5cm，待干。

10. 第二次查对药品与患者相符后，排气。取下护针帽，松动留置针针芯，调整针尖斜面，嘱患者握拳，一手绷紧皮肤，另一手持针斜面向上与皮肤呈15°～30°进针，见回血后，降低角度为10°左右，再将留置针推进约0.5cm，保证外套管在静脉内，回撤针芯约0.5cm，将套管针全部送入静脉内，抽出针芯，放于锐器回收盒。

11. 松止血带，嘱患者松拳，打开调节器，用透明贴膜妥善固定。注明置管时间。

12. 第三次查对药品与执行单各项内容相符后，执行人签字，根据病情、年龄、药物性质、医嘱调节速度，一般成人40～60滴/分，老人、儿童20～40滴/分。

13. 整理床单位，协助患者舒取适体位。

14. 处理用物，分类放置。

15. 洗手，处理医嘱，记录。

（二）护患配合——评价和指导要点

1. 告知患者操作目的、方法及配合要点。

2. 告知患者或家属不可随意调节滴速。

3. 告知患者穿刺部位的肢体避免用力过度或剧烈活动。

4. 出现异常及时告知医护人员。

（三）未雨绸缪——操作的注意事项

1. 选择粗直、弹性好、易于固定的静脉，避开关节和静脉瓣，下肢静脉不应作为成年人穿刺血管的常规部位。

2. 在满足治疗前提下选用最小型号、最短的留置针。

3. 输注两种以上药液时，注意药物间的配伍禁忌。

4. 不应在输液侧肢体上端使用血压袖带和止血带。

5. 定期换药，如果患者出汗多或局部有出血或渗血，可选用纱布敷料。

6. 敷料、无针接头或肝素帽的更换及固定均应以不影响观察为基础。

7. 发生留置针相关并发症时，应拔管重新穿刺，留置针保留时间根据产品使用说明书而定。

（四）评分标准

项目	技术操作流程与标准	分值	扣分细则
操作前准备	1. 着装整洁，洗手，戴口罩。	2	一项不符合要求扣1分。
	2. 用物：输入药物、一次性输液器、静脉留置针、敷贴、止血带、棉签、碘伏、弯盘、表、输液记录单、锐器盒、执行卡、吊轨或输液架。	3	缺一项扣1分。
	3. 用物准备3分钟。	2	超时1分钟扣2分。
评估	1. 询问、了解患者的身体状况及合作程度。	2	评估不全面少一项扣1分，未评估不得分。
	2. 评估患者局部皮肤及血管情况。	3	
操作流程	1. 备齐用物，携至床旁，查对治疗护理项目单和腕带信息（床号、姓名、性别、住院号），问候患者。	5	横跨一次扣2分，污染一次扣5分，未问候扣1分，查对不认真扣2分，未查对扣4分。
	2. 向患者解释操作目的及配合方法，取得其合作，询问大、小便情况。选择血管，垫小枕。	4	解释不到位扣2分，未解释扣4分，未询问大、小便扣1分。
	3. 安全与舒适：环境清洁安静，患者体位舒适。	2	一项不符合要求扣1分。
	4. 检查药液及输液器。	4	一项不符合要求扣1分。
	5. 开启输液袋，消毒瓶塞，打开输液器，将针头插入瓶塞，将药液挂于吊轨上，一次排气成功。	6	消毒不符合要求扣2分，未插入针根部扣1分，未对光检查扣2分，一次排气不成功扣5分。

续表

项目	技术操作流程与标准	分值	扣分细则
	6. 检查并打开留置针和敷贴，注明日期及时间。	3	未检查扣 2 分，未注明日期及时间扣 1 分。
	7. 将静脉留置针与输液器紧密连接，再次排气，对光检查。	4	与输液器连接不符合要求扣 2 分，未对光检查扣 2 分。
	8. 再次核对，消毒皮肤面积不小于 8cm×8cm，在穿刺部位上约 10cm 处扎止血带（必要时嘱患者握拳），消毒穿刺部位皮肤待干。	7	选择血管不符合要求扣 3 分，扎止血带不符合要求扣 1 分，消毒不符合要求扣 2 分，未再次核对扣 3 分。
	9. 去除针套，检查穿刺针（看穿刺针有无弯曲、针尖斜面是否光滑平整），旋转松动外套管，调整针头斜面，排气，对光检查。	5	未检查穿刺针扣 2 分，未旋转松动外套管，调整针头斜面扣 1 分，排气不成功扣 2 分，未对光检查扣 2 分。
	10. 安慰、鼓励患者，绷紧皮肤，右手持留置针针翼，针尖保持向上，在血管上方使针头与皮肤呈 15°~30°角进针（一次成功）。	8	未安慰、鼓励患者扣 2 分，穿刺手法不对扣 2 分，一次穿刺不成功扣 8 分。
	11. 见回血后，降低穿刺角度，顺静脉方向再将穿刺针推进 0.2cm。左手持 Y 接口，右手后撤针芯 0.5cm，持针座将套管全部送入静脉内，撤出针芯。	8	送针手法不对扣 2 分，撤针方法不对扣 2 分，未将套管全部送入静脉内扣 4 分。
	12. 松开止血带、螺旋夹、松拳。	2	一项不符合要求扣 1 分。
	13. 用无菌透明敷贴密闭式固定留置针针体，并用注明置管日期、时间的小胶布粘贴于留置针针体末端，原则上一条长胶布固定留置针"Y"形管开始部（肝素帽前端），另一条短胶布固定头皮针（或输液器末端），可根据实际情况酌情增加胶布固定，要求固定牢固、美观。	5	敷贴固定不符合要求扣 2 分，固定不符合要求一项扣 1 分。
	14. 调节滴速，再次核对并签字，询问患者感受。	4	未查对扣 3 分，其他一项不符合要求扣 2 分。
	15. 协助患者取舒适卧位，将呼叫器放于患者可及位置，交待注意事项。	4	患者卧位不舒适扣 1 分，未交待注意事项扣 2 分，交待不全扣 1 分。
	16. 整理床单位及用物。	2	未整理扣 2 分，漏一件扣 1 分。
	17. 输液完毕，分离头皮针，用封管液连接至头皮针上，使用边退针边推注的正压方法封管。	5	封管方法不对扣 3 分。

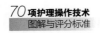

续表

项目	技术操作流程与标准	分值	扣分细则
评价	1. 查对规范。	3	查对不规范扣 1～3 分。
	2. 与患者沟通有效。	2	未有效沟通扣 1～2 分。
	3. 操作准确、熟练，无菌原则强。	3	操作不熟练、不准确扣 1～3 分，无菌意识差扣 1～3 分。
	4. 固定牢固、美观。		固定不符合要求扣 1～2 分。
	在规定时间内完成操作（无封管操作计时 10 分钟）。	2	每超时 1 分钟扣 2 分。

九、经外周静脉置入中心静脉导管（PICC）输液

（一）运筹帷幄——评估、计划和观察要点

1. 评估患者的病情、年龄、血管条件、意识状态、治疗需求、心理反应及合作程度。

2. 了解患者既往静脉穿刺史、有无相应静脉的损伤及穿刺侧肢体功能状况。

3. 评估是否需要借助影像技术帮助辨认和选择血管。

4. 了解患者的过敏史、用药史、凝血功能及是否安装起搏器。

5. 置管期间，定期评估穿刺点局部情况、导管位置及导管内回血情况，测量双侧上臂臂围。

（二）按部就班——操作和实施步骤

1. 衣帽整洁，洗手，戴口罩。

2. 用物准备：治疗盘、PICC 导管装置、皮肤消毒用物、生理盐水、透明贴膜、无菌手术衣、无菌手套 2 付、皮尺、止血带等。

3. 携用物至患者旁，核对床号、姓名、年龄，确认已签知情同意书。

4. 协助患者平卧，摆放体位，充分暴露穿刺部位，选择最佳穿刺点，最常用贵要静脉（肘窝下两横指）。

5. 预穿刺侧手臂外展与躯干呈 90°角，测量自穿刺点至右胸锁骨关节向下至第三肋间为导管插入长度。肘窝以上 10cm 处测量臂围并记录。

6. 认真进行手消毒，穿无菌手术衣，戴无菌手套，建立无菌区。

7. 消毒范围以穿刺点为中心，直径为 20cm，两侧至臂缘；先用乙醇清洁脱脂，待干后再用碘伏消毒 3 遍。

8. 更换无菌手套，铺孔巾，必要时给予穿刺点麻醉。置管前检查导管的完整性，生理盐水预冲 PICC 导管、连接管、肝素帽及穿刺针。

9. 扎止血带，以 15°～30°角进行静脉穿刺，见回血后将穿刺针与静脉平行继续推进 0.5cm，保持针芯位置不变向前推进插管鞘。

10. 松开止血带，撤出针芯，固定好插管鞘。将导管自插管鞘缓慢、匀速推进，并嘱患者向穿刺侧手臂转头，下颌贴近局部。

11. 推进导管至预计长度，固定导管位置，撤出插管鞘。撤出支撑导丝，保留体外导管 5cm，其余剪断。

12. 安装连接器及导管，抽回血确定导管位置，安装肝素帽/正压接头，冲管并正压封管。

13. 将体外导管放置呈"S"状或"L"形弯曲，用免缝胶带及透明敷料固定；透明敷料上注明导管的种类、规格、置管深度、日期、时间及操作者姓名；X 线确定导管尖端位置，做好记录。

14. 整理床单位，协助患者取舒适卧位。

15. 处理用物，分类放置。洗手，处理医嘱，记录。

【操作图解】

1. 测量定位，手臂外展 90°，（①上腔静脉测量法：从预穿刺点沿静脉走向量至右胸锁关节再向下至第三肋间；②锁骨下静脉测量法：从预穿刺点沿静脉走向至胸骨切迹，再减去 2 厘米），测量上臂中段周径。

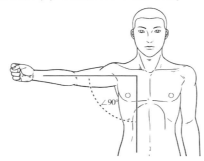

2. 在手臂下垫治疗巾，先用 75% 酒精清洁皮肤脱脂，再用碘伏消毒，消毒范围为预穿刺点上下 10cm，两侧至臂缘。

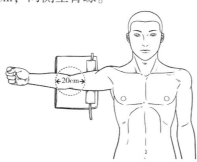

3. 穿无菌手术衣，更换无菌手套，铺洞巾及治疗巾，扩大无菌区。

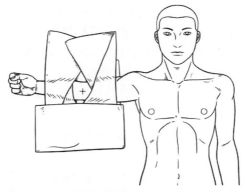

4. 扎止血带（助手），（适时给予鼓励）穿刺（15°~30°的角度）。

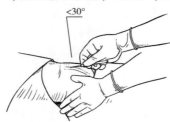

5. 见回血后立即放低穿刺角度，推入导入针，使导入鞘管的尖端也处于静脉内，送入套管。

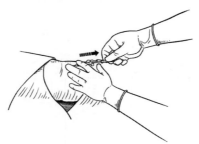

6. 松止血带，左手示指固定导入鞘避免移位，中指轻压在套管尖端所处的血管上，从导入鞘管中抽出穿刺针，缓慢、均匀地将 PICC 导管送入静脉。

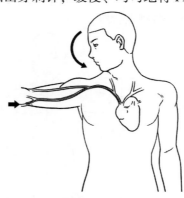

7. 送入预计长度时，退出导入鞘。

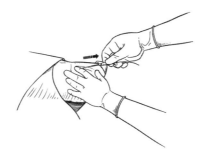

8. 指压套管端静脉稳定导管，从静脉内退出套管，撤导丝。

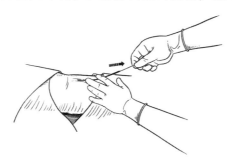

9. 安装输液接头。

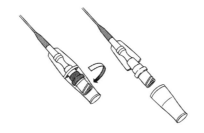

（三）护患配合——评价和指导要点

1. 告知患者置入 PICC 的目的、方法、配合要点。

2. 指导患者留置 PICC 期间穿刺部位防水、防牵拉等注意事项。

3. 指导患者观察穿刺点周围皮肤情况，有异常及时通知护士。

4. 指导患者置管手臂不可过度用力，避免提重物、挂拐杖，衣服袖口不可过紧，不可测血压及静脉穿刺。

5. 告知患者避免盆浴、泡浴。

（四）未雨绸缪——操作的注意事项

1. 护士需要取得 PICC 操作的资质后，方可进行独立穿刺。

2. 留置部位皮肤有感染或损伤。有放疗史、血栓形成史、外伤史、血管外科手术史或接受乳腺癌根治术和腋下淋巴结清扫术后者，禁止在此置管。

3. 穿刺首选贵要静脉，次选肘正中静脉，最后选头静脉。肘部静脉穿刺条件差者可采用 B 超引导下 PICC 置管术。

4. 新生儿置管后体外导管固定牢固，必要时给予穿刺侧上肢适当约束。

5. 禁止使用 <10ml 注射器给药及冲、封管，使用脉冲式方法冲管。

6. 输入化疗药物、氨基酸、脂肪乳等高渗、强刺激性药物或输血前后，应及时冲管。

7. 常规 PICC 导管不能用于高压注射泵推注造影剂。

8. PICC 置管后 24 小时内更换敷料，留置 PICC 期间，使用透明贴膜者每 3 天更换一次，如有渗血、出汗等导致的敷料潮湿、卷曲、松脱或破损时立即更换。

9. 新生儿禁止在 PICC 导管处抽血、输血及血制品，严禁使用 10ml 以下注射器封管、给药。

10. 禁止将导管体外部分人为地移入体内。

（五）评分标准

项目	操作流程与标准	分值	扣分细则
操作前准备	1. 着装整洁，洗手，戴口罩。	3	一项不符合要求扣 1 分。
	2. 用物：无菌手套、PICC 无菌包、肝素帽或正压接头、注射器、治疗巾、敷贴、无菌生理盐水、碘伏、75% 酒精、棉签、肝素、锐器盒。	5	缺一项扣 1 分。
	3. 用物准备 3 分钟。	2	超时 1 分钟扣 2 分。
评估	1. 评估患者心理状态、局部皮肤组织、出凝血及血管情况。	5	评估不全面少一项扣 1 分，未评估不得分。
	2. 操作环境严格无菌。	2	
	3. 操作者根据医嘱负责与患者签署知情同意书。	3	
操作流程	1. 备齐用物，携至床旁，查对治疗护理项目单和腕带信息（床号、姓名、性别、住院号），问候患者。	5	未问候扣 1 分，查对不认真扣 2 分，未查对扣 4 分。
	2. 向患者解释操作目的及方法，取得患者配合。	4	解释不到位扣 2 分，未解释扣 4 分。
	3. 安全与舒适：保证严格的无菌操作环境，光线明亮；患者体位舒适。	3	一项不符合要求扣 1 分。
	4. 选择血管：在预穿刺部位扎上止血带，评估患者血管状况，以贵要静脉为主，松开止血带。	3	选择血管不符合要求扣 3 分。

项目	操作流程与标准	分值	扣分细则
	5. 测量定位，手臂外展90°（①上腔静脉测量法：从预穿刺点沿静脉走向量至右胸锁关节再向下至第三肋间；②锁骨下静脉测量法：从预穿刺点沿静脉走向至胸骨切迹，再减去2厘米），测量上臂中段周径。	4	测量不准确一处扣2分。
	6. 打开PICC无菌包，戴手套，准备肝素帽，抽吸生理盐水。	4	一项不符合要求扣1分，横跨一次扣2分，污染一次扣5分。
	7. 在手臂下垫治疗巾，先用75%酒精清洁皮肤脱脂，再用碘伏消毒，消毒范围为预穿刺点上下10cm，两侧至臂缘。	4	未垫治疗巾扣1分，消毒不符合要求一处扣2分，消毒范围不够扣2分，消毒不严密扣1分。
	8. 穿无菌手术衣，更换无菌手套、铺洞巾及治疗巾，扩大无菌区。	4	一项不符合要求扣1分。
	9. 检查、预冲导管，修剪长度。	4	未检查、未预冲各扣1分，修剪方法不合适扣2分。长度不符合要求扣4分。
	10. 再次核对。	2	核对不全面扣1分，未核对扣2分。
	11. 扎止血带（助手），（适时给予鼓励）穿刺（15°~30°的角度）。见回血后立即放低穿刺角度，推入导入针，使导入鞘管的尖端也处于静脉内，送入套管。	8	未安慰、鼓励患者扣2分，穿刺手法不对扣2分，退针一次扣2分，未一针见血扣10分。
	12. 松止血带，左手示指固定导入鞘避免移位，中指轻压在套管尖端所处的血管上，从导入鞘管中抽出穿刺针。缓慢、均匀地将PICC导管送入静脉。	4	未松止血带扣1分，未固定扣1分，抽出穿刺针手法不正确及送针手法不对每处扣1分。
	13. 送入预计长度时，退出导入鞘，指压套管端静脉稳定导管，从静脉内退出套管，撤导丝。	4	撤导丝方法不对扣2分，未将套管全部送入静脉内扣2分。
	14. 用生理盐水注射器抽回血，并注入生理盐水，确定通畅。	2	一项不符合要求扣2分。
	15. 连接肝素帽或正压接头，用肝素盐水正压封管。	2	一项不符合要求扣2分。
	16. 清理穿刺点，将体外导管放置呈"S"状弯曲，固定导管，覆盖无菌敷料，贴透明敷贴，标记置管日期及时间。	4	一项不符合要求扣1分。

续表

项目	操作流程与标准	分值	扣分细则
	17. 再次核对并签字,观察患者穿刺局部情况和患者的反应。通过 X 线拍片确定导管尖端位置。	3	一项不符合要求扣 2 分。
	18. 协助患者取舒适体位,交待注意事项。	3	卧位不适扣 1 分,交待不全扣 1 分,未交待扣 2 分。
	19. 整理床单位及用物。	3	未整理扣 2 分,漏一件扣 1 分。
评价	1. 操作准确、熟练,查对规范。	3	操作不熟练扣 1 分,查对不规范扣 2 分。
	2. 与患者沟通有效。	4	未有效沟通扣 1 分。
	3. 无菌原则强。	3	污染三次以上不得分。
	4. 在规定时间内完成操作。		每超时 1 分钟扣 2 分。

| 十、输液泵 |

(一) 运筹帷幄——评估、计划和观察要点

1. 评估患者的病情、意识、过敏史、自理能力、合作程度、穿刺肢体血供状况。

2. 了解药物的作用、副作用及药物配伍禁忌,观察患者用药后的反应。

3. 评估输液泵功能状态。

(二) 按部就班——操作和实施步骤

1. 衣帽整洁,洗手,戴口罩。

2. 准备用物:治疗盘、常规皮肤消毒用物一套、液体、输液贴、静脉输液泵、输液器或专用输液泵管,遵医嘱输注药物。

3. 携用物至患者床旁,核对床号、床头卡、询问患者姓名,做好解释,协助患者取舒适体位。

4. 将输液泵固定在输液架上,接通电源。

5. 查对执行单与患者姓名及药品瓶签上的药品名称、剂量、浓度、时间准确无误,将液体悬挂在输液架上,初次排气,关闭调节器。

6. 打开输液泵门,将输液器管装置于泵的管槽内,拉直绷紧,按顺序装好,关上泵门,打开调节器。

7. 打开电源开关,输液泵调至零点,设定输液速度及预置输液总量,进行双人核对。

8. 第二次查对药品与患者相符后，再次排气，进行穿刺，松止血带，按"启动"键，妥善固定。

9. 持执行单第三次查对药品名称、剂量等准确无误。

10. 预置量输完后，按"停止"键，结束输液。拔除针头，取下输液泵。

11. 整理床单位，协助患者取舒适卧位。

12. 处理用物，分类放置，清洁静脉输液泵。

13. 洗手，处理医嘱，记录。

【操作图解】

1. 打开输液辅助用导管，连接于注射器上，排尽空气。

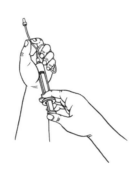

2. 打开输注泵盖。

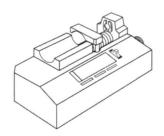

3. 打开注射器夹。

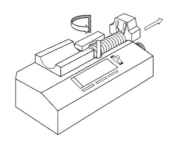

4. 放于输注泵注射器安全支架上。

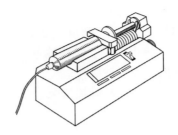

5. 连接静脉穿刺针。

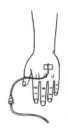

（三）护患配合——评价和指导要点

1. 指导患者应用输液泵的目的、方法及注意事项。
2. 告知患者发生任何异常情况及时通知护士。

（四）未雨绸缪——操作的注意事项

1. 特殊用药需有特殊标记，避光药物需用避光输液泵管。
2. 使用中，如需更改输液速度，则先按停止键，重新设置后再按启动键；如需打开输液泵门，应先夹闭输液泵管。
3. 根据产品说明使用相应的输液管路，持续使用时，每24小时更换输液管道。
4. 依据产品使用说明书制定输液泵维护周期。

（五）评分标准

项目	操作流程与标准	分值	扣分细则
操作前准备	1. 着装整洁，洗手，戴口罩。	3	一项不符合要求扣1分。
	2. 用物：输液泵、输入药物、一次性输液器、止血带、垫巾、棉签、碘伏、输液贴、弯盘、输液架，必要时备电插盘。	5	缺一项扣1分。
	3. 用物准备3分钟。	2	超时1分钟扣2分。

项目	操作流程与标准	分值	扣分细则
评估	1. 评估患者的身体状况及合作程度。 2. 评估患者注射部位皮肤及血管情况。	5 5	评估不全面少一项扣1分，未评估不得分。
操作流程	1. 备齐用物，携至床旁，查对治疗护理项目单和腕带信息（床号、姓名、性别、住院号），问候患者。	5	未问候扣1分，查对不认真扣2分，未查对扣4分。
	2. 向患者解释操作目的和配合方法，询问大、小便，备输液贴，选择血管，垫小枕。	4	解释不到位扣1分，未解释扣2分，未询问大、小便及备胶布各扣1分。
	3. 安全与舒适：环境清洁、安静、光线明亮，患者舒适、安全。	3	一项不符合要求扣1分。
	4. 检查并接通电源，将输液泵妥善固定，检查机器性能。	4	输液泵固定不妥当扣2分，未检查扣2分。
	5. 检查液体，消毒瓶塞。	4	检查不全扣1分，未检查扣2分，消毒不严密扣1分。污染一处扣5分，横跨一处扣2分。
	6. 检查并打开输液器，将输液器针头插入瓶塞至针头根部，挂于输液架上，一次排气成功，将调节夹调至茂菲氏滴管下方约10cm处。	6	未检查扣2分，未插入针根部扣1分，一次排气不成功扣5分，未对光检查扣2分。
	7. 打开泵门，将钳口打开，然后将输液器依次按方向嵌入泵内，关上泵门，将感应夹夹在茂菲氏滴管上端。	4	一项不符合要求扣1分。
	8. 打开输液器调节夹，打开电源开关，泵自动通过检测后进入初始状态。	3	一项不符合要求扣2分。
	9. 根据医嘱设置输液总量、流量及时间，然后按"启动/停止"键启动，检查机器工作情况，再次按键停止。	12	参数设置不符合要求一项扣3分，未检查扣2分。
	10. 消毒皮肤，面积不小于5cm×5cm，穿刺部位上方6cm处扎止血带，嘱握拳。	5	选择血管不符合要求扣2分，扎止血带不符合要求扣1分，消毒不符合要求扣2分，
	11. 再次核对。	2	核对不全扣1分，未核对扣2分。
	12. 穿刺前适时给予鼓励，穿刺成功后松止血带、打开调节夹、松拳，按"启动/停止"键开始输液，输液贴妥善固定。观察输注是否通畅及患者的反应。	10	穿刺不成功扣10分，未及时按"启动/停止"键扣2分，输液贴固定不妥当扣1分，未安慰、鼓励患者扣2分，未观察扣2分。

续表

项目	操作流程与标准	分值	扣分细则
	13. 再次核对并签字。	2	核对不全扣 1 分，未核对扣 2 分。
	14. 协助患者取舒适卧位，交待注意事项。	3	卧位不适扣 1 分，交待不全扣 1 分，未交待扣 2 分。
	15. 整理床单位及用物。	3	未整理扣 2 分，漏一件扣 1 分。
评价	1. 操作准确、熟练，查对规范。	3	操作不熟练扣 1 分，查对不规范扣 2 分。
	2. 与患者沟通有效。	4	未有效沟通扣 1 分。
	3. 无菌原则强。	3	污染三次以上不得分。
	4. 在规定时间内完成操作。		每超时 1 分钟扣 2 分。

十一、微量注射泵

（一）运筹帷幄——评估、计划和观察要点

1. 评估患者病情、意识、自理能力及合作程度。

2. 了解患者过敏史、用药史、药物作用和副作用及药物配伍禁忌，观察用药后反应。

3. 评估微量注射泵功能。

（二）按部就班——操作和实施步骤

1. 衣帽整洁，洗手，戴口罩。

2. 准备用物：治疗车、药物、静脉输液用物、50ml 注射器、注射泵。

3. 开启注射泵，检查其性能。

4. 检查各类无菌物品的有效期、包装有无破损。

5. 核对药液名称、剂量、浓度、性质及有效期，按操作规范配制药液，持执行单与所配制的药液核对。

6. 携用物至床旁，持执行单再次核对并询问患者姓名，做好解释，协助患者取舒适体位。

7. 将注射泵置于输液架上，接通电源，快速手消毒液洗手。

8. 第二次核对执行单与药液签无误后，将含有注射药液的注射器与注射泵延长管连接，排气。

9. 将注射器固定于注射泵上，有条件者由双人核对，准确无误后，按医嘱设置单位时间内药物的注射量。

10. 消毒输液接头两次，再次排气，将压力延长管与患者静脉通道连接。

11. 启动注射泵，妥善固定压力延长管。

12. 协助患者取舒适体位，整理床单位。

13. 再次核对，记录。

14. 处理用物，洗手，处理医嘱。

15. 注射完毕后，遵医嘱停止注射泵。关闭注射泵，分离输液管路与留置针。

16. 按照操作规程进行冲、封管。整理床单位，洗手。

17. 用清洁毛巾擦拭注射泵，医疗垃圾分类处置。

18. 将注射泵定位存放，定时检测。

（三）护患配合——评价和指导要点

1. 指导患者应用微量泵的目的、方法及注意事项。

2. 告知患者微量泵使用过程中不可自行调节。

3. 告知患者出现任何异常情况及时通知护士。

（四）未雨绸缪——操作的注意事项

1. 使用注射泵期间，保证用药剂量准确，正确设置参数。

2. 输液过程中密切观察注射泵工作情况，保持通畅，注射器、注射泵延长管与头皮针之间要衔接紧密，防止空气进入。

3. 使用注射泵期间护士应加强巡视，密切观察患者有无用药反应及穿刺局部有无渗液、红肿等，注射泵报警及时处理。

4. 每 24 小时更换注射器、注射泵延长管，如有污染及时更换。

5. 当输入药物或高渗性液体时，输液结束后应采用 0.9% 生理盐水冲、封管。

（五）评分标准

项目	操作流程与标准	分值	扣分细则
操作前准备	1. 着装整洁，洗手，戴口罩。	3	一项不符合要求扣 1 分。
	2. 用物：微量注射泵、微量泵泵管、泵入药物、头皮针、止血带、垫巾、棉签、碘伏、输液贴、弯盘、输液架、必要时备电插盘。	5	缺一项扣 1 分。
	3. 用物准备 3 分钟。	2	超时 1 分钟扣 2 分。
评估	1. 评估患者的身体状况及合作程度。	5	评估不全面少一项扣 1 分，未评估不得分。
	2. 评估患者注射部位皮肤及血管情况。	5	

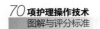
续表

项目	操作流程与标准	分值	扣分细则
操作流程	1. 备齐用物，携至床旁，查对治疗护理项目单和腕带信息（床号、姓名、性别、住院号），问候患者。	5	未问候扣1分，查对不认真扣2分，未查对扣4分。
	2. 向患者解释操作目及配合方法，询问大、小便情况，备输液贴。选择血管，垫小枕。	4	解释不到位扣1分，未解释扣2分，未询问大、小便情况及备胶布各扣1分。
	3. 安全与舒适：环境清洁、安静、光线明亮；患者舒适、安全。	3	一项不符合要求扣1分。
	4. 注射泵妥善固定，连接电源，检查机器性能。	6	一项不符合要求扣2分。
	5. 检查药物和微量泵泵管，打开泵管并与注射器连接，连接头皮针，排空泵管及注射器内的空气。	12	未检查一项扣2分，一次排气不成功扣5分，未对光检查扣2分，污染一处扣5分，横跨一处扣2分。
	6. 将注射器安装入微量泵槽内，固定妥当。	2	未妥当固定扣2分。
	7. 根据医嘱设置注射总量和注射速度。	8	参数设置不符合要求一项扣4分。
	8. 消毒皮肤，面积不小于5cm×5cm，穿刺部位上方6cm处扎止血带，嘱握拳。	5	选择血管不符合要求扣2分，扎止血带不符合要求扣1分，消毒不符合要求扣2分。
	9. 再次核对。	2	核对不全扣1分，未核对扣2分。
	10. 穿刺前适时给予鼓励，穿刺成功后松止血带、打开调节夹、松拳，按"启动/停止"键开始输入，输液贴固定。观察输注是否通畅及患者的反应。	15	穿刺不成功扣10分，未及时按"启动/停止"键扣2分，输液贴固定不妥当扣1分，未安慰、鼓励患者扣2分，未观察扣2分。
	11. 再次核对并签字。	2	核对不全扣1分，未核对扣2分。
	12. 协助患者取舒适卧位，交待注意事项。	4	卧位不适扣1分，交待不全扣1分，未交待扣2分。
	13. 整理床单位及用物。	2	未整理扣2分，漏一件扣1分。
评价	1. 操作准确、熟练，查对规范。	3	操作不熟练扣1分，查对不规范扣2分。
	2. 与患者沟通有效。	4	未有效沟通扣1分。
	3. 无菌原则强。	3	污染三次以上不得分。
	4. 在规定时间内完成操作。		每超时1分钟扣2分。

| 十二、密闭式静脉输血 |

（一）运筹帷幄——评估、计划和观察要点

1. 评估患者的年龄、病情、意识状态、自理能力、合作程度。
2. 了解血型、输血史及不良反应史。
3. 评估局部皮肤及血管情况。
4. 观察有无输血反应。

（二）按部就班——操作和实施步骤

1. 核对医嘱。
2. 取血护士持交叉配血报告单至血库取血，与血库人员共同核对血袋与交叉配血报告单的相关内容：患者姓名、性别、年龄、病案号、科别、床号、血型（含 Rh 因子）、有效期、储血号、交叉配血实验结果及保存血的质量、血量、血袋装置是否完好，在血库相关记录上双人签字。
3. 取血至治疗室，2 名医护人员共同逐项核对交叉配血报告单与血袋标签上的相关内容，另核对血袋有无破损，血液颜色是否正常。
4. 衣帽整洁，洗手，戴口罩。
5. 准备用物：治疗盘、常规皮肤消毒用物一套、生理盐水、抗过敏药物、血液、一次性输血器一套、输液贴、输血执行单、交叉配血报告单。
6. 按静脉输液操作流程进行静脉穿刺后输入生理盐水，遵医嘱给予抗过敏药物，准备输血。
7. 洗手，携输血用物至床旁。
8. 持执行单核对床号、床头卡，询问患者姓名及血型，两名医护人员共同核对交叉配血报告单与血袋标签上的相关内容，再次核对血液是否与患者相符，核对无误，轻摇血袋后消毒血袋导管，插入输血器更换血袋，在输血执行单上双人签字。

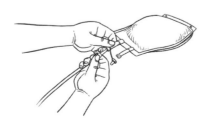

9. 开始时缓慢滴入，速度不超过 20 滴/分，观察 15 分钟后如患者无输血反应，根据病情、年龄及输注血制品成分调节滴速。

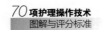
10. 输血完毕，用生理盐水冲管，待输血管内血液全部输完后拔针，按压穿刺部位数分钟。

11. 整理床单位，协助患者取舒适卧位。

12. 处理用物，分类放置。血袋低温保留 24 小时。

13. 洗手，处理医嘱，记录，将交叉配血报告单粘贴在病历中。

（三）护患配合——评价和指导要点

1. 告知患者输血的目的、方法，告知患者及家属输血中的注意事项。

2. 告知患者输血反应的表现，出现不适及时通知医护人员。

（四）未雨绸缪——操作的注意事项

1. 血制品不得加热，禁止随意加入其他药物，不得自行贮存，尽快应用。

2. 输注开始后的 15 分钟以及输血过程中应定期对患者进行监测。

3. 1 个单位的全血或成分血应在 4 小时内输完。

4. 全血、成分血和其他血液制品应从血库取出后 30 分钟内输注。

5. 连续输入不同供血者血液制品时，中间输入生理盐水。

6. 出现输血反应立即减慢或停止输血，更换输液器，用生理盐水维持静脉通畅，通知医生，做好抢救准备，保留余血，并记录。

7. 空血袋低温保存 24 小时之后按医疗废物处理。

（五）评分标准

项目	操作流程与标准	分值	扣分细则
操作前准备	1. 着装整洁，洗手，戴口罩。	3	一项不符合要求扣 1 分。
	2. 用物：生理盐水、血制品、一次性输血器、止血带、垫巾、棉签、输液贴、弯盘、表、碘伏、输血单、吊轨或输液架。	5	缺一项扣 1 分。
	3. 用物准备 3 分钟。	2	超时 1 分钟扣 2 分。
评估	1. 了解患者身体情况，有无输血史及不良反应。	5	评估不全面少一项扣 1 分，未评估不得分。
	2. 评估穿刺部位的皮肤及血管状况。	5	
操作流程	1. 双人核实输血申请单，核对血袋包装、血液性质及配血报告单上的各项信息，确认无误后签名。	5	未双人核对扣 2 分，核对一处不符合要求扣 1 分，未签名扣 1 分。
	2. 洗手，携用物至床前，查对治疗护理项目单和腕带信息（床号、姓名、性别、住院号），问候患者。	5	未问候扣 1 分，查对不认真扣 2 分，未查对扣 4 分。

续表

项目	操作流程与标准	分值	扣分细则
	3. 向患者解释输血目的及注意事项，告知输入血制品的种类，询问大、小便情况，备输液贴，选择血管，垫小枕。	4	解释不到位扣1分，未解释扣2分，未询问大、小便情况扣1分，未打开输液贴扣1分。
	4. 安全与舒适：环境清洁、安静，患者体位舒适、安全。	3	一项不符合要求扣1分。检查不全扣1分，未检查扣2分。
	5. 检查生理盐水。	8	消毒不符合要求扣2分，未检查输血器扣2分，未插入针根部扣1分。一次排气不成功扣5分，未对光检查扣2分。一项不符合要求扣1分。
	6. 开启瓶盖，消毒瓶塞，检查并打开输血器，插入瓶塞至针头根部。一次排气成功（排出液体3~5ml），对光检查	4	
	7. 消毒皮肤，面积不小于5cm×5cm，穿刺部位上方6cm处扎止血带，嘱握拳。	5	消毒方法不对扣1分，消毒不严密扣1分，消毒范围不够扣1分，横跨一处扣2分，污染一处扣5分。
	8. 再次核对（床号、姓名、药物），安慰、鼓励患者，穿刺（一次成功），见回血，松止血带、螺旋夹、松拳。	12	核对一项不符合要求扣1分，未安慰、鼓励患者扣2分，一次穿刺不成功扣10分。未三松一项扣1分。
	9. 输液贴固定，调节滴速。撤小枕，询问患者感受。	5	固定不符合要求扣1分，滴速不符合要求扣1分，未调节扣2分，未询问扣2分。
	10. 双人再次核对输血单，确认无误后，打开储血袋封口，消毒，插入输血器，将储血袋挂于吊轨上，调节滴速（开始速度宜慢，观察15分钟，无不良反应后，将流速调节至要求速度）。	9	未双人核对扣2分，核对一项不符合要求扣1分，未签字扣1分，消毒不符合要求扣2分，插入针头不紧密或穿透扣2分，调节滴速不符合要求扣3分。
	11. 再次核对并签字，严密观察患者有无输血反应。	4	未核对扣2分，未观察扣2分。
	12. 协助患者取舒适卧位，将呼叫器放于患者可触及位置，交待注意事项及输血反应的临床表现。	3	卧位不适扣1分，交待不全扣1分，未交待扣2分。
	13. 整理床单位及用物。	3	未整理扣2分，漏掉一件扣1分。
评价	1. 操作准确、熟练，查对规范。	3	操作不熟练扣1分，查对不规范扣2分。
	2. 与患者沟通有效。	4	未有效沟通扣1分。
	3. 无菌原则强。	3	污染三次以上不得分。
	4. 在规定时间内完成操作。		每超时1分钟扣2分。

第十一章 孕产期护理

| 一、胎心音听诊、胎动计数 |

（一）运筹帷幄——评估、计划和观察要点

1. 评估孕周、胎位及腹部形状。

2. 了解妊娠史及本次妊娠情况。

3. 评估孕周及是否为高危妊娠。

（二）按部就班——操作和实施步骤

1. 衣帽整洁，洗手。

2. 准备用物：胎心听筒或多普勒胎心仪、有秒针的手表，医用耦合剂、面巾纸等。

3. 携用物至孕妇旁，做好解释，请其放松配合。

4. 协助孕妇取仰卧位，合理暴露腹部。

5. 四步触诊判断胎背的位置。

6. 用胎心听诊器或胎心多普勒在相应位置听诊胎心，听到如钟表的"嘀嗒"双音后，计数 1 分钟，同时注意胎心节律并记录。

7. 每天早、中、晚平静状态下各数 1 小时计数胎动。

8. 3 次胎动数相加乘以 4，为 12 小时胎动总数。

9. 胎动计数正常为每小时 3~5 次。

10. 如有异常及时通知医生。

11. 协助孕妇穿好衣服。

12. 整理用物。

13. 洗手，记录。

（三）护患配合——评价和指导要点

1. 告知孕妇听诊胎心音的意义和正常值范围。

2. 指导孕妇自我监测胎动。

3. 告知孕妇听诊结果。

（四） 未雨绸缪——操作的注意事项

1. 与子宫杂音、腹主动脉音及脐带杂音相鉴别。
2. 胎心 >160 次/分或 <120 次/分立即吸氧并通知医生。
3. 临产产妇在宫缩间歇期听胎心。
4. 保持环境安静，注意保暖和遮挡。
5. 操作过程中注意观察孕妇有无异常情况，及时处理。
6. 孕 28 周到临产均应计数胎动，应坚持每日监测。

（五） 评分标准

项目	操作流程与标准	分值	扣分细则
操作前准备	1. 着装整洁，洗手，戴口罩。	3	一项不合要求扣 1 分。
	2. 用物：治疗盘内放多普勒胎心仪、卫生纸、耦和剂、纸巾、弯盘。	5	缺一项扣 1 分。
	3. 用物准备 3 分钟。	2	超时 1 分钟扣 2 分。
评估	1. 评估孕妇孕周大小、胎方位、胎动情况。	4	评估不全面少一项扣 1 分，未评估不得分。
	2. 评估孕妇自理能力、合作程度及耐受力。	3	
	3. 观察孕妇局部皮肤情况。	3	
操作流程	1. 备齐用物，携至床旁；查对治疗护理项目单和腕带信息（床号、姓名、性别、住院号），问候患者。	5	未问候扣 1 分，查对不认真扣 2 分，未查对扣 4 分。
	2. 向患者解释操作的目的及配合方法。	4	解释不到位扣 2 分，未解释扣 4 分。
	3. 安全与舒适：病室温度适宜，孕妇卧位舒适、安全，关闭门窗，拉上床幔（酌情遮挡屏风）。	3	一项不符合要求扣 1 分。
	4. 协助孕妇取仰卧位，合理露出腹部。	6	未予协助扣 2 分，暴露过多或过少扣 3 分。
	5. 评估腹部皮肤情况。用四步触诊法判断胎背的位置。	8	一项不符合要求扣 4 分，。
	6. 用多普勒胎心仪确定胎心的位置（枕先露于脐下左或右；臀先露于脐上左或右；横位于脐周围）。	10	胎心位置判断错误扣 10 分。
	7. 选择宫缩间歇期，打开多普勒胎心仪开关，听到如钟表的"嘀嗒"双音后，计数 1 分钟。	10	未在宫缩期扣 5 分，计数不符合要求扣 5 分。

项目	操作流程与标准	分值	扣分细则
	8. 听诊过程中注意观察及询问孕妇感受，如有异常立即触诊孕妇脉搏做对比鉴别，并相应处理。	10	未观察、询问扣 5 分，异常时处理不当扣 5 分。
	9. 听诊完毕，用纸巾擦净腹部。	3	未予擦拭扣 3 分。
	10. 协助孕妇穿好衣服并取舒适体位。再次核对并签字，交待注意事项。	4	未予协助扣 1 分，卧位不适扣 1 分，交待不全扣 1 分，未交待扣 2 分。
	11. 记录胎心次数，告知产妇胎心情况。	4	未记录扣 2 分，未告知扣 2 分。
	12. 整理床单位及用物。	3	未整理扣 2 分，漏一件扣 1 分。
评价	1. 操作准确、熟练，查对规范。	3	操作不熟练扣 1 分，查对不规范扣 2 分。
	2. 与患者沟通有效。	4	未有效沟通扣 1 分。
	3. 爱伤观念强。		爱伤观念差酌情扣 1~2 分。
	4. 在规定时间内完成操作。	3	每超时 1 分钟扣 2 分。

┃二、外阴部消毒┃

（一）运筹帷幄——评估、计划和观察要点

1. 评估孕、产妇合作程度及会阴部皮肤状况。
2. 告知外阴消毒的目的，是否排空膀胱。
3. 评估环境温度及隐蔽程度。

（二）按部就班——操作和实施步骤

1. 衣帽整洁，洗手，戴口罩。
2. 准备用物：冲洗筒或壶（内置温水）、量杯、肥皂水棉球、长镊子、便盆、会阴垫、消毒液棉球。
3. 携用物至孕妇旁，做好解释，遮挡患者。
4. 患者取仰卧外展屈膝位，臀下垫会阴垫。
5. 用肥皂水棉球擦拭外阴部，顺序是小阴唇、大阴唇、阴阜、大腿内上 1/3、会阴体及肛门，温水冲洗 2 遍，根据外阴情况酌情增加肥皂水棉球擦洗次数。
6. 消毒液棉球擦拭，顺序同上，消毒 2 遍。
7. 更换会阴垫，整理用物，洗手。

【操作图解】

1. 用持物钳夹肥皂水棉球擦洗，顺序：阴阜→大腿内侧上 1/3→大阴唇→小阴唇→肛周→肛门。更换棉球进行第二遍擦洗，顺序：小阴唇→大阴唇→肛周→肛门。擦洗过程中注意询问患者感受，适时鼓励患者。

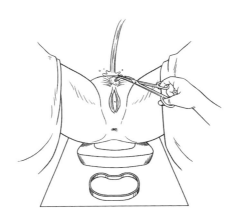

2. 用碘伏棉球消毒外阴，顺序：尿道口→阴道口→小阴唇→大阴唇→阴阜→大腿内侧上 1/3→肛周→肛门。消毒范围勿超过清洁范围，必要时消毒 2 遍。

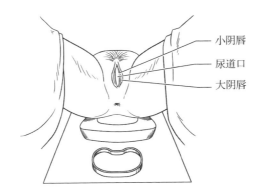

（三）护患配合——评价和指导要点

1. 告知孕、产妇外阴消毒的目的及配合要点。
2. 告知孕、产妇不要用手触碰已消毒部位。

（四）未雨绸缪——操作的注意事项

1. 保暖，动作轻柔。
2. 使用消毒棉球前应擦净血渍及分泌物，酌情增加肥皂水棉球擦洗次数。

（五）评分标准

项目	技术操作流程与标准	分值	扣分细则
操作前准备	1. 着装整洁，洗手，戴口罩。	3	一项不符合要求扣1分。
	2. 用物：38～40℃温水1000ml、无菌持物钳（镊子）、10%肥皂水棉球、碘伏棉球、一次性小垫、无菌治疗巾、污物桶1个。	5	缺一项扣1分，一项不合要求扣1分。
	3. 用物准备3分钟。	2	超时1分钟扣2分。
评估	1. 评估产妇的身体状况、会阴清洁度及外阴皮肤情况。	5	未评估不得分，评估不全面少一项扣1分。
	2. 评估孕妇孕周、产程及阴道流血、流液情况。	5	
操作流程	1. 备齐用物，携至产床旁，问候患者，查对床号、姓名。	3	查对不认真扣1分，未查对扣3分。
	2. 向患者解释操作目的，取得合作。	4	未解释扣4分，解释不到位扣2分。
	3. 安全与舒适：酌情遮挡屏风（床幔）；关闭门窗；患者体位正确、舒适。	5	一项不符合要求扣1分，未遮挡扣2分，未关门扣2分。
	4. 协助患者取膀胱截石位或外展屈膝位，充分暴露外阴部，铺一次性小垫于臀下。	6	一处不符合要求扣2分。
	5. 评估会阴情况。	5	未评估扣5分。
	6. 用持物钳夹肥皂水棉球擦洗，顺序：阴阜→大腿内侧上1/3→大阴唇→小阴唇→肛周→肛门。更换棉球进行第二遍擦洗，顺序：小阴唇→大阴唇→肛周→肛门。擦洗过程中注意询问患者感受，适时鼓励患者。	15	一处不合要求扣2分，顺序错误一次扣5分，未按要求操作扣2分。
	7. 用温水冲洗。	5	未冲洗扣5分。
	8. 用碘伏棉球消毒外阴，顺序：尿道口→阴道口→小阴唇→大阴唇→阴阜→大腿内侧上1/3→肛周→肛门。（消毒范围勿超过清洁范围），必要时消毒2遍。	15	消毒不符合要求扣5分，污染一次扣5分。
	9. 消毒完毕，撤下一次性小垫，更换无菌治疗巾。	4	一项不符合要求扣1分。
	10. 协助患者取舒适卧位，交待注意事项。	4	体位不适扣1分，未交待扣2分。
	11. 整理床单位及用物。	4	未整理扣2分，漏一件扣1分。

项目	技术操作流程与标准	分值	扣分细则
评价	1. 操作准确、熟练，查对规范。	3	操作不熟练扣 1 分，查对不规范扣 2 分。
	2. 与患者沟通有效。	4	未有效沟通扣 1 分。
	3. 爱伤观念强。	3	爱伤观念差酌情扣 1～2 分。
	4. 在规定时间内完成操作。		每超时 1 分钟扣 2 分。

第十二章　新生儿及婴儿护理

|一、新生儿沐浴|

（一）运筹帷幄——评估、计划和观察要点

1. 评估环境温度。

2. 评估身体及皮肤情况。

（二）按部就班——操作和实施步骤

1. 衣帽整洁，修剪指甲，洗手。

2. 准备用物：治疗盘、皮肤消毒剂、生理盐水、棉签、衣服、浴巾、包被、小毛巾、沐浴液、尿布、沐浴装置等。必要时备眼药、湿巾。

3. 关好门窗，调节室温至 26～28℃。

4. 核对腕带信息，检查新生儿一般情况。

5. 撤出尿布，有大便者清洗臀部，脱去衣服。

6. 调试水温，用手腕内侧试水温。

7. 流动水洗浴顺序由头到脚，先正面后背部。

8. 洗头面部：以左前臂托住新生儿背部，左手掌托住颈部及枕部，将躯干挟于护士左腋下，左手拇指和中指分别将双耳廓向内遮盖住耳孔，洗面部、双耳，洗头部，毛巾擦干。

9. 洗身体部分

（1）将新生儿颈部枕于护士左手腕，左手握住新生儿左肩部，另一只手依次清洗颈部、上肢、腋下、胸、腹、腹股沟、下肢。

（2）再将右手放于新生儿左腋下，托住前胸，使新生儿呈前倾状，用左手洗背部，臀部，注意皮肤皱褶部位。

10. 洗头部、身体部位的方法：先清水，再沐浴液，最后清水洗净。

11. 洗毕，用毛巾包裹，擦干并给予相应护理。

12. 眼睛护理：用生理盐水棉签从内眦到外眦清洁眼部，每日 1～2 次，遵医嘱滴入眼药水或眼药膏。

13. 脐部的护理：用无菌棉签蘸干脐轮周围的水，再用蘸有消毒剂的棉签顺

时针方向消毒脐根部及脐带残端。如脐轮红肿并有脓性分泌物，要报告医生，并加强护理，必要时送分泌物做细菌培养。

14. 臀部的护理：根据臀红程度不同，采取相应护理措施。

15. 必要时涂爽身粉于颈下、腋下、腹股沟（女婴不宜）、后背。

16. 兜上尿布，核对腕带信息，穿好干净衣物。

（三）护患配合——评价和指导要点

1. 指导家属新生儿沐浴方法和注意事项，避免耳、眼、口、鼻进水。

2. 告知家属保持皮肤皱褶处清洁、干燥。

3. 告知新生儿家属保持眼部清洁、预防眼部感染。

4. 告知家属脐带清洁消毒方法，脐带保持清洁、干燥，勿强行剥落脐带，发现异常及时就诊。告知家属预防臀红的方法。

（四）未雨绸缪——操作的注意事项

1. 告知家属避免在喂奶前后 1 小时内沐浴，减少暴露时间，动作轻快。

2. 清洁眼部时一根棉签只能擦拭 1 次，发现异常及时处理，告知家属保持皮肤皱褶处清洁、干燥。

3. 注意观察脐部及周围皮肤的状况，如发现异常及时报告医生，及时处理。保持脐部的清洁、干燥，每日彻底清洁消毒脐部 1~2 次，直至脱落。

4. 当新生儿臀红采取暴露法护理措施时要注意保暖，远红外线灯照射时要专人看护。

5. 沐浴过程观察新生儿反应。

（五）评分标准

项目	操作流程与标准	分值	扣分细则
操作前准备	1. 衣帽整洁，修剪指甲，洗手。	3	一项不符合要求扣 1 分。
	2. 准备用物：治疗盘、皮肤消毒剂、生理盐水、棉签、衣服、浴巾、包被、小毛巾、沐浴液、尿布、沐浴装置等。必要时备眼药、湿巾。	5	缺一项扣 1 分。
	3. 用物准备 3 分钟。	2	超时 1 分钟扣 2 分。
评估	1. 了解患者的身体状况及合作程度。	5	评估不全面少一项扣 1 分，未评估不得分。
	2. 了解患者采血部位的皮肤情况。	5	
操作流程	1. 衣帽整洁，洗手，戴口罩。	5	着装不规范扣 2 分，未洗手扣 2 分。
	2. 准备用物。	5	放置乱扣 2 分。

项目	技术操作流程与标准	分值	扣分细则
	3. 关好门窗，调节室温 26～28℃。	4	未调节室温扣 2 分。
	4. 核对腕带信息，检查新生儿一般情况。	5	未核对扣 3 分。
	5. 撤出尿布，有大便者清洗臀部，脱去衣服。	5	未协助患者取舒适体位扣 2 分。
	6. 调试水温，用手腕内侧试水温。	4	水温过高扣 1 分。
	7. 流动水洗浴顺序由头到脚，先正面后背部。	5	顺序不对扣 2 分。
	8. 洗头面部：以左前臂托住新生儿背部，左手掌托住颈部及枕部，将躯干挟于护士左腋下，左手拇指和中指分别将双耳廓向内遮盖住耳孔，洗面部、双耳，洗头部，毛巾擦干。	5	洗头未反折耳朵扣 3 分。洗头时脱光衣物扣 3 分，持巾方法不对扣 2 分，顺序不对一处扣 3 分，遗漏一处扣 2 分。
	9. 洗身体部分 （1）将新生儿颈部枕于护士左手腕，左手握住新生儿左肩部，另一只手依次清洗颈部、上肢、腋下、胸、腹、腹股沟、下肢。 （2）再将右手放于新生儿左腋下，托住前胸，使新生儿呈前倾状，用左手洗背部，臀部，注意皮肤皱褶部位。	5	皮肤皱褶处（耳后、颈、腋窝、腹股沟等处）未洗干净扣 1 分。
	10. 洗头部、身体部位的方法：先清水，再沐浴液，最后清水洗净。	3	顺序不对扣 1 分。
	11. 洗毕，用毛巾包裹，擦干并给予相应护理。	3	穿衣、包裹被服不正确扣 1 分。
	12. 眼睛护理：用生理盐水棉签从内眦到外眦清洁眼部，每日 1～2 次，遵医嘱滴入眼药水或眼药膏。	6	方法不对扣 1 分。
	13. 脐部的护理：用无菌棉签蘸干脐轮周围的水，再用蘸有消毒剂的棉签顺时针方向消毒脐根部及脐带残端。如脐轮红肿并有脓性分泌物，要报告医生，并加强护理，必要时送分泌物做细菌培养。	2	方法不对扣 1 分。
	14. 臀部的护理：根据臀红程度不同，采取相应护理措施。	3	方法不对扣 1 分。

项目	技术操作流程与标准	分值	扣分细则
	15. 必要时涂爽身粉于颈下、腋下、腹股沟（女婴不宜）、后背。 16. 兜上尿布，核对腕带，穿好干净衣物。	5 5	未协助患者取舒适体位扣3分。 未分类放置、未洗手扣3分。
评价	1. 操作准确、熟练，查对规范。 2. 与患者沟通有效。 3. 在规定时间内完成操作。	3 4 3	操作不熟练扣1分、查对不规范扣2分。 未有效沟通扣1分。 每超时1分钟扣2分。

二、暖箱护理

（一）运筹帷幄——评估、计划和观察要点

1. 评估胎龄、日龄、出生体重，观察生命体征。
2. 告知家属应用暖箱治疗的必要性。

（二）按部就班——操作和实施步骤

1. 衣帽整洁，洗手，戴口罩。
2. 备用暖箱，性能良好。
3. 暖箱使用前核对腕带信息。
4. 检查暖箱各项数值，提示是否正常。
5. 水槽内加入适量蒸馏水，暖箱湿度一般保持在55%～65%之间。
6. 根据患儿体重设定暖箱温度，进行核对，准确无误。一般体重在1501～2000g者，暖箱温度在30～32℃；体重在1001～1500g者暖箱温度在32～34℃；体重<1000g者暖箱温度宜在34～36℃。
7. 患儿穿单衣、裹尿布后放入暖箱。关好暖箱门，记录入箱时间。
8. 密切观察患者的面色、呼吸、心率、体温变化，随体温变化调节暖箱的温度。患儿体温一般为36～37℃。每日固定测患儿体重一次。
9. 交接班时应交接暖箱使用及运行情况。
10. 每日清洁暖箱，水槽内蒸馏水每日更换一次。
出暖箱操作
1. 切断电源。
2. 放掉水槽内蒸馏水。

3. 终末消毒：打开暖箱，卸下一切可卸部件，用 500mg/L 含氯消毒剂溶液浸泡清洁；湿化水盒和出水口使用刷子刷洗，用 500mg/L 含氯消毒剂溶液浸泡 30 分钟，清水冲洗后擦拭干净，晾干，用婴儿床单位臭氧消毒机照射 30 分钟后备用。

（三）护患配合——评价和指导要点

告知家属不可随意调节暖箱温度，不可随意开暖箱门。

（四）未雨绸缪——操作的注意事项

1. 暖箱应避免阳光直射，冬季避开热源及冷空气对流处。
2. 使用暖箱时室温不宜过低。
3. 治疗护理应集中进行，如需抱出患儿时，注意保暖，动作轻柔。
4. 每周更换暖箱并进行彻底消毒，定期进行细菌学监测。经常检查，暖箱出现异常及时处理。

（五）评分标准

项目	技术操作流程与标准	分值	扣分细则
操作前准备	1. 着装整洁，洗手，戴口罩。	3	一项不符合要求扣 1 分。
	2. 用物：消毒暖箱、尿布（或尿裤）、灭菌蒸馏水、体温计、婴儿体重秤，并根据情况准备氧气、心电监护仪。	5	缺一项扣 1 分。
	3. 用物准备 3 分钟。	2	超时 1 分钟扣 2 分。
评估	1. 评估患儿基本情况及体重。	5	评估不全面少一项扣 1 分，未评估不得分。
	2. 告知家长应用暖箱治疗的重要性。	5	
操作流程	1. 检查暖箱的各部件处于完好备用状态，暖箱位置合理（冬季避开热源及冷空气对流处）。	5	检查不全面一处扣 1 分，未检查扣 3 分，暖箱位置不合理扣 2 分。
	2. 关闭所有玻璃门，在水箱内加入适量蒸馏水以保持相对湿度（55% ~ 65%）。接通电源预热暖箱。	10	关闭不全扣 2 分，蒸馏水量及湿度不符合要求各扣 3 分，未预热扣 2 分。
	3. 核对治疗护理项目单和腕带信息（患儿姓名、床号、性别、住院号）。	4	核对不全扣 2 分，未核对扣 4 分。
	4. 单布包裹患儿，称体重。根据患儿的体重及日龄调节暖箱温度。	9	包裹不合要求扣 2 分，未称体重扣 3 分，暖箱温度调节不符合要求扣 5 分。
	5. 待暖箱温度达到标准，将患儿包好包布放入暖箱内。	12	暖箱温度不符合要求扣 12 分。

项目	技术操作流程与标准	分值	扣分细则
	6. 安全与舒适：环境清洁、安静，患儿体位舒适，注意保暖。	3	一项不符合要求扣 1 分。
	7. 严密观察患儿生命体征变化，每 4 小时测量体温 1 次，各项护理操作集中进行，维持暖箱温度恒定。	10	未及时观察扣 3 分，测体温次数不符合要求扣 2 分，暖箱温度不恒定扣 5 分。
	8. 密切观察暖箱的各项指标是否正常，如有报警及时寻找原因并妥善处理。	8	了解不到位扣 3 分。不能及时解决报警原因扣 5 分。
	9. 在使用过程中要保持暖箱的清洁，水箱内的蒸馏水每日更换。长期使用暖箱的患儿，每周更换一次暖箱并进行彻底消毒。使用过程中定期进行细菌学监测。	5	暖箱清洁不符合要求扣 2 分，蒸馏水更换不及时扣 1 分。长期使用暖箱时处理不到位扣 2 分。
	10. 再次核对并签字。患儿出暖箱后，切断暖箱电源，倒掉水箱里的蒸馏水，并对暖箱进行彻底消毒备用。	4	一项不符合要求扣 1 分。
评价	1. 操作准确、熟练、查对规范。	3	操作不熟练扣 1 分，查对不规范扣 2 分。
	2. 与患儿及家长沟通有效。	4	未有效沟通扣 1 分。
	3. 爱伤观念强。		爱伤观念差酌情扣 1 ~ 2 分。
	4. 在规定时间内完成操作。	3	每超时 1 分钟扣 2 分。

┃三、新生儿蓝光疗法┃

（一）运筹帷幄——评估、计划和观察要点

1. 观察新生儿全身皮肤情况、黄染程度，了解每日血清数值。
2. 测量新生儿体温、呼吸、脉搏、血压指标，出入量是否均衡。

（二）按部就班——操作和实施步骤

1. 衣帽整洁，洗手，戴口罩、墨镜。
2. 准备用物：备用蓝光箱（水箱内加蒸馏水 2/3，温度 28 ~ 30℃，湿度 50% ~ 65%）、新生儿护眼罩、尿布。
3. 核对腕带信息。
4. 清洁皮肤，戴护眼罩，除会阴部用纸尿裤遮盖外，其余均裸露，男婴注意保护阴囊。关好边门，灯管距离新生儿皮肤为 33 ~ 50cm。

5. 记录入箱时间及灯管开启时间。

6. 根据体温调节箱温，体温保持在 36～37℃ 为宜。

7. 密切观察患儿光疗反应，皮肤有无皮疹，有无破损及颜色改变，患儿的精神状态。

8. 严密观察患儿体温及箱温变化，每 2～4 小时测体温一次，若患儿体温超过 38.5℃，可遵医嘱暂停光疗，待体温恢复正常后再继续。

9. 保持患儿的清洁，患儿呕吐，泪水，出汗，大、小便等污染应及时清除，以免影响疗效，并注意患儿体位变化。

10. 单面光疗应定时翻身，每 4 小时改变体位一次。

出箱操作：

1. 切断电源。

2. 摘掉新生儿眼罩进行全身沐浴或擦身，观察皮肤黄疸情况，仔细检查患儿皮肤有无破损及眼部情况，观察有无光疗不良反应并记录。

3. 衣服穿着舒适。

4. 光疗后记录出蓝光箱时间及灯管照射时间。

5. 终末消毒：将水箱中水倒尽，95% 酒精擦拭灯管。用含有效氯 500mg/L 消毒液擦净蓝光箱，再用清水擦净后使用臭氧消毒器或紫外线消毒后备用。

（三）护患配合——评价和指导要点

告知家属患儿皮肤不要擦抹爽身粉或油剂。

（四）未雨绸缪——操作的注意事项

1. 光疗过程中随时观察患儿眼罩、会阴遮盖物完好，皮肤无破损。

2. 保证水分及营养供给。每日测体重一次。

3. 注意保暖，夏天防止过热。

4. 灯管应保持清洁并定时更换。

（五）评分标准

项目	操作流程与标准	分值	扣分细则
操作前准备	1. 着装整洁，洗手，戴口罩。	3	一项不符合要求扣 1 分。
	2. 用物：光疗箱、眼罩、测疸仪、尿裤、体温计、笔、记录本及男婴遮盖阴囊用的黑布。	5	缺一项扣 1 分。
	3. 用物准备 3 分钟。	2	超时 1 分钟扣 2 分。

项目	操作流程与标准	分值	扣分细则
评估	1. 评估患儿精神反应，生命体征，黄疸程度及胆红素结果。	5	评估不全面少一项扣1分，未评估不得分。
	2. 检查患儿皮肤是否清洁，指甲是否过长。	5	
操作流程	1. 向患儿家属解释实施光照疗法的目的及重要性。	4	未解释扣4分，解释不到位扣2分。
	2. 清洁光疗箱，检查线路及灯管亮度，箱内湿化器水箱加水至2/3满。	7	未清洁扣2分，未检查扣2分，水量不符合要求扣3分。
	3. 接通电源开关，关闭所有玻璃门预热，使箱内温度冬季保持在30℃，夏季保持在28℃，早产儿、极低体重儿可升至32~34℃，湿度达50%~60%。	12	未预热扣2分，箱内温、湿度不符合要求扣12分。
	4. 查对治疗护理项目单和腕带信息（床号、姓名、性别、住院号及光疗时间）。	4	查对不全扣2分，未查对扣4分。
	5. 剪指甲，测患儿体温，脱去患儿衣服，清洁皮肤，测胆红素并记录。	5	一项不合要求扣1分。
	6. 用眼罩遮盖患儿双眼，避免蓝光损害视网膜，用尿裤遮住会阴部，裸体放入预热好的光疗箱内。	8	未遮盖一处扣1分，未裸体放入扣5分。
	7. 开启灯管开关，记录入箱及灯管开启时间。	3	一项不符合要求扣1分。
	8. 安全与舒适：环境清洁、安静，患儿体位舒适，注意保暖。	3	一项不符合要求扣1分。
	9. 光疗期间严密观察患儿各项生命体征的变化，每4小时测量体温1次，观察体温改变情况，定时喂奶、喂水，及时更换尿布，观察眼罩、会阴遮盖物有无脱落。注意黄疸的部位、程度及其变化。	7	观察不到位一处扣1分，测体温次数不符合要求扣1分。
	10. 光疗过程中，注意患儿有无皮疹、体温超过38.5℃、拒奶、腹泻、脱水等异常情况出现，如出现以上情况应考虑暂停光疗并及时通知医生处理。	8	未观察扣3分，出现异常处理不及时扣5分。
	11. 光疗结束后抱出患儿，除去眼罩，更换尿裤，包好包被。	3	一项不符合要求扣1分。

续表

项目	操作流程与标准	分值	扣分细则
	12. 再次核对并签字，记录出箱时间及灯管使用时间。	2	未记录扣2分。
	13. 光疗结束后，关好电源，将湿化器水箱内水倒尽，消毒光疗箱备用。	4	一项不符合要求扣1分。
评价	1. 操作准确、熟练、查对规范。	3	操作不熟练扣1分，查对不规范扣2分。
	2. 与患儿及家长沟通有效。	4	未有效沟通扣1分。
	3. 爱伤观念强。	3	爱伤观念差酌情扣1~2分。
	4. 在规定时间内完成操作。		每超时1分钟扣2分。

四、新生儿复苏

（一）运筹帷幄——评估、计划和观察要点

1. 了解产妇妊娠史、新生儿是否足月、羊水性状。

2. 评估新生儿 Apgar 评分，判断新生儿无自主呼吸。

（二）按部就班——操作和实施步骤

1. 将新生儿置于远红外复苏台上保暖，或因地制宜采取保暖措施。

2. 快速擦干全身，头轻度向后仰，头部处于"鼻吸气位"。

3. 清理呼吸道分泌物，再次判断有无自主呼吸。

4. 必要时给予刺激（用手拍打或用手指轻弹新生儿足底或摩擦背部，诱发自主呼吸）。如新生儿仍无呼吸或喘息样呼吸，给予正压通气。

5. 选择适宜面罩扣住口鼻，给予气囊面罩正压通气，按压频率40~60次/分，氧流量5~10L/min，按压与放松气囊的持续时间比为1:2。

6. 经30秒气囊面罩正压通气后，如心率<60次/分，开始胸外按压，操作者将一手拇指或示指、中指置于新生儿胸骨体下1/3（两乳头连线下方），按压深度为胸廓前后径的1/3。同时进行正压通气，胸外按压与正压呼吸的比例为3:1（胸外按压90次/分，正压呼吸30次/分）。

7. 胸外按压和正压通气30秒后应重新评估心率，如心率仍<60次/分，除继续胸外按压外遵医嘱使用肾上腺素。

8. 若有自主呼吸，心率>100次/分，皮色红润可密切观察。有条件应测血氧浓度。

（三） 未雨绸缪——操作的注意事项

1. 持续气囊面罩正压通气时间较长时可产生胃充气，可插入新生儿胃管，用 20ml 注射器抽吸胃内容物及气体。

2. 早产儿吸入氧浓度应 <40% 。

3. 注意保暖，动作轻柔，复苏后密切监护。

（四） 评分标准

项目	操作流程与标准	分值	扣分细则
操作前准备	1. 仪表端庄，服装整洁。 2. 反应迅速、敏捷。 3. 用物准备：胸外按压板、简易呼吸器、吸氧装置、纱布、弯盘，用物准备 3 分钟。	3 5 2	一项不符合要求扣 1 分。 急救意识差扣 5 分。 缺一项扣 1 分，超时 1 分钟扣 2 分。
评估	1. 判断患儿意识：轻拍患儿肩部，呼叫患儿。 2. 判断患儿呼吸：无呼吸或无正常呼吸（仅有喘息）。 3. 判断患儿颈动脉搏动，婴儿可判断股动脉或肱动脉（ <10 秒）。	3 4 3	评估不全面少一项扣 1 分，未评估不得分。
操作流程	1. 安全与舒适：脱离危险环境，患儿体位舒适、安全。 2. 确认患儿意识丧失，患儿无呼吸或无正常呼吸（仅有喘息）、无确定的大动脉搏动，立即呼救，并确认抢救时间。 3. 将患儿置于去枕仰卧位，如果是软床，胸下垫胸外按压板，去枕，并迅速解开患儿衣领、腰带（必要时）。 4. 立即进行胸外心脏按压，部位：乳头连线下方的胸骨；方法：婴儿单人两指法；双人环抱拇指法；儿童单掌或双掌法。使胸廓下陷 1/2～1/3，每分钟不少于 100 次/分。	4 4 6 10	一项不符合要求扣 2 分。 一项不符合要求扣 1 分。 一项不符合要求扣 2 分。 按压部位不正确扣 4 分，其他一项不符合要求扣 2 分。 一项不符合要求扣 2 分。

续表

项目	操作流程与标准	分值	扣分细则
操作流程	5. 头偏向一侧，检查口腔，清理口腔及呼吸道分泌物。	10	未检查扣2分，开放气道手法不正确扣3分，未开放气道扣6分。
	6. 手法开放气道（仰头抬颏），实施口对口人工呼吸2次：以拇指和示指捏住患儿鼻孔，双唇包绕患儿口部形成封闭腔，吹气，时间 >1 秒钟，用眼睛余光观察患儿胸廓是否抬起。吹毕，松开鼻孔，侧转换气（正常呼吸而不是深呼吸），注意观察胸廓复原情况。	5	人工呼吸方法不正确扣5分，未观察扣2分。
	7. 如应用简易呼吸器行人工呼吸时，先手法开放气道，并连接氧气，氧流量 10~12L/min，一手"EC"手法固定面罩，另一手挤压，观察患儿胸廓起伏情况。	5	开放气道手法不正确扣3分，未开放气道扣6分。未连接氧气扣2分，面罩固定手法不正确扣3分，送气量、频率不合要求各扣2分。
	8. 婴儿和儿童按压与吹气的比例：单人 30:2，双人 15:2；新生儿 3:1。	6	比例不符合要求扣6分。
	9. 抢救过程中随时观察患儿自主呼吸、心跳是否恢复。	4	未观察扣2分。
	10. 操作5个循环以人工呼吸结束后再次判断大动脉搏动及人工呼吸10秒钟，如已恢复，进行进一步生命支持；如大动脉搏动及人工呼吸未恢复，继续上述操作5个循环后再次判断，直至高级生命支持人员及仪器设备的到达。	10	一项不符合要求扣2分。
	11. 抢救成功，确认抢救成功时间，协助患儿取合适卧位，整理床单位及用物，进行进一步生命支持，补记抢救记录。	6	未确认扣2分，卧位不适扣1分，未整理扣2分，漏一件扣1分，未补记扣1分。
评价	1. 操作准确、熟练，查对规范。	3	操作不熟练扣1分，查对不规范扣2分。
	2. 急救意识强。	4	急救意识差酌情扣1~2分。
	3. 爱伤观念强。	3	爱伤观念差酌情扣1~2分。
	4. 在规定时间内完成操作。		每超时1分钟扣2分。

｜五、新生儿脐部护理技术｜

一、操作准备

1. 护士准备：衣帽整洁、剪指甲，洗手、戴口罩。
2. 用物准备：75％乙醇、无菌棉签、1％甲紫、2.5％硝酸银溶液、生理盐水、75％乙醇纱布。

二、评估患者

1. 新生儿沐浴后，擦干全身皮肤，评估全身状况。
2. 查看脐带有无红肿、渗血、渗液、异常气味。

三、操作要点

1. 核对床号姓名，沐浴后暴露脐部，用75％乙醇擦净脐带残端，环形消毒脐带根部。
2. 一般情况不宜包裹，保持干燥使其易于脱落。
3. 脐部有分泌者，用75％乙醇消毒后，涂1％甲紫使其干燥。
4. 脐带脱落处，如有红色肉芽组织增生，用2.5％硝酸银溶液灼烧，并用生理盐水棉签擦洗局部。
5. 有脐周红肿的新生儿，用75％乙醇消毒后，覆盖75％乙醇纱布。
6. 处理完毕，洗手，记录。

四、评分标准

项目	操作流程与标准	分值	扣分细则
操作准备	1. 护士准备：衣帽整洁、剪指甲，洗手，戴口罩。	5	仪表不符合专业规范扣3分。未洗手、戴口罩扣2分。一项不符合要求扣1分。
	2. 用物准备：75％乙醇、无菌棉签、1％甲紫、2.5％硝酸银溶液、生理盐水、75％乙醇纱布。	5	
评估患者	1. 新生儿沐浴后，擦干全身皮肤，评估全身状况。	5	评估不全面少一项扣1分，未评估不得分。
	2. 查看脐带有无红肿、渗血、渗液、异常气味。	5	

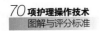
项目	操作流程与标准	分值	扣分细则
操作要点	1. 核对床号姓名，沐浴后暴露脐部，用75%乙醇擦净脐带残端，环形消毒脐带根部。	20	未核对患儿床号、姓名扣3分；未评估患儿脐部情况扣3分；少一件扣3分；摆放乱扣3分；脱衣服的手法不正确扣3分；不注意保暖扣3分。
	2. 一般情况不宜包裹，保持干燥使其易于脱落。	10	不评估脐部有无红肿、渗血、渗液情况扣3分。未评估脐部有无特殊气味扣3分。
	3. 脐部有分泌者，用75%乙醇消毒后，涂1%甲紫使其干燥。	10	消毒方法不正确扣3分。消毒部位不正确扣3分。
	4. 脐带脱落处，如有红色肉芽组织增生，用2.5%硝酸银溶液灼烧，并用生理盐水棉签擦洗局部。	10	强行剥落脐带扣3分。
	5. 有脐周红肿的新生儿，用75%乙醇消毒后，覆盖75%乙醇纱布。	10	脐带异常不及时告诉医师及处理扣3分。
	6. 处理完毕，洗手，记录。	10	不注意无菌操作扣3分。
评价	1. 操作准确、熟练，查对规范。	5	操作不熟练扣1分，查对不规范扣2分。
	2. 在规定时间内完成操作。	5	每超时1分钟扣2分。

第十三章 急救技术

｜一、成人院前心肺复苏｜

（一）运筹帷幄——评估、计划和观察要点

1. 确认现场环境安全。

2. 确认患者无意识、无运动、无呼吸（终末叹气应看作无呼吸）。

（二）按部就班——操作和实施步骤

1. 准备用物：徒手，有条件准备纱布、木板。

2. 双手轻拍伤患者肩部，在其左右耳大声呼唤。

3. 若没有反应，可判断意识丧失，立即求助他人帮助，记录时间。

4. 触摸颈动脉5～10秒钟。判断患者有无脉搏。如无脉搏搏动，立即进行胸外按压。

5. 置患者于心肺复苏体位，暴露胸腹部，松开腰带。

6. 术者将一手掌根部紧贴在患者双乳头连线中点或胸骨中下1/3，另一手掌根部重叠放于其手背上，双臂伸直，垂直按压，使胸骨下陷至少5cm。每次按压后使胸廓完全反弹，放松时手掌不能离开胸壁。按压频率至少100次/分。

7. 观察口腔，如有异物，将头偏向一侧并清除。

8. 采取仰头抬颏法开放气道，快速判断患者有无呼吸。患者无自主呼吸时，立即进行口对口人工呼吸，吹气两次，吹气同时观察胸廓起伏。

9. 胸外按压与人工呼吸之比为30∶2。

10. 以同样方法操作5个循环，再次判断颈动脉搏动及自主呼吸。

11. 如出现复苏有效指征（如可触及颈动脉搏动、意识逐渐恢复、自主呼吸恢复、颜面口唇由紫色转为红润、瞳孔由大变小），进行高级生命支持。如未成功则继续进行CPR，评估时间不超过10s。

【操作图解】

1. 确认患者意识丧失，患者无呼吸或无正常呼吸（仅有喘息）、无确定的大动脉搏动，立即呼救。

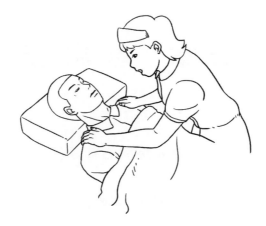

2. 托起下颌。

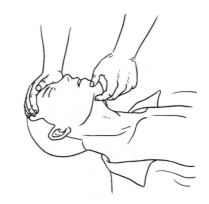

3. 判断呼吸。

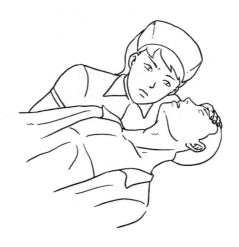

4. 立即进行胸外心脏按压，抢救者将左手掌根部按在患者胸骨中下 1/3 交界处，右手掌根重叠放在左手背上，十指相扣，使全部手指脱离胸壁。

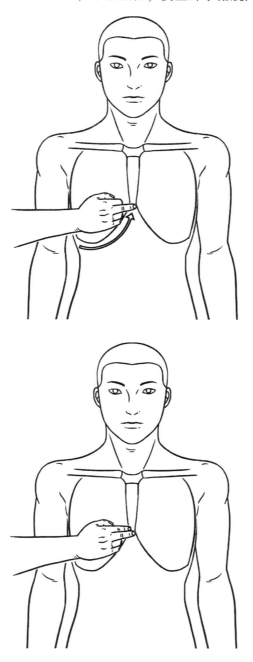

5. 双肘关节伸直，利用上身重量垂直下压。使胸骨下陷至少 5cm，而后迅速放松，使胸廓完全回弹，反复进行。放松时手掌根部不能离开胸壁。

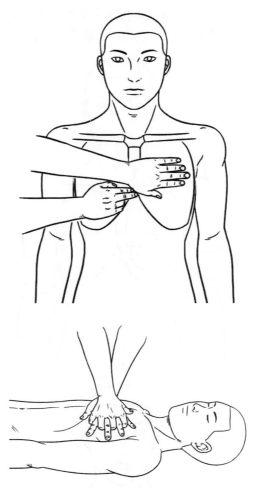

6. 口对口人工呼吸：以拇指和示指捏住患者鼻孔，双唇包绕患者口部形成封闭腔，吹气，时间 >1 秒钟，用眼睛余光观察患者胸廓是否抬起。吹毕，松开鼻孔，侧转换气（正常呼吸而不是深呼吸），注意观察胸廓复原情况。

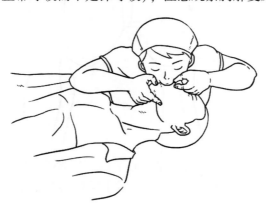

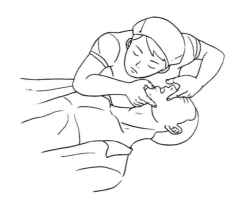

（三）未雨绸缪——操作的注意事项

1. 按压时，肩、肘、腕在一条直线上，并与患者身体长轴垂直，按压时，手掌掌根不能离开胸壁。

2. 胸外按压时要确保足够的频率及深度，尽可能不中断胸外按压，每次按压后要让胸廓充分回弹，以保证心脏得到充分的血液回流。

3. 开放气道时，对疑有头、颈部外伤者应避免抬颈，以避免进一步损伤脊髓。

4. 人工呼吸时，操作者双唇应紧贴患者口部，防止漏气，吹气后应放松捏鼻孔的手指，使气体从患者肺内排出。

5. 吹气时应有足够的气量，以使胸廓抬起，但一般不超过 1000ml。吹气时防止过猛、过大。

6. 吹气时间易短，约占一次呼吸周期的 1/3。

7. 复苏过程中应密切观察病情变化，判断效果。

（四）评分标准

项目	操作流程与标准	分值	扣分细则
操作前准备	1. 仪表端庄，服装整洁。	1	一项不符合要求扣 1 分。
	2. 反应迅速、敏捷。	2	急救意识差扣 2 分。
	3. 用物准备：胸外按压板、简易呼吸器、吸氧装置、纱布、弯盘、血压计、听诊器，用物准备 3 分钟。	2	缺一项扣 1 分，超时 1 分钟扣 2 分。
评估	1. 判断患者意识：轻拍患者肩部，呼叫患者。	3	评估不全面少一项扣 1 分，未评估不得分。
	2. 判断患者呼吸：无呼吸或无正常呼吸（仅有喘息）。	4	
	3. 判断患者颈动脉搏动（＜10 秒）。	3	

续表

项目	操作流程与标准	分值	扣分细则
操作流程	1. 安全与舒适：脱离危险环境，患者体位舒适、安全。	4	一项不符合要求扣2分。
	2. 确认患者意识丧失，患者无呼吸或无正常呼吸（仅有喘息）、无确定的大动脉搏动，立即呼救，并确认抢救时间。	4	一项不符合要求扣1分。
	3. 将患者置于去枕仰卧位，如果是软床，胸下垫胸外按压板，并迅速解开患者衣领、腰带（必要时）。	5	一项不符合要求扣2分。
	4. 立即进行胸外心脏按压，抢救者将左手掌根部按在患者胸骨中下1/3交界处，右手掌根重叠放在左手背上，十指相扣，使全部手指脱离胸壁。	10	按压部位不正确扣4分，其他一项不符合要求扣2分。
	5. 双肘关节伸直，利用上身重量垂直下压。使胸骨下陷至少5cm，而后迅速放松，使胸廓完全回弹，反复进行。放松时手掌根部不能离开胸壁。按压与放松比例为1∶1。按压频率为100次/分。	10	一项不符合要求扣2分，按压部位不正确扣4分，其他一项不符合要求扣4分。
	6. 检查有无活动义齿，如有应取下，头偏向一侧，清理口腔及气道分泌物。	8	未检查扣2分。
	7. 开放气道（仰头抬颏、托下颌）实施口对口人工呼吸：以拇指和示指捏住患者鼻孔，双唇包绕患者口部形成封闭腔，吹气，时间>1秒钟，用眼睛余光观察患者胸廓是否抬起。吹毕，松开鼻孔，侧转换气（正常呼吸而不是深呼吸），注意观察胸廓复原情况。胸外按压与人工呼吸之比为30∶2。	12	开放气道手法不正确扣3分，未开放气道扣6分。 人工呼吸方法不正确扣5分，未观察扣2分。吹起次数不符合要求扣2分。
	8. 如应用简易呼吸器行人工呼吸时，先手法开放气道，并连接氧气，氧流量10~12升/分，一手"EC"手法固定面罩，另一手挤压气囊，每次送气400~600毫升，频率为10~12次/分。观察患者胸廓起伏情况。	10	开放气道手法不正确扣3分，未开放气道扣6分。未连接氧气扣2分，面罩固定手法不正确扣3分，送气量、频率不合要求各扣2分。
	9. 抢救过程随时观察患者自主呼吸、心跳是否恢复。	2	未观察扣2分。

项目	操作流程与标准	分值	扣分细则
	10. 操作 5 个循环以人工呼吸结束后再次判断颈动脉搏动及人工呼吸 10 秒钟，如已恢复，进行进一步生命支持；如颈动脉搏动及人工呼吸未恢复，继续上述操作 5 个循环后再次判断，直至高级生命支持人员及仪器设备的到达。	6	一项不符合要求扣 2 分。
	11. 抢救成功，确认抢救成功时间，协助患者取合适卧位，整理床单位及用物，进行进一步生命支持，补记抢救记录。	4	未确认扣 2 分，卧位不适扣 1 分，未整理扣 2 分，漏一件扣 1 分，未补记扣 1 分。
评价	1. 操作准确、熟练，查对规范。	3	操作不熟练扣 1 分，查对不规范扣 2 分。
	2. 急救意识强。	4	急救意识差酌情扣 1 ~ 2 分。
	3. 爱伤观念强。	3	爱伤观念差酌情扣 1 ~ 2 分。
	4. 在规定时间内完成操作。		每超时 1 分钟扣 2 分。

二、成人双人院内心肺复苏

（一）按部就班——操作和实施步骤

1. 轻拍伤患者肩部，在其左右耳边大声呼唤。

2. 如没有反应，可判断其意识丧失，立即呼叫其他人帮助，并记录时间。

3. 触摸颈动脉，判断时间 <10 秒。

4. 将伤患者置于心肺复苏体位。

5. 暴露胸腹部，松开腰带。

6. 一名护士进行胸外心脏按压，按压频率至少 100 次/分，步骤同成人院前心肺复苏。

7. 另一名护士取下床头挡板，观察口腔，如有异物，将头偏向一侧并清除。

8. 采用仰头举颏法开放气道，头部后仰呈 90°，同时快速判断无自主呼吸，将简易呼吸器连接氧气，氧流量调至 10 ~ 12L/min，将面罩扣住口鼻，用"CE"手法固定面罩。挤压气囊 1 秒，通气频率为 8 ~ 10 次/分。

9. 二人协调配合，心脏按压 30 次为一个循环，连续操作 5 个循环后，再次评估患者呼吸、循环体征。

10. 如出现复苏有效指征（如可触及颈动脉搏动、意识逐渐恢复、自主呼吸恢复、颜面口唇由发绀转为红润、瞳孔由大变小），进行高级生命支持。

11. 如未成功则继续进行 CPR，评估时间不超过 10 秒。

12. 整理床单位，协助患者取舒适体位。

13. 处理用物，简易呼吸器装置进行消毒。

14. 洗手，做好抢救记录。

（二）护患配合——评价和指导要点

1. 患者成功复苏后，告知患者卧床休息、保持情绪稳定同时积极配合治疗。

2. 对于意识不清、躁动者，告知家属将予以适当约束，防止意外发生，取得理解和配合。

（三）未雨绸缪——操作的注意事项

1. 按压应确保足够的速度与深度，尽量减少中断，如需安插人工气道或除颤，中断不应超过 10 秒。

2. 成人使用 1～2L 的简易呼吸器，如开放气道，无漏气，1L 简易呼吸器挤压 1/2～2/3，2L 简易呼吸器挤压 1/3。

3. 如患者没有人工气道，吹气时稍停按压；如患者插有人工气道，吹气时可不暂停按压。

▎三、非同步电除颤 ▎

（一）运筹帷幄——评估、计划和观察要点

1. 评估是否突然发生意识丧失、抽搐、发绀、大动脉搏动消失。

2. 了解心电图示波为室颤、室速、室扑图形。

（二）按部就班——操作和实施步骤

1. 呼叫寻求帮助，记录时间。

2. 准备用物：除颤仪、电极板、导电糊、抢救用物。

3. 患者取仰卧位，充分暴露心前区。

4. 涂导电糊于电极板上。

5. 打开除颤仪开关，设置除颤电量，充电。

6. 将一电极板紧贴于患者右侧锁骨下方即心底部，另一电极板置于左侧乳头的外侧即心尖部。

7. 再次观察并确认心电监护为室颤，告知在场人员离开病床，同时术者身体离开患者床单位，双手同时按压放电按钮进行除颤。

8. 放电后立即进行心电示波观察，如转为窦性心律，记录心电图。如除颤一次无效后可重复进行。除颤结束后关机。

9. 擦净患者皮肤，整理用物及床单位。

10. 记录电除颤的时间，使用能量，患者生命体征及心电示波改变。

11. 擦净电极板。

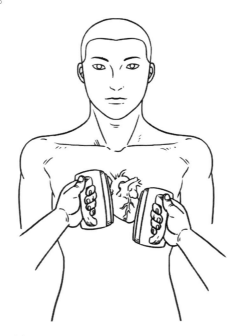

12. 洗手，处理医嘱。

13. 使用后的除颤器应进行自检，各项参数合格，系统检测完毕，关机。

（三）未雨绸缪——操作的注意事项

1. 除颤时应远离水及导电材料。

2. 清洁并擦干皮肤，不能使用酒精、含有苯基的酊剂或止汗剂。

3. 手持电极板时，两极不能相对，不能面向自己。

4. 放置电极板部位应避开瘢痕、伤口。

5. 如电极板部位安放有医疗器械，除颤时电极板应远离医疗器械 2.5cm 以上。

6. 患者右侧卧位时 STERNUM 手柄电极，置于左肩胛下区与心脏同高处，A-PEX 手柄电极，置于心前区。

7. 安装有起搏器的患者除颤时，电极板距起搏器至少 10cm。

8. 如果一次除颤后不能清除室颤，移开电极板后应立即进行胸外按压。

9. 操作后保留并标记除颤时自动描记的心电图。

10. 使用后将电极板充分清洁，及时充电备用，定期充电并检查性能。

（四）评分标准

项目	操作流程与标准	分值	扣分细则
操作前准备	1. 着装整齐，洗手、戴口罩。	3	一项不符合要求扣 1 分。
	2. 用物准备：除颤仪、导电糊、纱布、弯盘。	5	缺一项扣 1 分。
	3. 用物准备 3 分钟。	2	超时 1 分钟扣 2 分。
评估	1. 评估患者病情状况。	5	评估不全面少一项扣 1 分，未评估不得分。
	2. 评估患者意识、心电图状况以及是否有室颤波。	5	
操作流程	1. 呼叫患者、判断意识。	4	一项不符合要求扣 2 分。
	2. 舒适与安全：周围环境宽敞、安全，光线明亮。	4	一项不符合要求扣 1 分。
	3. 迅速携除颤仪到床旁，检查电极板是否完好，连线是否正确，打开除颤仪电源开关，观察电量是否充足，	6	未打开开关扣 2 分，未检查扣 3 分未观察扣 3 分。
	4. 协助患者平卧，头偏向一侧，解除患者身上导电物质，解开衣扣暴露胸部，贴电极片，监测患者心律，确认是否为室颤。	6	未偏向一侧扣 2 分，未解除导电物质扣 2 分，未确定室颤扣 2 分。
	5. 选择非同步除颤方式，生理盐水纱布擦净除颤部位。	3	未选择非同步扣 3 分。
	6. 电极板涂导电糊或垫生理盐水纱布，准确选择出所需除颤电量。	5	能量选择不正确扣 3 分，未涂抹导电糊扣 2 分。
	7. 左手电极板置于胸骨右缘第二肋间，右手电极板置于心尖部（左腋前线第 5 肋间），电极板与皮肤紧密接触，保证导电良好（如患者大量出汗，应迅速将胸部擦干），压力适当。	12	部位不准确一处扣 5 分，电极板未避开电极片一处扣 3 分，接触不严密 2 分，有汗未擦干扣 2 分。
	8. 再次观察心电示波，确认室颤，充电。	6	未观察扣 3 分，充电方法不正确扣 3 分，未充电扣 6 分。
	9. 操作员与患者保持一定距离，清场，确认没有人接触床边，双手拇指同时按压放电键电击除颤。	10	操作员未离开床边扣 3 分，未清场扣 3 分，放电不正确扣 10 分。
	10. 观察除颤仪上的波形变化，监测患者心律是否转为窦性，若无效，可加大电极能量，重复除颤，但最大不超过 360 焦耳。	6	未观察扣 3 分。除颤无效处置不正确扣 3 分。
	11. 如转复成功，关机。用干纱布擦净患者胸部皮肤，协助整理衣物，盖被，轻唤患者，安慰患者	4	未整理扣 2 分，用物漏一件扣 1 分
	12. 用监护仪密切监测心律变化，做好抢救记录。	4	一项不符合要求扣 2 分。

项目	操作流程与标准	分值	扣分细则
评价	1. 操作准确、熟练。 2. 急救意识强。 3. 爱伤观念强。 4. 在规定时间内完成操作。	3 4 3	操作不熟练扣 1～2 分， 急救意识差酌情扣 1～2 分。 爱伤观念差酌情扣 1～2 分。 每超时 1 分钟扣 2 分。

四、洗胃机洗胃

（一）运筹帷幄——评估、计划和观察要点

1. 评估患者的生命体征、意识状态、合作程度及有无洗胃禁忌证。

2. 分析摄入毒物的种类、剂量、时间，询问是否曾经呕吐以及入院前是否采取其他处理措施，并询问既往是否有胃部疾病史及心脏病史。

3. 检查胃潴留程度，了解就诊前有无呕吐，是否采取其他处理措施。

（二）按部就班——操作和实施步骤

1. 衣帽整洁，洗手，戴口罩。

2. 快速备齐用物：洗胃机、治疗盘、洗胃包（弯盘、镊子、纱布、液体石蜡油、颌下巾、牙垫、无菌手套），另备胃管、灌注器，按需备 35～38℃洗胃液，必要时备听诊器、开口器、舌钳。

3. 携用物至床旁，遮挡患者。

4. 接通电源，测量洗胃液水温（35～38℃）。

5. 将出水管、洗胃管、进水管分别与洗胃机的排液口、胃管口、进液口连接，末端置入清水中。

6. 开机循环 2～3 次以排出管内气体，将出水管路放入污水桶内。

7. 清醒患者取坐位或半卧位，中毒较重患者取左侧卧位。

8. 打开洗胃包，铺治疗巾于颌下，取下义齿，垫牙垫。

9. 戴手套，测量胃管置入深度（前额发际至剑突下），读取刻度，润滑胃管前端，由口腔置入 45～55cm。

10. 证实胃管在胃内后，妥善固定。必要时遵医嘱留取毒物标本及时送检。

11. 连接洗胃机与胃管。

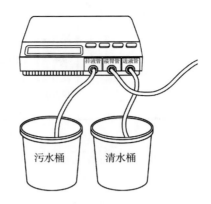

12. 打开洗胃机开关，机器自动吸出胃内容物，注入洗胃液，每次灌洗胃液300～500ml，反复冲洗直至洗净为止。

13. 关机，分离洗胃机，反折胃管并拔出。如需反复洗胃者，可保留胃管。

14. 协助患者漱口，必要时清洗头发或全身浴，取舒适卧位。

15. 处理用物，清洁洗胃机及管路，保持备用状态。

16. 洗手，记录。

（三）未雨绸缪——操作的注意事项

1. 呼吸心跳骤停者，应先复苏，后洗胃。

2. 洗胃前应检查生命体征，如有呼吸道分泌物增多或缺氧，应先吸痰，再插胃管洗胃。

3. 应尽早开通静脉通道，遵医嘱给药。

4. 当中毒性质不明时，抽出胃内容物送检，洗胃液可选用温开水或等渗盐水，待毒物性质明确后，再使用拮抗药。

5. 洗胃时，注意观察灌入液与排出液是否相等，排出液的颜色、气味、性质，一旦排出液呈血性或患者感觉腹痛，血压下降，应立即停止洗胃，及时通知医生予以处理。

6. 洗胃完毕，胃管宜保留一定时间，以利再次洗胃，尤其是有机磷中毒者，胃管应保留24小时以上，便于反复洗胃。

7. 强酸、强碱及腐蚀性药物中毒时禁忌洗胃，胃癌、食道阻塞、胃底食道静脉曲张及消化性溃疡患者慎洗胃。

（四）评分标准

项目	操作流程与标准	分值	扣分细则
操作前准备	1. 着装整洁，洗手，戴口罩。	3	一项不合要求扣1分。
	2. 用物：①治疗盘（内置胃管、纱布、20毫升注射器、治疗巾、标本容器、弯盘、手电筒、胶布、水温计、石蜡油、漱口水、橡胶手套、套袖，必要时备开口器、舌钳）；②洗胃溶液：根据毒物性质准备拮抗性溶液，毒物性质不明时，可备温开水或等渗盐水，量10000~20000ml，温度25~38℃；③电动洗胃机1~2台，均处于功能完好状态，清洁桶、污物桶各一。	5	缺一项扣1分。
	3. 用物准备5分钟。	2	超时1分钟扣2分。
评估	1. 评估患者服用毒物名称、剂量、时间及既往史等。	4	评估不全面少一项扣1分，未评估不得分。
	2. 评估患者口腔情况，有无食物、活动性义齿等。	4	
	3. 评估患者的意识、心理状态及合作程度。	2	
操作流程	1. 备齐用物，关心问候患者，核对患者身份。	5	未关心患者扣1分，查对不认真扣2分，未查对扣4分。
	2. 向患者说明洗胃的目的、过程及注意事项，并协助其取左侧卧位（昏迷者取去枕平卧位，头偏向一侧）。	4	解释不到位扣2分，未解释扣4分。
	3. 安全与舒适：患者体位安全、舒适；呼吸道保持通畅，无窒息。	3	一项不符合要求扣1分。
	4. 根据口服毒物的性质、剂量准备洗胃液，记录液量。接通电源，查看机器性能，检查管道连接是否正确，开启开关，循环两次。	6	洗胃液量准备不足扣2分，液量记录不正确扣1分，未检查机器性能扣2分，各管道连接不正确扣2分，循环次数不够扣1分。
	5. 将治疗巾围于患者胸前并固定，铺治疗巾，置弯盘于口角旁。	3	一项不符合要求扣1分。
	6. 检查口腔，如有活动性义齿应取下妥善放置。	2	未检查扣2分。
	7. 检查并打开洗胃管，润滑胃管，量长度（前额发际至剑突）。将胃管送入胃中，确定胃管在胃内后，用胶布妥善固定胃管。遵医嘱留取毒物标本送检。	12	未检查扣2分，未润滑扣1分，长度不准确扣2分，置胃管一次不成功扣5分，未妥善固定扣2分，未按医嘱留取标本扣2分。

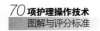
项目	操作流程与标准	分值	扣分细则
	8. 将胃管与洗胃机的冲洗管连接，调节参数，启动开关，开始洗胃。	3	连接不合要求扣 2 分，未调节扣 2 分。
	9. 机器自动切换，先将胃内容物抽尽，反复冲洗，每次灌洗量 300～500 毫升，直至排出液澄清无味为止。在洗胃过程中，经常询问患者感受。适时给予鼓励。密切观察患者面色、生命体征的变化，洗胃液出入量的平衡，吸出液的性质、颜色、气味及有无洗胃并发症的发生。	18	灌洗量不符合要求一次扣 3 分，未询问扣 2 分，未鼓励扣 2 分，未观察扣 5 分，洗胃液出入量不平衡扣 6 分，洗胃不彻底扣 10 分。
	10. 洗胃结束后，分离胃管与冲洗管，将胃管反折，迅速拔出。	3	一项不合要求扣 1 分。
	11. 清醒患者协助患者漱口、洗脸，必要时更衣。	2	一项不合要求扣 1 分。
	12. 协助患者取舒适体位，整理床单位及用物。	4	卧位不适扣 1 分，未整理扣 2 分，漏一件扣 1 分。
	13. 洗胃机清洗、消毒后备用。	2	洗胃机未整理扣 2 分。
	14. 洗手、记录灌洗液名称、量；洗出液的颜色、气味、性质、量；患者的反应。	3	一项不符合要求扣 1 分。
评价	1. 操作准确、熟练，查对规范。	3	操作不熟练扣 1 分，查对不规范扣 2 分。
	2. 与患者沟通有效。	4	未有效沟通扣 1 分。
	3. 急救意识及爱伤观念强。	3	爱伤观念差酌情扣 1～3 分。
	4. 在规定时间内完成操作。		每超时 1 分钟扣 2 分。

第十四章　其他护理技术

|一、骨髓穿刺术配合技术|

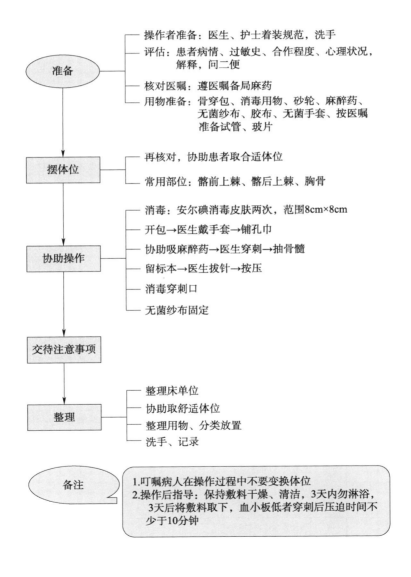

准备
- 操作者准备：医生、护士着装规范，洗手
- 评估：患者病情、过敏史、合作程度、心理状况，解释，问二便
- 核对医嘱：遵医嘱备局麻药
- 用物准备：骨穿包、消毒用物、砂轮、麻醉药、无菌纱布、胶布、无菌手套、按医嘱准备试管、玻片

摆体位
- 再核对，协助患者取合适体位
- 常用部位：髂前上棘、髂后上棘、胸骨

协助操作
- 消毒：安尔碘消毒皮肤两次，范围8cm×8cm
- 开包→医生戴手套→铺孔巾
- 协助吸麻醉药→医生穿刺→抽骨髓
- 留标本→医生拔针→按压
- 消毒穿刺口
- 无菌纱布固定

交待注意事项

整理
- 整理床单位
- 协助取舒适体位
- 整理用物、分类放置
- 洗手、记录

备注
1. 叮嘱病人在操作过程中不要变换体位
2. 操作后指导：保持敷料干燥、清洁，3天内勿淋浴，3天后将敷料取下，血小板低者穿刺后压迫时间不少于10分钟

骨髓穿刺术配合技术操作评分标准

项 目		项目得分	扣分细则	分值	实扣分	备注
操作前	操作者状态	5	着装不规范	−3		
			未洗手	−2		
	评估	8	未评估患者病情、穿刺部位皮肤现状及合作程度	各 −2		
			未解释、未询问二便	各 −1		
	核对医嘱	4	少对一项	−2		
	用物准备	8	少一件	各 −1		
			乱放置	−2		
操作过程	安全、舒适	8	未注意患者安全	−4		
			未协助患者取合适体位	−4		
	操作配合	14	站位不对	−3		
			术前打开安瓿协助术者抽取局麻药未注意无菌操作	−4		
			术中提供术者用物未注意无菌操作	−4		
			术毕未协助医生	−3		
	病情观察	12	未严密观察病情	−6		
			观察到病情未及时通知医生进行处理	−6		
	交待注意事项	10	未交待注意事项、少一项	−2		
	整理	16	未整理床单位	−1		
			未协助患者取合适体位	−2		
			乱放污物或遗留用物在病房	各 −2		
			标本未及时送检	−5		
			未分类放置、未洗手	各 −1		
			一项未记录	各 −1		
评价	态度 沟通	4	态度不认真	−2		
			沟通技巧不佳	−2		
	整体性 计划性 操作时间 10 分钟	6	整体性欠佳	−2		
			无计划性	−2		
			超时	−2		
	相关知识	5	相关知识不熟悉	各 −1		
总分		100				

二、腹腔穿刺术配合技术

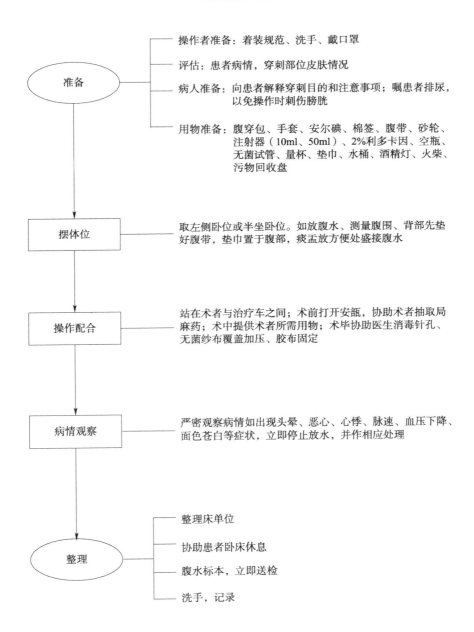

准备
- 操作者准备：着装规范、洗手、戴口罩
- 评估：患者病情，穿刺部位皮肤情况
- 病人准备：向患者解释穿刺目的和注意事项；嘱患者排尿，以免操作时刺伤膀胱
- 用物准备：腹穿包、手套、安尔碘、棉签、腹带、砂轮、注射器（10ml、50ml）、2%利多卡因、空瓶、无菌试管、量杯、垫巾、水桶、酒精灯、火柴、污物回收盘

摆体位
- 取左侧卧位或半坐卧位。如放腹水、测量腹围、背部先垫好腹带，垫巾置于腹部，痰盂放方便处盛接腹水

操作配合
- 站在术者与治疗车之间；术前打开安瓿，协助术者抽取局麻药；术中提供术者所需用物；术毕协助医生消毒针孔、无菌纱布覆盖加压、胶布固定

病情观察
- 严密观察病情如出现头晕、恶心、心悸、脉速、血压下降、面色苍白等症状，立即停止放水，并作相应处理

整理
- 整理床单位
- 协助患者卧床休息
- 腹水标本，立即送检
- 洗手，记录

腹腔穿刺术配合技术操作评分标准

项 目		项目得分	扣分细则	分值	实扣分	备注
操作前	操作者状态	5	着装不规范 未洗手	−3 −2		
	评估	8	未评估患者病情、穿刺部位皮肤现状、合作程度 未解释、未排净小便	各−2 各−1		
	核对医嘱	4	少对一项	−2		
	用物准备	8	少一件 乱放置	各−1 −2		
操作过程	安全、舒适	18	未注意患者安全 未协助患者取合适体位 未测量腹围，未放好腹带、垫巾、水桶	−2 −4 各−3		
	操作配合	14	站位不对 术前打开安瓿协助术者抽取局麻药未注意无菌操作 术中提供术者用物未注意无菌操作 术毕未协助医生	−3 −4 −4 −3		
	病情观察	12	未严密观察病情 观察到病情未及时通知医生进行处理	−6 −6		
	整理	16	未整理床单位 未协助患者取合适体位 乱放污物或遗留用物在病房 标本未及时送检 未分类放置、未洗手 一项未记录	−1 −2 各−2 −5 各−1 各−1		
评价	态度沟通	4	态度不认真 沟通技巧不佳	−2 −2		
	整体性 计划性 操作时间 10分钟	6	整体性欠佳 无计划性 超时	−2 −2 −2		
	相关知识	5	相关知识不熟悉	各−1		
总分		100				

三、肾脏穿刺术配合技术

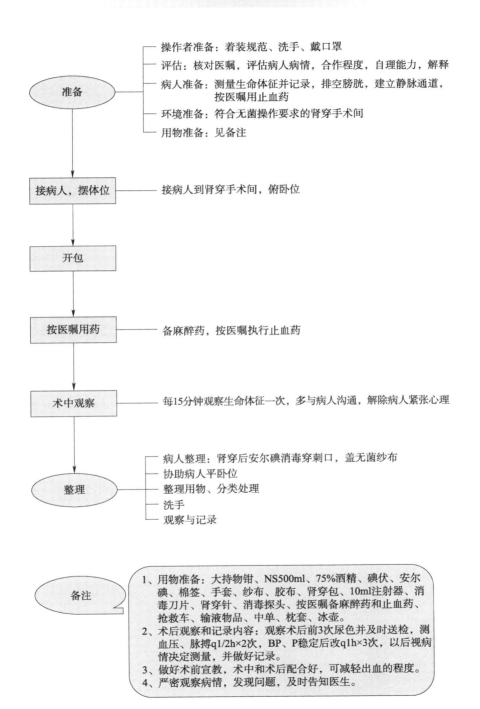

准备
— 操作者准备：着装规范、洗手、戴口罩
— 评估：核对医嘱，评估病人病情，合作程度，自理能力，解释
— 病人准备：测量生命体征并记录，排空膀胱，建立静脉通道，按医嘱用止血药
— 环境准备：符合无菌操作要求的肾穿手术间
— 用物准备：见备注

接病人，摆体位 — 接病人到肾穿手术间，俯卧位

开包

按医嘱用药 — 备麻醉药，按医嘱执行止血药

术中观察 — 每15分钟观察生命体征一次，多与病人沟通，解除病人紧张心理

整理
— 病人整理：肾穿后安尔碘消毒穿刺口，盖无菌纱布
— 协助病人平卧位
— 整理用物、分类处理
— 洗手
— 观察与记录

备注
1、用物准备：大持物钳、NS500ml、75%酒精、碘伏、安尔碘、棉签、手套、纱布、胶布、肾穿包、10ml注射器、消毒刀片、肾穿针、消毒探头、按医嘱备麻醉药和止血药、抢救车、输液物品、中单、枕套、冰壶。
2、术后观察和记录内容：观察术后前3次尿色并及时送检，测血压、脉搏q1/2h×2次，BP、P稳定后改q1h×3次，以后视病情决定测量，并做好记录。
3、做好术前宣教，术中和术后配合好，可减轻出血的程度。
4、严密观察病情，发现问题，及时告知医生。

肾脏穿刺术配合技术操作评分标准

项	目	项目得分	扣分细则	分值	实扣分	备注
操作前	操作者状态	5	着装不规范	−3		
			未洗手	−2		
	评估	3	未评估患者病情	−1		
			未评估自理能力	−1		
			未解释	−1		
	患者准备	15	核对医嘱,少对一项	−2		
			未解释和排空膀胱	−3		
			未测量 T、P、R、BP	−3		
			未建立静脉通道	−5		
			未按医嘱用止血药	−2		
	用物准备	10	少一件、摆放乱	各 −1		
	环境准备	3	不符合无菌操作要求	−3		
操作过程	安全、舒适	4	未注意患者安全	−2		
			未协助患者取合适体位	−2		
	接患者,摆体位	10	腹部未放硬板和肾穿枕	−5		
			未暴露腰背部	−3		
			头未偏向 B 超机侧	−2		
	开包,备好无菌物品	15	违反无菌操作或不规范	−10		
			无菌物品取放漏一件	−2		
			物品放置乱	−2		
	术中按医嘱用药	10	给药不及时	−5		
			给药方法不对	−5		
	术中观察	10	生命体征漏观察或不及时	各 −2		
			未与患者沟通	−2		
			未了解患者情况	−2		
			未解除患者紧张心理	−2		
评价	态度沟通	4	态度不认真	−2		
			沟通技巧不佳	−2		
	整体性计划性操作时间5分钟	6	整体性欠佳	−2		
			无计划性	−2		
			超时	−2		
	相关知识	5	相关知识不熟悉	各 −1		
总分		100				

|四、腰椎穿刺术配合技术|

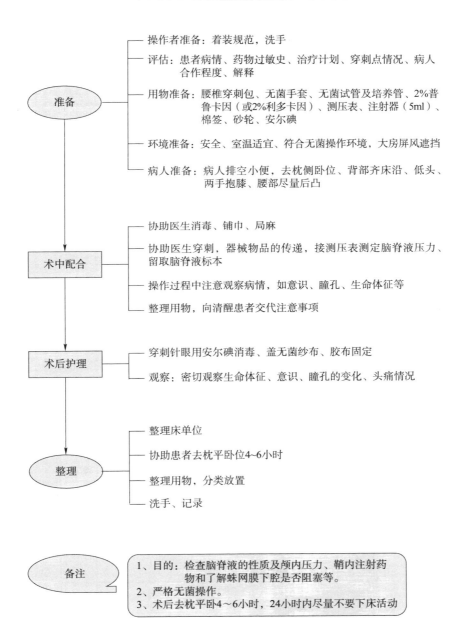

准备
— 操作者准备：着装规范，洗手
— 评估：患者病情、药物过敏史、治疗计划、穿刺点情况、病人
　　合作程度、解释
— 用物准备：腰椎穿刺包、无菌手套、无菌试管及培养管、2%普
　　鲁卡因（或2%利多卡因）、测压表、注射器（5ml）、
　　棉签、砂轮、安尔碘
— 环境准备：安全、室温适宜、符合无菌操作环境，大房屏风遮挡
— 病人准备：病人排空小便、去枕侧卧位、背部齐床沿、低头、
　　两手抱膝、腰部尽量后凸

术中配合
— 协助医生消毒、铺巾、局麻
— 协助医生穿刺，器械物品的传递，接测压表测定脑脊液压力、
　　留取脑脊液标本
— 操作过程中注意观察病情，如意识、瞳孔、生命体征等
— 整理用物，向清醒患者交代注意事项

术后护理
— 穿刺针眼用安尔碘消毒、盖无菌纱布、胶布固定
— 观察：密切观察生命体征、意识、瞳孔的变化、头痛情况

整理
— 整理床单位
— 协助患者去枕平卧位4~6小时
— 整理用物，分类放置
— 洗手、记录

备注
1、目的：检查脑脊液的性质及颅内压力、鞘内注射药
　　物和了解蛛网膜下腔是否阻塞等。
2、严格无菌操作。
3、术后去枕平卧4~6小时，24小时内尽量不要下床活动

腰椎穿刺术配合技术操作评分标准

项 目		项目得分	扣分细则	分值	实扣分	备注
操作前	操作者仪表	5	着装不规范	−3		
			未洗手	−2		
	评估	5	未评估患者病情、合作程度	−3		
			未评估穿刺部位皮肤现状	−2		
	患者准备	6	未解释和排空膀胱	−3		
			未协助患者取合适体位	−3		
	用物准备	8	少一件	各−1		
			摆放乱	−2		
	核对医嘱	4	少对一项	−2		
	环境准备	3	不符合无菌操作要求	−3		
操作过程	安全、舒适	4	未注意患者安全	−2		
			未协助患者取舒适体位	−2		
	操作配合	14	站位不对	−3		
			术中未协助接测压表及留取标本	−4		
			术中提供术者用物未注意无菌操作	−4		
			术毕未协助医生	−3		
	病情观察	14	生命体征漏观察或不及时	−6		
			未与患者沟通、未了解患者情况	−4		
			观察到病情未及时通知医生进行处理	−4		
	整理	16	未整理床单位	−1		
			未协助患者取舒适体位	−2		
			乱放污物或遗留用物在病房	各−2		
			标本未及时送检	−5		
			未分类放置、未洗手	各−1		
			一项未记录	各−1		
评价	态度沟通	6	态度不认真	−3		
			沟通技巧不佳	−3		
	整体性计划性操作时间12分钟	10	整体性欠佳	−4		
			无计划性	−3		
			超时	−3		
	相关知识	5	相关知识不熟悉	−5		
总分		100				

五、三腔二囊管压迫止血技术

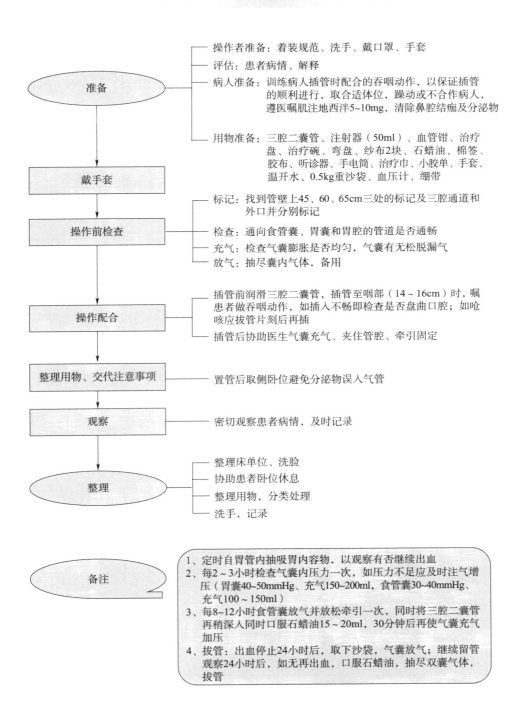

准备
— 操作者准备：着装规范、洗手、戴口罩、手套
— 评估：患者病情、解释
— 病人准备：训练病人插管时配合的吞咽动作，以保证插管的顺利进行，取合适体位，躁动或不合作病人，遵医嘱肌注地西泮5~10mg，清除鼻腔结痂及分泌物
— 用物准备：三腔二囊管、注射器（50ml）、血管钳、治疗盘、治疗碗、弯盘、纱布2块、石蜡油、棉签、胶布、听诊器、手电筒、治疗巾、小胶单、手套、温开水、0.5kg重沙袋、血压计、绷带

戴手套

操作前检查
— 标记：找到管壁上45、60、65cm三处的标记及三腔通道和外口并分别标记
— 检查：通向食管囊、胃囊和胃腔的管道是否通畅
— 充气：检查气囊膨胀是否均匀，气囊有无松脱漏气
— 放气：抽尽囊内气体，备用

操作配合
— 插管前润滑三腔二囊管，插管至咽部（14~16cm）时，嘱患者做吞咽动作，如插入不畅即检查是否盘曲口腔；如呛咳应拔管片刻后再插
— 插管后协助医生气囊充气、夹住管腔、牵引固定

整理用物、交代注意事项
— 置管后取侧卧位避免分泌物误入气管

观察
— 密切观察患者病情，及时记录

整理
— 整理床单位、洗脸
— 协助患者卧位休息
— 整理用物，分类处理
— 洗手，记录

备注
1、定时自胃管内抽吸胃内容物，以观察有否继续出血
2、每2~3小时检查气囊内压力一次，如压力不足应及时注气增压（胃囊40~50mmHg、充气150~200ml，食管囊30~40mmHg、充气100~150ml）
3、每8~12小时食管囊放气并放松牵引一次，同时将三腔二囊管再稍深入同时口服石蜡油15~20ml，30分钟后再使气囊充气加压
4、拔管：出血停止24小时后，取下沙袋，气囊放气；继续留管观察24小时后，如无再出血，口服石蜡油，抽尽双囊气体，拔管

三腔二囊管压迫止血技术操作评分标准

项 目		项目得分	扣分细则	分值	实扣分	备注
操作前	操作者仪表	5	着装不规范 未洗手	－3 －2		
	评估	5	未评估患者病情、合作程度 未评估意识状态 未解释	各－1 －2 －1		
	核对医嘱	2	未核对	－2		
	用物准备	8	少一件 乱放置	各－1 －2		
操作过程	安全、舒适	5	未注意患者安全 未协助患者取合适体位	－2 －3		
	检查	30	未检查鼻孔、未洗鼻孔 未查找、标记 未检查囊、腔管道的通畅与否 未充气检查气囊膨胀是否均匀、气囊有松脱漏气、未放气	各－1 各－4 各－4 各－4		
	操作配合	8	插管前未协助润滑 插管后未协助医生充气、钳夹管腔、牵引固定	－2 各－2		
	拔管	10	未核对医嘱 出血停止24小时后未取下沙袋放气 拔管时间不对 未口服石蜡油、抽尽双囊气体	－2 －2 －2 各－2		
	整理	12	未整理床单位、交待注意事项 未协助患者取舒适体位 污物乱放、遗留用物在病房 未分类放置、未洗手 一项未记录	各－2 －2 各－1 各－1 各－1		
评价	态度 沟通	4	态度不认真 沟通技巧欠佳	－2 －2		
	整体性 计划性 操作时间 15分钟	6	整体性欠佳 无计划性 超时	－2 －2 －2		
	相关知识	5	相关知识不熟悉	各－1		
总分		100				

|六、消化道大出血抢救技术|

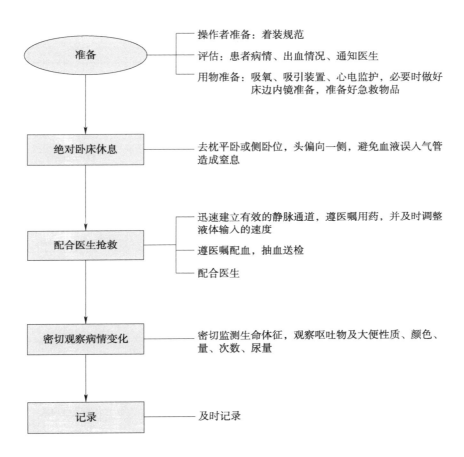

准备
— 操作者准备：着装规范
— 评估：患者病情、出血情况、通知医生
— 用物准备：吸氧、吸引装置、心电监护，必要时做好床边内镜准备，准备好急救物品

绝对卧床休息
— 去枕平卧或侧卧位，头偏向一侧，避免血液误入气管造成窒息

配合医生抢救
— 迅速建立有效的静脉通道，遵医嘱用药，并及时调整液体输入的速度
— 遵医嘱配血，抽血送检
— 配合医生

密切观察病情变化
— 密切监测生命体征，观察呕吐物及大便性质、颜色、量、次数、尿量

记录
— 及时记录

备注
出血量超过400~500ml，可出现全身症状如头晕、心慌、乏力等；短时间内出血量超过1000ml，可出现周围循环衰竭表现。

消化道大出血抢救技术操作评分标准

项目		项目得分	扣分细则	分值	实扣分	备注
操作前	操作者仪表	5	着装不规范 未洗手	−3 −2		
	评估	10	未评估患者病情、合作程度 未解释、未安慰患者及家属 未评估出血量	各−1 各−2 −4		
	用物准备	15	抢救用物少一件 乱放置	各−3 −2		
操作过程	安全、舒适	5	未注意患者安全 未嘱绝对卧床 未协助患者取合适体位	−1 −2 −2		
	静脉通道	20	未建立足够的静脉通道 未遵医嘱及时用药 未遵医嘱及时抽血、配血、送检	−4 −4 各−4		
	观察病情	10	不知道休克指征 未及时发现病情变化、报告医生	各−1 各−2		
	记录	12	记录不及时 记录漏一项	−2 各−2		
	床头交接班	8	交接班不认真	−8		
评价	态度 沟通	4	态度不认真 沟通技巧欠佳	−2 −2		
	整体性 计划性 操作时间 10分钟	6	整体性欠佳 无计划性 超时	−2 −2 −2		
	相关知识	5	相关知识不熟悉	各−1		
总分		100				

|七、床边内镜配合技术|

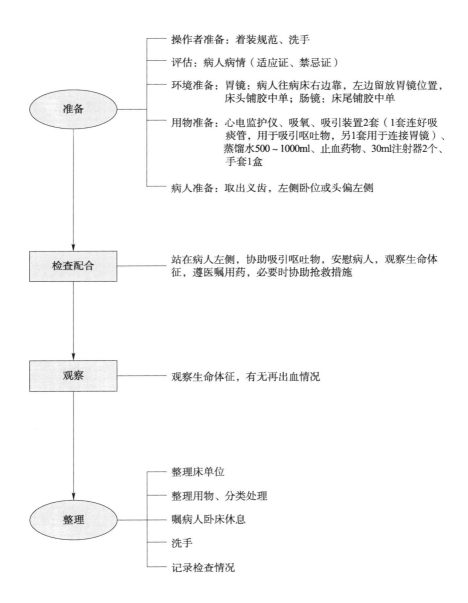

准备
— 操作者准备：着装规范、洗手
— 评估：病人病情（适应证、禁忌证）
— 环境准备：胃镜：病人往病床右边靠，左边留放胃镜位置，床头铺胶中单；肠镜：床尾铺胶中单
— 用物准备：心电监护仪、吸氧、吸引装置2套（1套连好吸痰管，用于吸引呕吐物，另1套用于连接胃镜）、蒸馏水500~1000ml、止血药物、30ml注射器2个、手套1盒
— 病人准备：取出义齿，左侧卧位或头偏左侧

检查配合
— 站在病人左侧，协助吸引呕吐物，安慰病人，观察生命体征，遵医嘱用药，必要时协助抢救措施

观察
— 观察生命体征，有无再出血情况

整理
— 整理床单位
— 整理用物、分类处理
— 嘱病人卧床休息
— 洗手
— 记录检查情况

床边内镜配合技术操作评分标准

项 目		项目得分	扣分细则	分值	实扣分	备注
操作前	操作者仪表	6	着装不规范 未洗手	−3 −3		
	评估	8	未评估患者病情、合作程度 未评估意识状态 未解释	各−2 −2 −2		
	用物准备	6	少一件 乱放置	各−1 −2		
操作过程	安全、舒适	20	未注意患者安全 未协助患者取合适体位 未铺胶中单、铺单位置不对 未取出义齿	−4 −4 各−4 −4		
	检查配合	25	站错位置 未及时协助吸引呕吐物、安慰患者 未观察生命体征 未遵医嘱用药、执行抢救措施	−2 各−4 −5 各−5		
	整理	15	未整理床单位 未协助患者取舒适体位 乱放污物或遗留用物在病房 标本未及时送检 未分类放置、未洗手 一项未记录	−1 −1 各−2 −5 各−1 各−1		
评价	态度 沟通	4	态度不认真 沟通技巧不佳	−2 −2		
	整体性 计划性 操作时间 5 分钟	6	整体性欠佳 无计划性 超时	−2 −2 −2		
	相关知识	10	相关知识不熟悉	各−2		
总分		100				

第十五章 护理技能操作语言沟通规范

|一、生命体征测量的语言交流|

1. 评估患者

护士："您好！女士，请问您叫什么名字？"

患者："王丽。"

护士："21床王丽您好！我是你的责任护士沈洪燕，因为你是新入院的患者，按常规给您测量体温、脉搏、呼吸、血压，希望您能够配合我，好吗？"

患者："我会很好配合的。"

护士："您的入院诊断是头晕待查，您现在感觉怎么样，头晕得严重吗？"

患者："不活动还可以。"

护士："你来的时候吃过饭、喝过热水吗？"

患者："没有吃饭，因为知道要采血。"

护士："那您一定饿了，我们先测量您的生命体征，我做一下准备工作。"

2. 测量

准备：洗手，戴口罩。检查体温计、血压计完好。

护士："为了核对，请再告诉我您的名字。"

患者："我的名字叫王丽。"

护士："好的，21床王丽，我来为您测量体温，您躺着可以吗？"

患者："可以。"

护士："我们测腋下温度，您最近有没有发热呀？"

患者："没有。"

护士："那好，让我来看一下您的腋窝，腋窝处皮肤完好，有些汗，我帮您擦干腋下的汗液。请你夹紧体温计，像我这样屈臂过胸。"（看表）

护士："请您放松，我帮您测脉搏，请您手腕伸展，这样手臂舒适吗？"

患者："可以。"

护士："您以前有过心脏不适吗？"

患者："没有。"

护士："您呼吸系统有问题吗？"

患者："没有。"

护士："您先休息一会儿。"

测量：手不离开桡动脉，揭开盖被，露出患者胸部，观察患者胸廓起伏。

护士："您的脉搏是每分钟 60 次，我现在给您测血压，最近夜间睡眠好吗？"

患者："还可以，经常睡眠不实，容易醒。"

护士："这样躺着测可以吗？"

患者："可以。"

护士："我帮您把衣袖卷上去，紧不紧呀？"

患者："不紧。"

护士："你的血压是 120/80mmHg，很正常，您要养成规律的睡眠时间，住院期间医生会为您做指导。"

患者："谢谢，希望能解决我的问题。"

护士："可以取出体温计了，您的体温是 36.9℃，我们测量完了，您的各项都在正常范围内，我们将床整理一下，您先休息一会儿，这样躺着您舒适吗？"

患者："可以，医生什么时间来看我呢？"

护士："医生刚做完手术，他一会儿就会来看您，您先休息，如果有需要，随时按呼叫器找我，我也会经常来看您。一会儿见。"

二、口腔护理的语言沟通

口腔护理是一项常用基础护理操作。适用于高热，昏迷，危重，禁食，鼻饲，口腔疾病，术后，生活不能自理的患者。每日 2 至 3 次，如病情需要，应酌情增加次数。

1. 操作前评估中的语言交流

护士："王先生您好，我是您的责任护士小李，您发热 2 天了，体力消耗很大，你现在感觉怎样？"

患者："今天要好些，但不想吃东西，没有食欲。"

护士："发热一定会影响你的食欲，吃点清淡的软食和水果，要坚持吃，要增加抗病的能力。"

"我来给您做口腔护理，帮您清洁口腔，会使您感觉口腔舒服些，目的是增强食欲。你平时刷牙出血吗？"

患者："不出血。"

护士："你有假牙吗？"

患者："没有。"

护士："这是一项简单的操作，我用湿棉球为你擦洗牙齿，会使您的口腔清洁、清爽。"

"我现在准备一下物品，如果您想去卫生间，现在可以去，我们一会儿见。"

2. 操作中的语言沟通

护士："王先生，您的名字叫王山吗？""37床王山，现在我要给您做口腔护理，你去过卫生间了吗？"

患者："去过了。"

护士："您还有什么问题吗？"

患者："没有。"

护士："你需要头偏向一侧，床头给您摇高10°，您觉得这种体位舒适吗？"

患者："舒适。"

3. 操作后的语言沟通

护士："37床王山先生，您现在感觉怎样？"

患者："感觉很好。"

护士："我现在把床头放平，帮您躺平。""您现在这种体位感觉怎么样？"

患者："很好。"

护士："您平时可以用温开水进行漱口，尤其是饭后，这样也可以达到清洁口腔的目的。您还有什么需要吗？"

患者："没有。"

护士："我将呼叫器放在这儿，您有什么事可以随时呼叫我。我也会随时过来看您。"

三、鼻饲操作中的语言沟通

1. 操作前评估

护士："你好！周先生，您现在感觉怎样？您现在不能经口腔进食，为了保证您的营养摄入，需要给您下鼻饲管进食，您看可以吗？"

患者："下管一定很难受吧，我很担心。"

护士："您不要担心，我会小心地给您下管，您只要按照我的话配合，很快就会插好的。"

患者："相信你一定会小心的。"

护士："以前没有经历过吧？我来看看你的鼻腔，患过鼻部疾病吗？"

患者："没有患过鼻部疾病。"

护士："在下胃管时，您要做吞咽动作，不要紧张，很快就会好的。您需要去卫生间吗？您先休息，我去准备物品，一会儿见。"

2. 携用物到患者床前

护士："周先生，您好！能说出您的名字吗？"

患者："我叫周洪。"

护士："36 床周洪，您有什么不舒服吗？"

患者："没有。"

护士："我们现在下鼻饲管可以吗？"

患者："可以。"

护士："现在给您下管，您放松不要紧张。做深呼吸，往下咽，好，你配合得很好！""现在我们看看是否在胃内""在胃中，现在我们固定好。""您感觉怎么样？"

患者："还可以。"

护士："现在给您注入 20ml 温水，有感觉吗？""我将鼻饲液给您慢慢注入，再注入 20ml 温水，有不舒服的感觉吗？"

患者："还可以，没有明显的感觉。"

护士："您要躺 20～30 分钟，不要急于活动，免得呕吐。"

"您在活动时要注意，不要将管子滑出，胃部及鼻子不舒服时要及时按呼叫器，我们日间每 4 小时打一次鼻饲，我会随时来看您。您还有问题吗？没有您就休息吧。"

患者："谢谢！"

四、女性患者导尿操作中的语言沟通

1. 操作前的评估

护士："您好！（查床头卡，床号），可以告诉我您叫什么名字吗？"

患者："王红。"

护士："41 床王红，我是您的责任护士叫小张，今天要给您做膀胱手术。为了术中和术后观察尿量情况。我要给您下个尿管。请您不要紧张。我会动作轻柔的。您还有问题吗？您如果有担心可以告诉我。"

患者："下尿管我会担心疼痛，还有担心感染，希望您能注意这两点。"

护士："好的，我会很小心的，我现在给您下尿管，可以吗？遮挡屏风。"

患者："可以。"

护士："小王，我现在给您掀开被子，请您抬起臀部，我帮您把裤子脱下来。"脱下右侧裤腿盖于左侧腿上（摆体位，拿弯盘、橡皮布中单、毛巾，放于床尾，拿毛巾盖在右腿上，请抬起臀部，橡皮布中单铺于臀下）。

2. 检查导尿包，放于两腿中间，打开外层，夹棉球（不少于 10 个），戴手套。

护士："我现在给您消毒皮肤，可能会感觉有点冰凉，请您不要紧张。"（消毒外阴，脱手套）

打开第二层，戴手套，铺洞巾，拿弯盘放于外阴部，拿注射器试气囊，再次消毒尿道口，弯盘丢弃，弯盘移向外阴部，石蜡油润滑尿管前端。

护士："41 床王红对吗？"

患者："是的，我叫王红。"

护士："我现在给您导尿了，请您不要紧张，请深呼吸，我会动作轻柔。"

3. 镊子夹起导尿管插入尿道 4～6cm，见尿后再插 5～7cm，接尿袋，导出尿液（不能超过 1000ml），关闭尿管，轻拉尿管，证实是否固定好。

护士："王红，您现在感觉怎么样？为您导出尿液 800ml。"

患者："感觉很轻松。"

护士："您配合得很好，导尿已经结束（固定尿袋，撤毛巾、橡皮布中单，盖被），您在活动时要注意，避免导尿管脱落。您有不适可以随时按手边的呼叫器找我，我也会经常来看您的，您好好休息吧。"

五、胃肠减压技术操作语言沟通

1. 操作前

护士："阿姨，您好！为了核对正确，告诉我您的名字好吗？"患者："我的名字叫李源。"

护士："36 床李源阿姨，我是您的责任护士吴银，您现在感觉怎么样？"

患者："还是有些腹胀。"

护士："那您今天排气、排便了吗？"

患者："还没有。"

护士："我一会儿要为您下一个胃管进行胃肠减压，目的是为了引出胃内的积气、积液，以缓解腹胀症状。请问您以前下过胃管吗？"

患者："没有。"

护士："在我下胃管的过程中您可能有一些不舒服，您只要配合我做深呼吸及吞咽动作，这种动作很快就会过去的。请问您有假牙吗？最近有没有感冒、鼻塞的情况？"

患者："没有。"

护士："两侧鼻孔通畅吗？"

患者："通畅。"

护士："关于下胃管，您有问题需要我解答吗？我现在为您下胃管可以吗？"

患者："没有问题了，可以下胃管了。"

护士："您稍等，我准备一下物品，马上过来为您下胃管，我们一会儿见。"

2. 操作中

患者："阿姨，您好！我们要进行操作了，您能再告诉我一下您的名字吗？"

患者："李源。"

护士："36 床李源阿姨，我现在要为您下胃管，可以吗？"

患者："可以，但是，一定会很不舒服吧？"

护士："我会很轻的，只要按照我说的做，不会很难受。""您现在卧位舒服吗？需要我为您摇起床头吗？"

患者："不用，这样很好。"

护士："那我协助您躺好，头偏向我这一侧，这样可以吗？"

患者："可以。"

护士："这是专门行胃肠减压用的一次性胃包，物品齐全而且保证无菌。先给您铺上垫巾，为您清洁一下两侧鼻孔。"

"这是胃管，它的质量非常好，软硬适度。我会很好地润滑一下以减少下管时对您食管的刺激，请您放心。"

"为了准确掌握插管长度，我现在要为您测量一下，一般为发际到剑突的距离，您的插管长度是 45cm。"

"我现在要为您下胃管了，我会尽量做到动作轻柔的，插管过程中如有不适可举手向我示意，好吗？"

患者："好的。"

护士："您现在随我指令开始往下咽，就像咽面条一样。""好，再咽一次。""非常好，再咽一下。""您配合得非常好。"

3. 操作后

护士："胃管我已经为您留置好了，现在感觉怎么样？"

患者："还可以吧，有病只能忍着了。"

护士："那好，我给您固定好，以免活动时脱出。"

"现在我给您接负压吸引器并且固定在床边，引出的积气、积液均存储在这里。您活动时要注意防止胃管扭曲、打折、受压，以免影响引流。"

"下管期间，您要注意不要进食和饮水，您也要协助我们护理。""阿姨，如果感觉渴，可以用棉签湿润口腔及口唇，不可以喝水，您还有问题吗？"

患者："记住了，需要保留多长时间才能把这个管子拔掉呢？"

护士："我们要观察 24 小时，如果您的腹部不胀了，就可以拿下来了，您要放松，我们随时都在为您服务，呼叫器已经放在你的右侧枕旁，如有不适可以随时按呼叫器，我也会经常过来看您的。今天您配合得非常好，谢谢您的合作，您休息吧。"

六、灌肠操作中的语言沟通

1. 操作前评估患者时的语言沟通

护士："您好，先生，我们来核对您的名字，请说出您的名字好吗？"

患者："刘一。"

护士："我是您的责任护士小张，刘先生，您好！您明天要进行肠道手术，现在需要给您进行灌肠，为了清洁肠道，现在进行可以吗？"

患者："可以。"

护士："您现在有不舒服的感觉吗？今天早晨排便了吗？"

患者："没有不舒服的感觉，今天早晨排便了。"

护士："那好，我现在去准备物品，您先休息。"

2. 操作中的语言沟通

护士："您好，刘先生，我们来核对您的名字，请您说出您的名字好吗？"

患者："刘一。"

护士："46床刘一，我们现在进行灌肠操作，请您朝左面侧卧，我来给您遮挡围帘。"

"我们用的是肥皂液，我们测量一下水温是40℃，给您垫上治疗巾和手纸，您不要担心污染床单，不会疼的，我将导管用油润滑，您做深呼吸，好，我把肥皂液注入，有便意就深呼吸，好了，您平卧10～20分钟。""感觉怎么样？"

患者："有点便意，我可以忍受。"

护士："如果您在排便时有心慌、不舒服的感觉，要回到床上平卧休息。您先忍一会儿，再排便。我一会儿就回来协助您。"

七、氧气吸入操作中的语言沟通

1. 操作前对患者的评估

护士："叔叔，您好！我是34床的责任护士李莉，能告诉我您的名字吗？"

患者："我叫王成。"

护士："34床王成叔叔，您现在感觉怎么样？"

患者："感到胸闷，不舒服。"

护士："您的呼吸也很快，您往上坐一些，半卧位会使您舒服一些，根据您的情况，医嘱要为您进行吸氧。您以前用吸氧导管吸过氧吗？"

患者："我没有用吸氧导管吸过氧气。"

护士："鼻子有问题吗？我要将吸氧导管插到鼻子的前部。"

患者："鼻子没有问题。"

护士："吸氧是一项简单的操作，可以直接补充您的缺氧状况，您不会有什么痛苦，所以不用紧张。您还有什么问题吗？"

患者："没有。"

护士："那好，我现在回去准备一下用品，如果您想去卫生间，现在可以去，我们一会儿见。"

2. 为患者吸氧

护士："34 床王成，对吗？现在我要给您吸氧，您去过卫生间了吗？"

患者："去过了。"

护士："您还有什么需要吗？"

患者："没有了。"

护士："那好，现在请您躺好（适当调整床头），这样您舒服吗？"

患者："可以。"

护士："王叔叔，我现在给您擦擦鼻腔，将这个导管放在您的鼻子上，感觉吸氧管松紧合适吗？"

患者："可以。"

护士："34 床王成，对吗？氧气已经给您吸上了，现在感觉如何？"

患者："不错。"

护士："带上吸氧管后您不要紧张，不要有什么负担，呼吸时尽量用鼻子深吸气，用嘴慢慢呼气，这样也有助于改善您缺氧的症状。""王成叔叔，根据医嘱您现在的氧流量是 3L/min，我已经调好了，您不要自行调节，吃饭或者喝水的时候不需要摘掉氧气管，翻身时请不要压到氧气管。还有，您及您的家属不能在病室内吸烟，以免发生危险，好吗？"

患者："好的。"

护士："请问还有什么疑问和需要吗？"

患者："没有了。"

护士："您现在这种体位舒适吗？"

患者："舒适。"

护士："那好，这是呼叫器，我放在您枕头旁，有事您可以随时呼叫我。"

3. 停止吸氧

护士："王叔叔，我是 34 床的责任护士杨欢，我需要核对您的名字，能告诉我您的名字吗？"

患者："王成。"

护士："34 床王成，您还有呼吸困难的感觉吗？"

患者："没有了。"

护士："您现在口唇的颜色红润，呼吸也不那么快了，您的化验指标也正常了，都说明缺氧症状已经改善。""根据医嘱我要给您停止吸氧，您看可以吗？"

患者："好的 。"

护士："现在要给您撤掉吸氧管了。"

患者："好的 。"

护士："34 床王成叔叔，您现在有什么不舒服吗？"

患者："没有 。"

护士："您现在这种体位感觉怎么样？"

患者："很好。"

护士："您还有什么需要吗？"

患者："没有了。"

护士："我将呼叫器放在这儿，如果您需要请随时呼叫我好吗？"

患者："好。"

┃八、换药时的语言沟通┃

护士："先生，您好！您是需要换药吗？"

患者："是的，我需要换药。"

护士："能告诉我您的名字吗？我来看看您的伤口，这个部位平时感觉疼吗？您身体的其他部位有不舒服的感觉吗？"

患者："我叫商黎，我最近血压比较高，正在用药控制。"

护士："商先生，您的伤口没有渗出，看来还好，您稍等，我先准备给您换药的物品。"

患者："好的。"

护士："请不要紧张，我会很小心的，您靠在椅子上，这样舒适吗？可以看看外面的风景，这样会减轻对换药的担心。"

患者："您慢点，我会很担心疼痛。"

护士："（洗手）我会很小心的，现在我们打开包扎敷料，还好，伤口没有感染，正在愈合，现在我来给您清洁，消毒，可以吗？很快就好，消毒很重要，可以将病毒清除，好了，有不舒服的感觉吗？"

患者："还可以，你的动作没有让我感到明显的疼痛。"

护士："这很好，我会尽力让您感觉疼痛最小，现在我们将伤口包扎上，这样感觉紧吗？"

患者："还好，不感到紧。"

护士："您包扎的部位不要弄上水，要保持干燥，尽量将手臂抬高，您的手指可以每天活动4次，每次5分钟，防止长时间不活动，指关节强直，您现在的血压在用药控制中，不要做剧烈的活动，要注意休息，监测血压，及时看医生，根据血压情况调整降压药，商先生，换药结束了，您还有问题吗？"

患者："我的伤口您看还需要多长时间才能好，我还需要每天换药吗？"

护士："估计还需要1个星期，但一定要注意别碰到水，如果潮湿一定及时更换，不要用这只手做事，会很快好的。"

患者："好吧，谢谢你！"

护士："再见！"

|九、雾化吸入操作中的语言交流|

1. 操作前的评估

护士："您好！我是 27 床的责任护士，请配合我核对一下姓名好吗？请告诉我您的名字。"

患者："王均。"

护士："雾化吸入是应用超声波把药液变成细微的气雾，再由呼吸道吸入，以到达消除您咽喉炎症的目的。这项操作没有什么痛苦，请您不要紧张，现在进行治疗可以吗？"

患者："可以。"

2. 实施雾化操作

护士："您能坐起来吗？"

患者："可以。"

护士："我来协助您坐起来，这样便于雾化吸入，将被子盖好，不要着凉。现在我要将口含嘴放到您口中，它是一次性的，请您放心。"

护士："请您做深呼吸，用口吸气，用鼻出气，您感觉雾量合适吗？"

患者微微点头表示合适。

3. 护士指导患者

护士："您雾化吸入需要 20 分钟，在这过程中有什么不适或需要请及时按呼叫器，要注意安全，不要碰到电源，我也会随时来看您。"

4. 结束雾化

护士："王女士，雾化吸入的时间到了，我为您取下口含嘴，好吗？"

患者点头示意可以。

护士取下口含嘴，并协助患者擦干面部，躺下休息。

关闭雾化开关，再关闭电源开关，并询问效果。

护士："王女士，这次雾化吸入疗法结束了，您感觉怎么样？"

患者："我感觉嗓子舒服多了！"

护士："在治疗期间，您要多引水，饮食宜清淡，尽量少说话，谢谢您的配合。"

|十、血糖监测中的语言交流|

1. 操作前对患者的评估

护士在血糖监测前应评估患者的全身及手部情况，应包括医疗诊断、护理问题、手部采血史，根据手部皮肤情况选择适当的采血针深度和必要时长期血糖监测的计划。

护士："万先生，您好！我是您的责任护士小刘，昨天您入院时我们见过面了，一会儿我将为您进行血糖监测，根据医嘱测量您的血糖水平。您需要每天监测 4 次血糖，1 次为晨起空腹血糖，其余为三餐后 2 小时血糖，一会儿我将为您进行早餐后 2 小时的血糖监测，让我看一下您的左手好吗？您左手无名指血运丰富，适合采血，用无名指采血可以吗？那好，请您先用温水洗手，我现在回去准备一下用品，我们一会儿见。"

2. 治疗室准备

（1）洗手、戴口罩、核对医嘱、做好准备。检查血糖仪及采血笔是否可以正常使用，确认血糖仪上的号码与试纸号码一致。查血糖试纸有效期，查消毒液名称、浓度、有效期，查棉签有效期、有无漏气或开封日期。

（2）在血糖监测本上填写患者的床号、姓名、监测血糖的时段。

（3）将血糖用物放于治疗车上，整理用物、摘口罩、推车至病室。

3. 为患者血糖监测

（1）携所需物品推车至病床旁，核对床头卡，到患者身边。

护士："万先生，我们核对一下，请您告诉我您的名字。"

患者："我的名字叫万野。"

护士："您是 24 床万野对吗？现在我要为您进行血糖监测，您用温水洗手了吗？"

患者："洗过了。"

护士："那好。"

（2）将治疗车放于妥当位置（便于操作取物），将污物桶和锐器盒打开。

（3）洗手、戴口罩。

护士："24 床万野，现在是上午 9：00，正好是您早餐后 2 小时的时间对吗？让我看下您的左手，请将左手下垂 15 秒。我们消毒、采血。""好了。"

"您按压 1~2 分钟，至无出血即可，这个手指不要马上接触水，以免感染。"

护士："24 床万野，您早餐后 2 小时血糖值为 9mmol/L。"

"您早餐后血糖监测结束了，谢谢您的配合。您还有什么需要吗？"

患者："没有。"

护士："那好，呼叫器我给您放在这里了，您有事可以随时叫我，我也会经常来看您的，好，再见。"

┃十一、发放口服药时护患语言沟通┃

1. 发药前对患者的评估

护士："您好，请问您叫什么名字？"

患者："我叫王芳。"

护士："我是您的责任护士李冉，21床王芳，我们准备服口服药了，您现在感觉怎么样？上午排尿几次了？咳嗽好些了吗？"

患者："上午排尿两次，量不多，我感觉肚子还是胀。咳嗽好些了。"

护士："还是有效果的，您的口腔、咽部有不适的感觉吗？"

患者："没有。"

护士："根据您的病情，医生给您加服1片呋塞米，可以增加您的排尿量，利于您水肿的缓解，如果24小时内尿量在2000ml以内，就没有问题。过多或过少都要及时告诉我们。"

"您还需要继续口服止咳合剂，在服用这种药时要注意不要立即饮水。您能将这两种药的注意事项说一下吗？"

患者："可以。"（复述两种药的注意事项，如果已经服用过，并掌握了，就不必再复述了）

护士："王先生，您掌握得很好，我们现在可以服药吗？"

患者："可以。"

护士："好，我去取药，您稍等。"

2. 发口服药中的语言沟通

护士："您好！我要给您服口服药了，能说一遍您的名字吗？"

患者："您好！我叫王芳。"

护士："21床王芳，我是您的责任护士李冉，现在由我来为您发口服药，我先扶您坐起来好吗？"（协助患者取舒适体位）

护士：（洗手）"您现在需要吃两种药，这种是呋塞米，它的作用是利尿消肿，减轻心脏负担。您已经了解这种药了吧？"

"我来帮您倒水，请您慢慢将药服下。这个药服用后，您可能会出现排尿次数增多的现象，这是正常的，请不要紧张。"

"这第二种药是止咳合剂，可以减轻您咳嗽的症状。我帮您服下……这种药服用15～20分钟内不可饮水，以免冲淡药物，降低药效。"

护士："您都记住了，很好，21床王芳，呋塞米10mg、止咳合剂10ml。"

"王先生，现在药已经服过了，我扶您躺下好吗？（协助患者取舒适体位）"
"您这样舒适吗？"

患者："舒适。"

护士："呼叫器放在您身边，如果有什么需要或不舒服，可以随时呼叫我。您休息吧。"

十二、静脉输液中与患者的语言沟通

1. 评估

护士：（看床头卡）"阿姨，您好！您吃饭了吗？"

患者："吃过了。"

护士："阿姨，能把您的名字告诉我吗？"

患者："您好！我叫玛丽。"

护士："1床玛丽对吗？我是您的责任护士孙微，刚刚您感觉胸闷，现在怎么样？还觉得胸闷吗？一会儿遵医嘱我要给您进行静脉输液，输的药是5%葡萄糖注射液250ml＋硝酸甘油5mg，以缓解您现在的症状，您看可以吗？"

患者："可以，用后胸闷会好吗？"

护士："会的，可以扩张您心脏的血管，改善心肌供血，症状就会好转的。您是希望用普通的静脉输液针，还是想用像2床阿姨那样的静脉留置针？想用普通的是吗？那您想在哪只手进行输液呢？右手是吗？那我看一下您的血管好吗？（抬患者的手）阿姨，我看这条血管没有硬结，没有红肿，适合输液，您这条血管疼吗？"

患者："不疼。"

护士："那就在这条血管进行静脉穿刺好吗？"

患者："好！"

护士："那好，阿姨，我先回去准备用品，如果您想去卫生间，您可以现在去，我们一会儿见。"

2. 操作

护士：（推车到床头）"阿姨，我刚才来过的，您刚才去卫生间了吗？（看床头卡）您再告诉我一下您的名字好吗？"

患者："玛丽。"

护士："1床玛丽对吗？"

患者："对。"

护士："那我现在就准备给您进行静脉输液可以吗？您现在是卧位舒适吗？"

患者："舒适。"

调输液架，将输液挂在输液架上。

穿刺过程：

护士："1床玛丽对吗？现在我们来扎上止血带，消毒，请您握拳，好了，可以松拳了。"（穿刺结束摘口罩后）

"1床玛丽对吗？现在液体已经给您输上了，您感觉怎么样？有什么不适吗？"（看一下输液部位）

患者："没有。"

护士：（盖被）"现在我给您输液的滴数已经调好了，每分钟 10 滴，请您不要去调节它，活动的时候也要注意，呼叫器我就放在您的枕边了，如果您输液的过程中有什么不适，您就按呼叫器叫我，我很快就会赶过来的，我也会随时来看您的，谢谢您的配合！"

（看床头卡）出门时说："阿姨，您先休息吧，有什么事随时叫我。"

十三、密闭式输血中的语言沟通

护士：（看床头卡）"阿姨，您好！吃过饭了吗？我是您的责任护士孙微，能把您的名字告诉我吗？"

患者："我叫玛丽。"

护士："1 床玛丽对吗？"

患者："对。"

护士："阿姨，根据您的病情，医生准备给您输血，刚刚不是给您抽过血了吗，现在您的交叉配血结果和血库血已经送过来了，都没有问题，一会儿我就准备给您进行输血了，您以前输过血吗？"

患者："输过。"

护士："那您知道自己的血型吗？"

患者："B 型。"

护士："那好，那您想在哪只手进行输血呢？"

患者："右手。"

护士："我能看一下您的血管吗？（抬患者的手）阿姨，我看这条血管没有硬结，没有红肿，适合输血，您这条血管疼吗？"

患者："不疼。"

护士："那就在这条血管进行静脉穿刺了好吗？"

患者："好。"

护士："那好，阿姨，我先回去准备一下用品，如果您想去卫生间，您可以现在去，我们一会儿见。"

再次回到病房。

护士：（推车到床头）"阿姨，我和萧何共同为您输血，您刚才去卫生间了吗？（看床头卡）那您再告诉我一下您的名字好吗？"

患者："玛丽。"

护士："1 床玛丽对吗？"

患者："对。"

护士："您的血型是？"

患者："B 型。"

护士："现在就准备给您静脉输入 B 型血 400ml，可以吗？您现在是卧位，舒适吗？"

患者："舒适。"

调输液架。

患者："需要输多长时间啊？"

护士："我们争取在 2h 内输完，现在我们来进行静脉穿插，您配合我选择好，这根静脉输液速度很好，我们将血连接上。"

穿刺结束摘口罩后。

护士："1 床玛丽，输入 B 型血 400ml，对吗？"

患者："对。"

护士："现在血已经给您输上了，您感觉怎么样，有什么不适应吗？"

患者："没有，谢谢您！"

护士："现在我给您输液的滴数调到每分钟 30 滴，20 分钟后，没有异常情况，我们再将滴数调节快些，活动的时候也要注意防止导管脱落，我在这里陪您一会儿，您不要紧张。"

护士："您有不舒服的感觉吗？"

患者："没有啊！"

护士："现在我将速度调到每分钟 60 滴，呼叫器我就放在您的枕边了，如果您输血的过程中有胸闷、心慌等不适，您就按呼叫器叫我，我很快就会赶到的，我也会随时来看您的，谢谢您的配合（看床头卡）！"

出门时说："阿姨，您先休息，有什么事随时叫我。"

十四、静脉留置针标准中的语言交流

护士："阿姨，您吃饭了吗？能把您的名字告诉我吗？"

患者："吃过了，我的名字叫玛丽。"

护士："ICU－1 床玛丽对吗？"

患者："对。"

护士："我是您的责任护士孙薇，您现在感觉怎么样？还觉得胸闷吗？一会儿遵医嘱我要给您进行静脉输液，输的药是 5% 葡糖糖注射液 250ml＋硝酸甘油 5mg，它可以缓解您现在的症状，您看可以吗？"

患者："可以。"

护士："那好，您是希望用普通的静脉输液针，还是想用静脉留置针呢？"

"静脉留置针是将一个硅胶软管植入到您的血管内，保留 3～5 天，这样您活动时比较方便，还不用每天进行静脉穿刺，就像 2 床阿姨那样，您看您是使用哪种呢？"

患者："留置针。"

护士："那您想在哪只手进行输液呢？右手是吗？那我能看一下您的血管吗？（抬患者的手）阿姨，我看这条血管没有硬结，没有红肿，适合留置针输液，您这条血管疼吗？"

患者："不疼。"

护士："那就在这条血管置留置针了，好吗？"

患者："好。"

护士："那好，阿姨，我先回去准备一下用品，如果您想去卫生间，您可以现在去，我们一会儿见。"

护士再次回到病房。

护士：（推车到床头）"阿姨，我刚才来过的，您刚才去卫生间了吗？（看床头卡）那您能再告诉我一下您的名字吗？"

患者："玛丽。"

护士："1 床玛丽对吗？"

患者："对。"

护士："那我现在就准备给您进行静脉输液，可以吗？您现在是卧位，舒适吗？"

患者："舒适。"

调输液架。

穿刺结束，护士摘口罩后。

护士："1 床玛丽对吗？现在液体已经给您输上了，您感觉怎么样？有什么不适吗？"（看一下输液部位）

患者："没有。"

护士：（盖被）"那现在我给您输液的滴数已经调好了，每分钟 10 滴，请您不要去调节它，穿刺部位的透明贴请尽量不要弄湿，留置针的手臂不要拿取过重的物品，也尽量避免手臂长时间下垂，以避免由于重力作用造成回血堵塞导管。呼叫器我就放在您的枕边了，如果您输液的过程中有什么不适，您就按呼叫器叫我，我很快就会赶到的，我也会随时来看您的，谢谢您的配合（看床头卡）。"

护士："阿姨，您先休息吧，有什么事随时叫我（封管）。"

拔针时：

护士：（推车进病房）"阿姨现在感觉怎么样？（看床头卡）能把您的名字告诉我吗？"

患者："玛丽。"

护士："1 床玛丽对吗？阿姨，现在您的输液已经结束了，我要进行封管可以吗？"

患者："可以。"

护士："那您现在的卧位舒适吗?"

患者："舒适。"

封管后:

护士："1 床玛丽对吗? 阿姨, 现在管已经给您封完了, 您感觉怎么样?"

患者："挺好。"

护士帮助盖好被。摘口罩后:"玛丽阿姨穿刺部位的透明贴请尽量不要弄湿,留置针的手臂不要拿取过重的物品, 也尽量避免手臂长时间的下垂, 以免由于重力作用造成回血堵塞导管, 呼叫器我就放在您的枕边了, 如果您有什么不适就随时叫我, 我很快就会赶到的, 我也会随时来看您的, 谢谢您的配合 (看床头卡), 阿姨, 您先休息吧!"

十五、采集血液的语言沟通

护士携治疗车到病房, 核对床头卡, 到患者床头。

护士："阿姨, 您好! 我是您的责任护士, 我叫孙薇, 需要给您做肝功能的化验, 我们核对化验单, 您能告诉我您的名字吗?"

患者："您好! 孙护士, 我叫玛丽。"

护士："1 床玛丽对吗? 您现在感觉怎么啊? 您夜间 12 点以后吃饭、喝水了吗?"

患者："没有啊! 听你的话, 我在夜间没有吃东西, 我都不习惯, 是为了今天的化验啊!"

护士："很好, 这样的化验会更准确。我来看一下您的血管好吗? 您这儿疼吗? 好, 我们就用这根血管, 您看可以吗?"

患者："可以, 听你的安排。"

护士:(先将止血带扎上, 有点紧, 消毒, 穿刺, 接取血液)"您用手按压住针眼 3 分钟, 如果不出血, 就可以将棉签放在门口的纸篓中, 谢谢!"

采血结束后:

护士："1 床玛丽对吗? 阿姨, 现在血已经采完了, 您有什么不舒服吗?"

患者："没有啊!"

护士："好, 一会儿我们将血送到化验室, 下午能出结果, 有什么问题医生会过来找您的, 您别紧张, 现在您就可以吃东西、喝水了! 有什么事您可以按呼叫器找我, 您先休息吧!"

十六、门诊采集血液标本的语言沟通

护士:(边接化验单边沟通)"您好, 您请坐。"

"王立宏先生，您有 5 项化验，您早晨吃饭了吗？"

患者："您好！我没有吃早饭。"

护士：（在患者面前将一次性垫巾更换，在患者面前洗手，边洗手边沟通）"请将胳膊放在这里。"（选择血管）"我们用这个血管可以吗？"

患者："可以。"

护士："我需要给您扎上止血带，有点紧吧？"

患者："没有关系。"

护士："先给您消毒皮肤，（穿刺血管时，根据情况与患者沟通），有点疼吧？（采血后）好了，压针眼 3～4 分钟，不出血后请将棉签放在纸篓中。"（边整理标本边交流）"采血结束了哦，有不舒服的感觉吗？休息一会儿，您可以到导诊台询问化验结果出来的时间。"

患者："还好！没有不好的感觉。"

护士："谢谢配合，再见。"

｜十七、静脉注射中与患者的语言交流｜

护士："您好！我是 34 床的责任护士，我叫金巍，能告诉我你您的名字吗？"

患者："您好！我叫张娜。"

护士："啊，34 床张娜，您现在感觉怎么样啊？哪儿不舒服？"

患者："挺好的啊，就是尿少。"

护士："根据您的病情及现在的症状，按医嘱需要给您静脉注射呋塞米，它的作用是利尿，能够迅速发挥药效，缓解您现在的症状。您不要担心，我动作会轻柔些。那您想在哪只手进行注射呢？"

患者："在右手吧。"

护士："右手是吗？那我能看一下您的血管情况吗？（抬患者的右手），张娜阿姨，您这条血管疼吗？"

患者："不疼。"

护士："我看这条血管没有硬结，没有红肿，适合注射，那就在这条血管进行静脉注射好吗？"

患者："好。"

护士："那好，阿姨我先回去准备一下用品，如果您想去卫生间，您可以现在去，一会儿见。"

护士："34 床张娜阿姨，我现在为您注射呋塞米 20mg，可以吗？"

患者："可以。"

护士："用这个血管，您握拳，（消毒）好了，现在我要为您注射药了，我慢些，不会有疼痛感，在注射过程中您如果有不适的感觉要及时告诉我，（边注射边问）您现在有不适的感觉吗?"

患者:"我多长时间能排尿?"

护士:"10 分钟左右就会排尿,您一定要按照医生的指导,低盐饮食,饮水量这两天要控制在 1000ml 以内,观察 2 天,看看排尿情况,医生会再做治疗的调整。"

患者:"好吧,我会注意。"

护士:"注射完毕,张娜阿姨,您有什么不舒服的感觉吗?"

患者:"没有。"

护士:"过一会儿您就会排尿,将您排的尿量告诉我,您先休息一会儿,阿姨您现在感觉怎么样,卧位舒适吗? 如果您有什么事可以随时呼叫我,呼叫器放在床旁了,我也会经常来看您的,谢谢您的配合。"

十八、PICC 置管操作中的语言沟通

1. 操作前对患者评估的语言沟通

护士:"您好! 先生,请问您叫什么名字?"

患者:"护士小姐,您好,我叫任飞。"

护士:"34 床任飞是吧? 我是您的责任护士王琳,根据您的病情和您的血管条件,医生建议您做外周静脉中心置管,您已经填写知情同意书了,我现在来了解您的血管条件。"

患者:"医生建议我静脉插管,我已经同意了。"

护士:"这项插管技术我们简称 PICC,适合长期输液应用,您的血管条件不好,不适应经常扎针输液,很适合这种给药途径。您现在身体有不舒服的感觉吗?"

患者:"没有。"

护士:"我们就选这根血管,可以吗?"

患者:"可以,我没有不舒服的感觉。"

护士:"我们现在选择左侧的血管,如果这根血管不能成功,我们就要用右侧的血管,但我会非常努力地争取一次成功,希望您配合我。"

患者:"你放心地扎,不要担心,如果没扎上,就扎右手。"

护士:"好的,谢谢您的配合,我先去准备物品,您也准备一下,可以先去卫生间,我们一会儿见。"

2. 操作中的语言沟通

护士:"您好,您是 34 床任飞先生对吗?"

患者:"是的。"

护士:"我们现在进行插管操作,您看可以吗?"

患者："可以。"

护士："任先生，PICC 插管是将导管沿着肘正中静脉送到上腔静脉，是静脉给药，能通过较大的静脉输送到您的体内。您需要长期用药，这样既可以减少反复穿刺，也可以保护小的静脉。在操作中我会很小心，您不要担心，在操作中，您只要躺好，将胳膊外展 90°，安静休息就可以了。"

患者："这么长的管子，会很疼吧？你可要精心地给我做啊！"

护士："我一定会特别小心操作，尽量减轻您的疼痛，我们先看看血管，好，扎止血带看看，好的（松开止血带）。"

先量一下长度，再量一下臂围。（建立无菌区、冲管、消毒皮肤、扎止血带）

护士："任先生，您是 34 床任飞对吗？"

患者："是的，我是任飞。"

护士："我现在进针了，放松些，有点疼吧，现在送入导管，疼吗？"

患者："有点疼。"

护士："我将导丝撤除就可以了，有些疼吧，我轻点。"

"血管回血很好，现在固定好。（写上时间，现在是 2011 年 9 月 23 日 14 点 30 分）您感觉可以吗？"

患者："还可以，疼得不严重。"

护士："我们用 X 线确认导管是否在血管中，以及导管尖端的位置。""很好，没有问题。您可以将胳臂放到身体旁，轻度活动是可以的，我来协助您躺好，这样可以吗？"

患者："可以，我这只手吃饭可以吗？"

护士："可以辅助扶持物品，不要用这只手独立拿东西，那样会造成回血。""穿刺的部位要保持清洁，您不要自己揭下胶贴，如果有污染及时告诉我们，会及时为您更换，您在活动时尽量不要活动这个胳膊，防止污染和脱出导管，我们再核对一遍，34 床任飞对吗？"

患者："我知道了，我会注意，我是任飞，没错。"

护士："任先生，您还有需要问的问题吗？呼叫器在这里，如果有问题按一下它，我会及时来的，您的家属也需要掌握这些方法，有事及时和我们联系，我们大家共同努力，使您尽快康复。"

患者及家属："谢谢！"

护士："您休息，一会儿我们就可以接输液了，一会儿见。"

┃十九、采集动脉血标本操作中的语言沟通┃

1. 评估

护士："阿姨，您好！我是您 22 床的责任护士肖敏，请您说下您的名字？"

患者："我的名字叫方华。"

护士："22 床方华，您感觉怎么样？"

患者："感觉没有精神，周身无力。"

护士："是呼吸功能不好导致的，现在需要给您采集动脉血标本，可以吗？"

患者："好的。"

护士："采集动脉血做化验，可以了解血液中氧含量情况，您刚才有没有喝热水或做过量的运动，都没有啊。我来看看您的胳膊，我们需要在这里采血，因为动脉在体表看不到，需要用手去触及搏动，所以采血过程中需要您配合一下，您不要紧张，我动作会轻柔些，您先休息一会儿，我先回去准备一下用品，如果您想去卫生间，您可以现在去，我们一会儿见。"

2. 操作中

护士："您好！22 床方华对吗？我们现在进行采集血可以吗？"

患者："是的，我是方华，现在可以。"

护士："我们现在消毒，方华阿姨我马上要进针了，可能有些疼，您不要移动手臂，平静呼吸。好，血采完了，请压住棉签，方华阿姨怎么样啊？还疼不疼啊？不疼啦，我们马上就将血送检，如果您还有什么事，可以随时呼叫我，我也会经常来看您的，谢谢您的配合。"

二十、肌内注射的语言沟通

护士："您好！我是 36 床的责任护士秦可，遵医嘱要给您用药，需要核对，请您告诉我您的名字。"

患者："你好，我叫刘丽。"

护士："36 床刘丽，您现在感觉怎么样？"

患者："我刚呕吐了 1 次，就是感到恶心。"

护士："由于您恶心、呕吐，我要遵医嘱给您注射甲氧氯普胺 10mg 请您配合我，请让我看一下您注射部位的情况，按这儿疼不疼？现在注射可以吗？我回去准备一下物品，我们一会儿见。"

回到治疗室：准备用物，检查所用物品是否完好，是否在有效期内。

携所需物品至床旁，核对床头卡，到患者身边。

护士："刘老师，请再说一遍您的名字好吗？"

患者："我叫刘丽。"

护士："36 床刘丽，我现在要给您肌内注射甲氧氯普胺 10mg，这种药有治疗胃部恶心、呕吐的作用，请您配合我。现在请您侧卧，下腿屈曲，上腿伸直。这个姿势舒服吗？"

打开污物桶盖，洗手，戴口罩，查药液名称，有效期，药液有无浑浊、沉淀变色，查注射器有效期、有无漏气，检查棉签的有效期或开封日期。

吸药；弹—消——锯——消——取掰瓶器——折，取注射器，试通，持注射器，将针尖斜面向下置入容器内的液面下，持活塞柄抽动活塞，吸取药液，排尽空气，将针头垂直向上，轻拉活塞使针头内的药液流入注射器，轻推活塞驱除气体，核对药物。

护士："刘丽，现在我要给您消毒皮肤，您会感觉有点凉，请不要紧张，稍等一会儿使消毒液干。"

护士："您是 36 床刘丽对吧？现在要给您肌内注射了，我会动作轻柔，您不会感觉很疼的（一手紧绷局部皮肤，一手持注射器，中指固定针栓，将针头迅速垂直刺入）。现在感觉怎么样？我要开始推药了。"

"（抽动活塞，无回血，推药）甲氧氯普胺的作用是促进围肠蠕动，缓解恶心、呕吐症状，注射后您不会感觉有什么不适的。"

护士：（拔针，按压）"现在注射完了，您配合的非常好！您感觉怎么样？"

护士："我们再核对一下，36 床刘丽，甲氧氯普胺 10mg 肌内注射，对吧？药物注射后 15～20 分钟会发挥作用，您现在有不适的感觉吗？"

患者："没有。"

护士："如果感到有什么不舒服，随时按呼叫器，谢谢您的配合，您先休息吧。"

记录时间、药品名称、剂量、操作者。

二十一、皮内注射操作中的语言沟通

1. 操作前评估患者

护士："您好！可以告诉我您叫什么名字吗？"

患者："你好！我的名字叫扬扬。"

护士："35 床扬扬，我是您的责任护士柳扬，根据您病情的需要，医生要给您用青霉素，需要给您做个皮试，请问您用过青霉素吗？"

患者："我小时候用过青霉素。"

护士："您自己及家人有青霉素过敏的情况吗？"

患者："没有。"

护士："好，我们先来做个过敏试验，您看可以吗？"

患者："可以。"

护士："我看一下您前臂的注射部位。整个部位可以，好，我们一会儿见，我去准备一下物品。"

治疗室准备：检查用物是否齐全，完好在有效期内。携所需物品至床旁，核对床头卡，到患者身边。

2. 操作中

护士："您好，为了安全，请再说一遍您的名字好吗？"

患者："可以，我是35床扬扬。"

护士："好的，35床扬扬先生，我要给您做皮试了，现在我帮您躺好，这样舒服吗？"打开污物桶盖，洗手，戴口罩，检查皮试液名称、有效期、药液有无浑浊、沉淀、变色；检查1ml注射器有效期、有无漏气，棉签有效期、开封日期。

消毒皮试液瓶口，抽吸皮试液。

选择注射部位（前臂掌侧下段）。

护士："扬扬先生，扎这可以吗？"

患者："可以。"

护士："消毒皮肤要用75％乙醇，现在我给您消毒。"（待干）

（排尽空气）"35床扬扬，对吗？"

护士："注射的过程有点疼，忍耐一下马上就好了。"

一手紧绷局部皮肤，一手持注射器针头斜面向上，与皮肤呈5度角刺入，针头斜面完全刺入皮内后，放平注射器，用紧绷皮肤的手的拇指固定针栓注入皮试液0.1ml，局部隆起，形成一皮丘，迅速拔针，勿按压针眼。

护士："疼吗？现在是11：20，我们要在20分钟后判断结果。"

核对卡片"35床扬扬，皮内试验。"

（协助取舒适卧位，盖被）"这个姿势舒服吗？把前臂露出来，不要碰到注射部位。"

"如果在这期间有皮肤发痒，起小皮疹，或有胸闷的感觉，要按呼叫器，到时间我会来，您也掌握着时间。"

洗手，摘口罩。

患者："你们比较忙，我记着时间。"

护士："好的，您要记住时间，您休息一会儿，此期间请不要离开病房，不要摩擦注射部位，以免影响结果的观察。呼叫器在你手边，可以随时找我，一会儿见。"

记录时间、操作者。

二十二、物理降温（冰袋使用流程）语言交流

1. 来到患者床前，进行核对解释。

护士："7床郝女士，您好！您现在感觉怎么样？还有畏寒、发冷的感觉吗？"

患者："不冷了，现在我感觉浑身发热酸疼。"

护士："您现在的体温显示为39.5度，我遵医嘱为您使用冰袋做物理降温好吗？"

患者:"好的。"

护士:"我现在去准备物品,您稍等。"

2. 准备冰袋。检查:挤压冰袋,看是否有破损;加套;用布套包裹冰袋。

3. 放置,告知患者。

护士:"我要为您放置 3 个冰袋,请您看一下这个是我们要使用的冰袋,分别放在您的额头和双侧腋窝,放置时会有冰凉的感觉,请您不要紧张,配合我好吗?"

患者:"好的。"

护士:"请先抬起左侧手臂让我看一下,您局部皮肤完好,现在我要把冰袋放上了。"

放上冰袋,同时询问:

护士:"感觉怎么样? 是不是有点凉?"

患者:"是的。"

护士:"接下来请您抬起右侧手臂,您局部皮肤完好,我为您放置冰袋。"

患者:"好的。"

护士:"最后我要把这个冰袋放置在您额头,好的,放好了。冰袋需要放置 20 分钟,这期间我会随时观察您的情况请您及时告诉我好吗?"

患者:"感觉挺舒服的。"

护士:"您现在发热,特别喜欢凉些,您现在的体位舒适吗?"

患者:"舒适。"

护士:"您现在还有什么需要吗?"

患者:"没有了。"

护士:"谢谢您的配合,您休息一会儿。"

4. 随时观察患者反应。

5. 20min 后来到患者床旁,询问:

护士:"怎么样? 感觉好点吗? 时间到了我来为您取下冰袋可以吗?"

患者:"好的。"

护士:"我们穿好衣服,盖被保暖,您喝杯温水,好好休息一下,30 分钟后我来为您重新测量体温。"

6. 30 分钟后测量体温示 37.8℃。

护士:"您现在的体温是 37.8℃,请您多饮水,注意保暖,有事情按呼叫器,我也会经常来看您,再见。"

二十三、经鼻/口腔吸痰语言交流

1. 操作前评估

护士:"您好!(查看床头卡、床号) 请问您叫什么名字?"

患者："王红。"

护士："1 床王红，我是您的责任护士小张，您现在吸上氧气感觉怎么样，还是有黏痰在嗓子里吐不出来，是吗？不要着急，我现在帮您把痰吸出来，您就会感觉舒适了，操作中会有些不舒服，我动作会非常轻柔，不会很痛苦，如果您能好好地配合我，会很快结束操作，没有痛苦。您有什么问题或疑问吗？"

患者："吸痰是不是很疼啊，会出血吧？"

护士："您放心我会很轻柔地操作，您不要担心。"

2. 吸痰

护士："1 床王红是吗？您不要紧张，不要动，我要插管了，如果您觉得要咳嗽的话就咳嗽，这样能使痰咳出来，容易吸到，如果您觉得上不来气、非常难受的话就告诉我，我会立即停止，您可以休息一会儿我再吸。"

3. 吸痰结束

护士："1 床王红，现在感觉好些吗？您配合得很好，吸痰非常顺利，呼吸顺畅多了吧，吸出了 10ml 的白色黏稠痰，我帮您把口鼻擦干净，我把床摇起来好吗？您现在觉得怎么样？没有什么不舒服的感觉吧？您口腔黏膜没有损伤，您放心吧。您一定要多喝白开水，可以稀释痰液利于痰液排出，就不用吸痰这么难受了，经常翻身更换体位也利于排痰，或者做做雾化吸入，我再帮您叩叩背您就会觉得舒服多了。"

患者："谢谢。"

护士："您还有什么需要吗？如果您有什么不适可以按呼叫器找我，我也会经常来巡视看您的，您好好休息吧，一会儿再见。"

二十四、经气管插管/气管切开吸痰操作的语言沟通

温馨提示：不能用语言表达的患者，核对更加重要。核对时，要语言清楚，要多次重复患者的名字。要注意观察患者的表情。

操作前对患者评估的语言交流；要了解患者的年龄、病情、意识、治疗情况，评估呼吸道分泌物排出的能力，评估患者的心理状态，合作程度。

1. 持听诊器、床头卡至病房，核对床尾卡。

护士："您好，我是 36 床的责任护士明娜，您的名字叫陈刚对吗？"

患者：点头。

护士："36 床陈刚，您今天感觉怎么样？感觉好的话请您点头示意，感觉不好请摆手示意。"

患者：摆手。

护士："哦，不好！那感觉哪里不舒服呢？"

患者：指喉部。

护士："是有痰吗？"

患者：点头。

观察患者监护情况，血氧下降、呼吸增快。

护士："我可以听诊一下您的肺部情况吗？"

患者：点头。

2. 现在听诊（消毒）。

护士："您的肺部确实有痰，我可以给您吸痰吗？"

患者：点头。

护士："吸痰可以清除您呼吸道的分泌物，使您呼吸通畅，请您配合我，好吗？"

患者：点头。

护士："我现在去取吸痰用品，马上回来，请您稍等一下！"

注：如果紧急吸痰，可以直接进行。

3. 至处置室洗手、戴口罩，接电源、打开开关、检查吸引器性能，各管道连接是否正确，紧密。调节压力，成人 150～200mmHg，检查吸痰管、冲洗瓶的有效期，摘口罩、洗手。

4. 至病室。

护士："36 床陈刚阿姨！我现在要给您吸痰了，吸痰过程中我的动作会轻柔的，请您配合我好吗？在吸痰过程中如有不适，请您举手示意。"

患者：点头。

护士：（给患者高流量吸氧）"我现在帮您把氧量调高一些，吸痰时您会感觉舒服一些。"（连接电源）

5. 打开吸痰管外包装，胸前铺无菌纸巾，一只手戴无菌手套，将吸痰管抽出盘绕在手中，另一只手脱去负压管上的保护帽。吸痰管根部与负压管相连，开机，试吸少量生理盐水。

6. 非无菌手取下切开处纱布及吸氧管，放在无菌纸巾上，非无菌手反折痰管末端，无菌手持吸痰管前端迅速并轻轻地沿导管送入吸痰管。

护士："现在开始给您吸痰了。如有不适请举手示意。"（插入深度遇到阻力上提 1～2cm，吸痰过程中边上提边旋转边吸引，避免上下提拉，每次时间 < 15 秒。

护士："请咳嗽一下。您配合得非常好。"

7. 吸痰结束立即将吸氧管插回气切处，观察患者监护情况，吸出痰液性质、量、颜色。

护士："您现在感觉怎么样？还有痰吗？"

患者：摆手。

弃去吸痰管，用另一冲洗瓶冲洗负压吸引管。

护士："陈阿姨，您刚才配合的非常好，现在有什么不适吗？"

患者：摆手。

8. 擦拭患者切口周围皮肤，切口处覆盖无菌纱布。

护士："请让我再给您听听肺部情况好吗？"

患者：点头。

护士：（听诊）"确实比刚才好多了。"

9. 安置患者舒适体位。整理床单位。（观察监护情况，血氧上升、呼吸平稳）。

护士："您现在生命体征比较平稳，还有没有觉得哪里不舒服？"

患者：摆手。

10. 处理吸引瓶内的污物后，吸引瓶更换消毒液。

11. 洗手。

护士："您刚才配合的非常好，谢谢您的配合。您还有什么需要吗？呼叫器放在您手边，有事可以随时叫我，我也会经常来看您！"

12. 记录。

二十五、心电监测操作中的语言交流

1. 着装整齐，洗手。

2. 护士携物品至床旁，上前核对解释。

护士："女士，您好！我是 27 床的责任护士崔颖，您能说一下您的名字吗？"

患者："我的名字叫王红。"

护士："27 床王红，由于您刚刚做完手术需要观察您的心电变化，现在为您进行心电监护，这项操作没有什么痛苦，请您不要紧张，现在我就开始为您连接心电监护仪，好吗？"

患者："好的。"

3. 连接电源，检查监护仪性能，转向患者与之沟通。

护士："好，现在请您放松，取平卧位，我要在您的皮肤上贴上电极膜，我来帮您松开衣扣，现在我为您清洁局部皮肤，会有点凉，请不要紧张。将被子盖好，不要着凉，您感觉舒适吗？"

患者："感觉很舒适。"

4. 选择导联，设置报警界限并记录告知患者。

护士："王女士，现在心电监护我已经为您连接好了，我会随时观察您的监护参数，并报告医生，请您不要自行移动或摘除电极片，您和家属不要在监护仪附近使用手机，以免干扰监测波形，如果您贴着电极片周围的皮肤出现红肿请及时通知我，您有需要问的问题吗？"

患者："听懂了，没有问题。"

护士："您还有什么需要吗?"

患者："没有。"

护士："那就休息吧，不要担心监护的事，对您没有影响，我会随时来看您，如果有问题您就按呼叫器。"

5. 记录监护参数，离开病房。

6. 停止监测。

护士推治疗车来到患者床旁。

护士："王女士，您的心电监护显示一切指标在正常范围内，这说明您的病情已经稳定下来了，请您放心，根据医嘱您可以停止心电监护了，我来为您取下电极片好吗?"

患者："我的心脏没有问题了吗?"

护士："现在心电显示没有病理改变，您的病程还短，您还需要安静休息，不要大幅度的活动，有不舒服的感觉及时告诉我们。"

患者："好的，谢谢你们!"

关机，断开电源，取下电极片。

护士："我再来为您清洁一下皮肤，好了，我帮助您穿好衣服，盖好被，您现在感觉舒适吗?"

患者："很好。"

护士："您还有什么需要吗?"

患者："没有了。"

护士："如果有什么需要请及时通知我。"

二十六、血氧饱和度监测中的语言交流

1. 着装整齐，洗手。

2. 护士携物品至床边，上前核对解释。

护士："27 床您好! 我是您的责任护士崔颖，您能告诉我您的名字吗?"

患者："您好，我的名字叫宋敏。"

护士："27 床宋敏，由于您刚刚做完手术需要观察您的患肢血运情况，遵医嘱为您进行患肢的血氧饱和度监测。这项操作没有什么痛苦，请您不要紧张，现在我就开始为您做血氧饱和度监测，好吗?"

患者："好的。"

3. 连接电源，检查监测仪性能，转向患者与之沟通。

护士："好，现在请您放松，取舒适体位，我要将血氧饱和度传感器夹在您的示指上，现在我为您清洁指甲，请不要紧张。"

患者："好的。"

护士："我们现在夹好传感器，您感觉可以吗？"

患者："可以。"

4. 调整波幅及报警界限。

5. 观察血氧饱和度并记录。

护士："宋女士，血氧饱和度检测仪我已经为您连接好了，我会随时观察您的监护情况，并报告医生，请您不要自行移动或摘除传感器，您和家属不要在检测仪附近使用手机，以免干扰监测，您还有什么问题要问我吗？"

患者："没有问题。"

护士："那就先休息一会儿吧。"

6. 停止监测。

护士推治疗车来到患者床旁，上前解释。

护士："27 床宋敏女士，您的血氧饱和度监测显示血氧指标在正常范围内，这说明您的患肢血运正常，根据医嘱您可以停止血氧饱和度监测了。我来为您取下传感器，好吗？"

患者："好的。"

关机，断开电源，取下传感器。协助患者取舒适体位，盖好被。

护士："您现在感觉舒适吗？"

患者："很好。"

把监护仪及各导线放在治疗车上，询问患者。

护士："您还有什么需要吗？"

患者："没有了。"

护士："如果有什么需要请及时按呼叫器通知我。"

｜二十七、输液泵操作中的语言沟通｜

1. 操作前对患者的评估

护士："先生，您好！我是 24 床的责任护士小刘，请您告诉我您的名字好吗？"

患者："王放。"

护士："24 床王放，根据您的病情医生决定为您使用＊＊药，作用是＊＊。为了精确控制给药的速度，以达到最佳的用药效果，我们要为您使用输液泵，它只是控制给药速度的仪器，不会给您带来任何痛苦的；您看可以吗？"

患者："可以。"

查看患者准备穿刺局部的皮肤及血管情况。

护士："您这个部位有疼痛的感觉吗？有其他不适的感觉吗？"

患者："没有。"

护士："您先在床上躺好，我回去准备一下用品及输液泵（注射泵）。您如果想去卫生间，现在可以去，我们一会儿见。"

2. 治疗室配药

（1）洗手，戴口罩。

（2）检查药液、输液器、注射器质量及有效期、有无漏气等。

（3）常规消毒瓶口。

（4）按医嘱再次查对药名、剂量、浓度、时间、用法，患者姓名、床号。

（5）抽吸所需药物，加药后再查对药名、剂量、浓度、时间、用法、患者姓名、床号。

（6）标签空白处或治疗单上填写患者的床号、姓名，所加药物的名称、剂量、加药时间，配药者。

（7）消毒瓶口，取输液器，打开输液器将针头插于输液瓶口内。

（8）将输液用物及用药、输液泵（注射泵）放于治疗车上，整理用物，摘口罩。推车至病室。

3. 为患者输液

（1）携所需物品推车至病床旁，核对床头卡，到患者身边。

护士："24 床王放，对吗？现在我要给您做输液处置，您去卫生间了吗？"

患者："去过了。"

护士："您还有什么问题吗？"

患者："没有了。"

护士："那好，现在我协助您躺好，这样您舒服吗？"

（2）备输液架固定输液泵（注射泵），安插电源线，将治疗车放于妥当位置（便于操作取物）。

（3）洗手、戴口罩。

（4）将瓶或袋上挂于输液架上，排气。

（5）按电源键 2S 开机。

（6）打开输液泵（注射泵）门，安放输液器于输液泵（注射泵）内，关泵门。

（7）安装滴数传感器。

（8）开放输液调节器。

（9）再次核对。

护士："24 床王放、某某药物。"（立即静脉滴注）

（10）铺治疗巾，选静脉，选择穿刺点，扎止血带（距穿刺处 10～15cm）。

（11）消毒皮肤，范围为 8cm×10cm，待干，备胶布。

（12）取下输液管，再次检查管道内有无气泡，排尽针头内气体（需将护针帽取下）。

护士："24床王放、＊＊药物，立即静脉滴注，请您握拳。"

（13）持针柄穿刺，见回血后，将针头平行送入少许。

护士："请您松拳。"

（14）松止血带、松调节器，胶布固定。

（15）设定输液速率，按（START/STOP）开始输液。

护士："王放先生，现在我给您调节的滴速为60ml/h，20～30分钟后，如果您没有不适，我会适当将滴数调快些，您不必费心自行调节，您现在感觉怎么样？"

患者："挺好的。"

护士："那好，这是呼叫器，有事儿您随时叫我，我也会随时来看您的。"

（16）再次查对姓名、床号、药名、剂量、浓度、时间、用法；为患者整理衣被。

护士："您这个体位舒服吗？"

患者："可以。"

（17）收回治疗巾、止血带、整理用物，洗手，摘口罩。

护士："您不要挤压输液侧的肢体或将这侧肢体抬得过高、不要做剧烈的活动，以免输液管内回血，造成堵塞。"

"请您或家属不要随意搬动输液泵（注射泵），防止输液泵（注射泵）因牵拉而脱落。"

"请您不要自行调节输液泵（注射泵）的速度，以保证用药的安全。"

"如果出现阻塞、气泡等故障或输液结束时，输液泵（注射泵）会自动报警，您不要紧张，我会及时来处理的，您放心休息吧。"

4. 停止输液

护士："王放先生，您今天的输液就要结束了，您现在感觉怎么样？我现在给您停止输液。"

（1）按（START/STOP）键，关闭调节器，打开泵门，从下向上取下输液管（打开注射器固定夹，取下注射器），按电源键2S关机。

（2）启开固定的胶布。快速拔针用棉球压迫针眼止血。

护士："请您继续按压一会儿，谢谢您的配合。"

（3）整理衣被。

护士："您还有什么需要吗？"

患者："没有。"

护士："如果有事随时找我，我有时间经常来看您的，您休息吧。"

（4）整理输液用物，提瓶，将输液架或输液挂钩放于妥当位置，将输液管弃于医用垃圾袋，针头弃于锐器盒内；将输液泵（注射泵）电源线缠好，提回处置室放置于固定位置。

（5）洗手，摘口罩，记录。

5. 指导患者

（1）患者使用输液泵（注射泵）的目的，输入药物的名称、输液速度。

（2）患者输液肢体不要进行剧烈活动。

（3）患者及家属不要随意搬动或调节输液泵，以保证用药安全。

（4）患者有不适感觉或机器报警时及时通知医护人员。

6. 注意事项

（1）设定输液速度及其他必需参数，防止设定错误延误治疗。

（2）随时查看输液泵的工作状态，及时排除报警、故障，防止液体输入失控。

（3）观察穿刺部位的皮肤情况，防止发生液体外渗，出现外渗及时给予相应处理。

二十八、轴线翻身操作中的语言沟通

向患者解释翻身的目的和指导配合的方法。

护士："阿姨，您好！我是 46 床的责任护士小刘，请你配合一下我的核对，告诉我一下您的名字好吗？"

患者："王芳。"

护士："46 床王芳阿姨，现在感觉怎么样，平躺了两个多小时，是不是有些不舒服啊？"

患者："是啊，很不舒服，全身都感到痛。"

护士："我们是来帮助您翻身的，您做的是颈椎手术，需要轴式翻身，就是翻身时身体的各部位：头、颈、肩、腰、髋要在一条直线上，这样可以避免意外损伤。您不要紧张，翻身的过程中我们会随时指导您如何配合。"

"我需要将您的枕头移到一边，将您的被子打开。"（3 位操作者站于患者同侧，将患者平移至操作者同侧床旁）

护士："王阿姨，我们帮您把身体移向右侧床旁，您自己不必用力，好，现在我们 3 个人分别帮助您，您只需要放松就可以了。"（第一位操作者固定患者头部，沿纵轴向上略加牵引，使头、颈随躯干一起缓慢移动，第二操作者将双手分别置于肩部、腰部，第三操作者将双手分别置于腰部、臀部，使头、颈、肩、腰、髋保持在同一水平线上，翻转至侧卧位。患者无颈椎损伤时，可由两位操作者完成轴线翻身）

护士："阿姨，您感觉怎么样，感到伤口痛了吗。"

患者："没有痛，我很重，你们辛苦了。"

护士："现在我们将一软枕放于您背部支持身体，另一软枕放于两膝之间，您的双膝自然弯曲，这样您会不累，我们将被子盖好，不要着凉。您这样舒服吗？"

患者："舒服多了，长时间一个体位真的很难受。谢谢你们。"

护士："王阿姨，谢谢您的配合，您好好休息吧！我将床旁呼叫器放在您的枕边，如果您有什么需要，请按呼叫器，我也会随时来看您的。"

二十九、一人协助患者移动至平车法

护士将平车推至床尾，上前询问患者。

护士："上午好！我是55床的责任护士程意，您能告诉我您的名字吗？我需要您核对一下。"

患者："我叫王宇。"

护士："55床，王宇对吧？现在根据医嘱您需要到门诊进行心电图、透视等一些入院检查。您现在是头晕待查需要卧床休息，我来陪您去检查，现在去可以吗？"

患者："好的！"

护士："在移动过程中，如果您有身体不适请及时告诉我。"

患者："好。"

移开床头桌椅，松开盖被。

护士："首先请您配合我先移动您的头部，再移动您的臀部及下肢到床边好吗？"

将平车平行放置床边，并将盖被平铺于平车上。

护士抵住平车。

护士："我来扶着您，请您尽量配合我好吗？请您放松一些。我帮您先挪动上身，然后是臀部和下肢。"

护士："请您放松躺好，我帮您盖好被子。现在感觉怎么样？"

患者："挺好的，没什么。"

护士："在去门诊检查的过程中，如果您有不适的感觉请告诉我，我会及时为您解决的。"

患者："好，谢谢。"

护士："请您躺好，我们出发了。"

三十、患者约束操作法

护士："您好，我是51床的责任护士娜娜，您能告诉我您的名字吗？"

患者："我叫刘一。"

护士："您好！51 床刘一，您现在感觉怎么样？"

患者："我的手仍然不听我的话，总是动，我的心里非常烦躁，你们快给我想想办法啊。"

护士："这是您病情急性期的症状，慢慢就会好了，为了控制您手脚不自主地活动，遵医嘱要给您约束一下，如果您感觉您能控制了，我们就解除，这样能避免您的手受伤，您也会感觉舒服一些，您看可以吗？"

患者："那样别人会以为我是精神病患者的。"

护士："不会的，我们这个病房经常有这种情况，而且您一个人的房间，别人也不会看到的，如果您能控制了，我们就不用约束了。"

患者："那就听你们的吧。"

护士："我现在遵医嘱为您进行肢体约束及肩部约束，请您不要紧张，希望您能配合我，好吗？"

患者："好的。"

护士："我们先来约束您的肩部，为了使您的腋下不受摩擦，我们垫上一块纱布，我们再用这个布带系在您的胳膊上，固定在床头上，感觉紧吗？有不舒服的感觉吗？"

患者："没有。"

护士："我们再来约束一下您的手臂，不要紧张，可以吗？紧吗？"

患者："好像有些，你们可要常来看我啊！"

护士："您放心，您是我们重点患者，我会全心护理您的，您放心，我会随时来看您的，您如果有不舒服的，呼叫器我放在您的手中，随时叫我，不要紧张。"

|三十一、痰标本采集语言交流|

1. 操作前评估

护士："早上好！（查看床头卡、床号）请问您叫什么名字？"

患者："我叫王红。"

护士："我是您的责任护士小张，昨晚睡得好吗？咳嗽厉害吗？根据医嘱现在要为您留取痰培养标本，为选择抗生素提供依据，方法很简单，就是漱漱口，吐一口痰就可以。留取痰标本最好是清晨，这时痰量较多，痰内的细菌也多，能提高阳性率，您看现在操作可以吗？"

2. 采集痰标本

护士："王红女士是吗？我先帮您用漱口溶液漱口，吐出来。再用清水漱口，把漱口水漱干净，再吐出来。您张开嘴，您的口腔黏膜完整光滑。现在您看我，和我一起做，连续深呼吸，然后用力咳出气管深处的痰液，吐到痰盒中，不要将唾液、鼻涕等混入痰液中。"

3. 操作后解释

护士："1 床王红女士，现在有不舒适的感觉吗？您配合得很好，痰标本留取的非常顺利，您还有什么需要吗？如果您有什么不适可以按呼叫器找我，我也会经常来巡视您的，您好好休息吧，一会儿见。"

三十二、咽拭子标本采集语言交流

1. 操作前评估

护士："您好！（查看床头卡、床号）请问您叫什么名字？"

患者："王红"

护士："我是您的责任护士小张，刚才来告诉过您 2 小时内不要吃东西，这 2 小时没有吃东西吧？"

患者："没有"

护士："现在根据医嘱要为您采集咽部及腭扁桃体分泌物做细菌培养，就是用这个咽拭子在您的咽部及腭扁桃体轻轻擦拭一下，然后做化验，医生会根据培养结果为您选择抗生素，一点都不疼。您只要张大嘴发'啊'的音就可以，不要紧张，我会轻轻地，您躺着可以吗？您觉得现在操作可以吗？"

患者："可以。"

护士："我帮您把床摇高一点怎么样？"

2. 采集咽拭子

护士："王红女士是吗？我先扶您用清水漱下口。好了，请您张开嘴，您的咽部有些黄色分泌物，您张开大嘴说'啊'，不要动，以免污染标本，影响检验结果。（用培养管的长棉签擦拭两腭弓、咽及腭扁桃体上的分泌物）好了，不疼吧？"

3. 操作后解释。

护士："1 床王红女士，现在有不舒适的感觉吗？您配合得很好，采集咽拭子非常顺利，您可以吃东西了，您还有什么需要吗？如果您有什么不适可以按呼叫器找我，我也会随时来巡视您的，您好好休息吧，我一会儿再来看您。"

三十三、洗胃操作中语言沟通

1. 操作前评估患者的沟通

护士："您好！您是王素华女士的家人吧？"

家属："是的，她是王素华，我是她的妹妹。"

护士："王女士，不要紧张，我们会尽力，我们先让王素华女士躺在这个床上，将身体转向左侧，告诉我她服用的是什么药，服用了多少？"

家属："她吃的是＊＊＊就是这个瓶子。"

护士："是吃的＊＊＊吗？吃了有多长时间了？"

家属："是的，已经吃下去 1 小时了。"

护士："知道了，不要紧张，我们需要将她吃到胃中的药清洗出来，您看可以吗？"

家属："已经这么长时间了，还能清洗出来吗？"

护士："我们会尽量地将还没有吸收的药物清洗出来，为了清洗效果好些，我们要用洗胃机来洗胃，您同意吗？"

家属："可以，只要能将药洗出来。"

2. 操作中的语言交流

护士："好！我们先将这个胃管下到您的胃中，您要配合，现在下管可以吗？"

患者："好！"

护士："好，做吞咽动作，往下咽，很好，已经在胃中了，您表现得很好，我们一定会清洗得很彻底。"

护士："您有不舒服的感觉就举手告诉我，我们要将您胃中出来的东西洗到澄清的水出来，就洗彻底了，您有不舒服的感觉吗？"

患者：用手表示没有。

3. 洗胃结束中的语言沟通

护士："好了，您的洗胃液已经变得澄清了，胃中已经没有任何内容物了，我们现在结束洗胃，我现在将胃管拔出来，您只要屏住呼吸就可以了，好了，拔出来了，您有不舒服的感觉吗？您休息一会。"

患者："有点头晕，我想去卫生间。"

护士："好的，不要着急。"

三十四、T 型管引流操作中的语言沟通

1. 操作前对患者评估

护士在操作前应评估患者的全身及 T 型管引流情况；至病室评估患者应包括术后诊断、式式、术后日数、皮肤、巩膜、进食情况、切口愈合情况、T 形管引流液的性质。

护士："先生，您好！我是 26 床的责任护士小张，为了核对，请告诉我您的名字好吗？"

患者："郑一。"

护士："26 床郑一先生，今天是您术后第三天，您感觉怎么样？刀口还疼吗？"

患者："小张，您好！刀口还疼，但是可以忍受。"

护士："让我看看您的眼睛可以吗？您向下看，挺好，巩膜没有黄染，皮肤还痒吗？"患者："不痒。"

护士："恢复得很好，现在您已进食半流质 2 天了，感觉怎样？"

患者："还可以，只是感觉没有食欲，非常不想吃。"

护士："您可以经常下地活动，活动可增加您的食欲，进食量增加刺激胆汁分泌量增加，对您疾病的恢复是有好处的。我看看您引流袋里的胆汁，正常的胆汁像豆油样透明，每日有 600～700ml 胆汁流出。"

患者："那我的胆汁属于不正常吧？"

护士："您现在的胆汁有点浑浊，那是因为术前您的胆总管梗阻，胆汁不能很好地排出，造成胆总管感染，感染的胆总管容易造成胆汁浑浊。您不用着急，您现在用的抗生素及保肝药都是促进您尽快恢复的。同时，为了防止术后逆行感染，需隔日更换引流袋，一会儿我要给您重新更换一下引流袋，同时也教会您怎样保持引流袋通畅，您看现在可以吗？"

患者："只要治疗需要，什么时候都可以。"

护士："那好，如果您想去卫生间，现在可以去，我回去准备一下更换引流袋物品，我们一会儿见。"

2. 治疗室物品准备

（1）开桶盖，洗手，戴口罩。

（2）检查物品有效期，是否有破损、潮湿、漏气。

（3）备用物于车上，关桶盖，洗手，戴口罩。

3. 为患者更换引流袋，携所需物品推车至病床旁，核对床头卡。

护士："26 床郑一先生，对吧？现在我要给您更换引流袋了，您还有什么问题吗？"

患者："没有了。"

护士："那好，现在我协助您躺好，这样您舒服吗？"

患者："舒服。"

护士："我现在关上门窗，遮挡屏风，免得您受冷，我要打开您的被子查看切口引流部位。您的切口敷料和引流管周围敷料包扎完整，没有渗出。如果引流口有渗出，敷料湿了，我会及时更换敷料并在引流管周围的皮肤上涂上氧化锌软膏来保护皮肤，因为胆汁渗出会刺激皮肤，容易造成对皮肤的腐蚀，是需要及时更换的。这里疼吗？"

患者："已经不疼了。"

护士："现在我就要给您更换引流袋了，您不用紧张，一点痛苦也没有。更换过程中需要您配合的就是身体不动，郑先生您的胳膊要抬高些放在上面，以免碰到引流管。"

开桶盖，洗手，戴口罩，铺无菌治疗巾、止血钳夹闭引流管，挂新引流袋，出口处拧紧，准备碘伏棉球，一手捏住引流管，一手捏住引流袋自接口处断开，将旧引流袋放于医用垃圾袋中。

护士："我现在消毒引流管口周围，将这个新的引流管连接（松开止血钳，挤压管），引流液能够引出来，我们再固定好。您感觉如何？"

患者："可以。"

护士："这个管一般在术后 2 ~ 3 周才能拔掉，所以，您在床上翻身活动时，引流管不要打折、弯曲、受压、用力牵拉，以免引起引流管的阻塞或脱落；您平卧时引流袋应低于腋中线，站立活动时引流袋不可高于腹部引流口平面。防止引流液逆流再次感染。您最好采取半卧位，这样有利于引流，我帮您把床摇高，您这样舒服吗？"

患者："舒服。"

整理好患者衣服，盖好被子，整理用物。关桶盖，洗手，记录护理病历，收屏风。

护士："我把呼叫器放在您枕边，如果您有什么不舒服的可以随时和我联系，我会及时过来看您，您还有什么问题吗？"

患者："没有了，谢谢你，小张"

护士："您好好休息吧，我先回去了。"

| 三十五、造口护理的语言沟通 |

1. 操作前对患者评估

护士在操作前应评估患者的全身及造口情况；至病室评估患者应包括术后诊断、术式、术后多少天、进食情况、切口愈合情况、造口血运及造口排便性质。

护士："您好！我是 34 床责任护士小刘，我要给您护理造口，能告诉您叫什么名字吗？"

患者："你好！小刘，我的名字叫李安。"

护士："34 床李安，对吗？李叔叔您好！今天是您术后第 9 天了吧？感觉怎么样？"

患者："挺好的。"

护士："早上我看您吃得稀粥，现在感觉肚子胀吗？"

患者："不胀。"

护士："您下地活动感觉怎么样？"

患者："还行，就是时间长了腿没有劲。"

护士："不要着急，慢慢来，每天都要下地活动，逐渐增加活动量对您的身体恢复有好处，同时也利于您的排便功能的恢复，减少肠粘连的发生。"

"从造口处排便您现在适应了吗?"

患者："还行。"

护士："您近几个月都要经造口排便，3个月行造瘘回纳手术以后才可以像正常人一样排便，您别着急，刚开始有些不适应，过段时间就能好一些，尤其是您自己能更换造口袋时，心情更好些。它不会影响您的生活、工作、社交。"

患者："反正不是很方便，没有方法的事情，就得适应啊。"

护士："我很理解你的感受，要根据自己的情况往好的方向努力，让我看看您造口排便情况好吗?(掀开被子)颜色、稠度挺好的，一会我重新给您更换一个造口袋，看看造口的血运及周围皮肤情况，同时也教会您如何自己更换造口袋。如您想去卫生间，现在可以去。我先去准备更换造口袋的物品，我们一会儿见。"

2. 更换造口袋过程语言交流

护士："34床，李安对吗? 李叔叔，现在我要给您更换造口袋，您还有什么问题吗?"

患者："没有了"

护士："那好，现在我协助您躺好，您身体稍微往左侧一点，这样您舒服吗?"

患者："舒服啊"

关好门窗，遮挡屏风，将患者被子掀开，打开衣服暴露切口及造口部位，查看切口敷料。

护士："您的切口敷料清洁、包扎完整，没有渗出，您有什么不舒服的感觉吗?"

患者："没有，还可以。"

护士："现在我准备给您更换造口袋了，我边做边给您讲，您要学会了以后就自己做。(先铺上手纸，查看造口袋与皮肤粘合)您的造口袋与皮肤粘合得很好，换袋时，由上向下，撕离已用的造口袋，(查看袋内粪便)现在您的肠功能未完全恢复，所以排出的便不成形，先别着急，等过段时间就排成形便了，到那时护理能更方便些。"

护士："先用温水清洁造口及周围皮肤。您造口周围的皮肤很好，造口肠黏膜色泽正常、造口肠段没有回缩，恢复得很好。我们需要用量度表量造口的大小，您造口现在的直径是4cm，我们将量好的尺寸在造口袋上画线，做记号，再沿着画线剪造口底盘，修剪时按照记号多剪1~2mm。"

患者："为什么要剪大些?"

护士："缝隙过大粪便刺激皮肤易引起皮炎，过小底盘边缘黏膜摩擦会导致不适甚至出血。"

护士："造口周围皮肤待干后，撕去粘贴面上的纸，按照造口位置由下而上将造口袋贴上，造口袋取站立位的斜下方，然后取出便袋夹就可以了。我们将衣服放好，盖好被子。好了，现在造口袋换完了，很简单，您学会了吗？"

患者："我怕换不好，不敢动手。"

护士："在您没出院之前，我还会给您更换，您要是没学会，我会随时指导您，帮您更换。李叔叔，在您戴造口袋期间，随着您胃肠功能的恢复，袋内会出现气体，您只要将便带夹打开，把气体排出就可以了。另外，出院后每 1～2 周用手扩张造口 1 次，就是戴上手套，在示指或中指涂上油，插入造口内，这样，可以防止造口狭窄，等出院前我再教您。"

护士："您能记住这个过程吗？"

患者：陈述过程。

护士：（指导后）"您现在还有什么需要我帮忙的吗？"

患者："没有了。"

护士："那我现在将呼叫器放在您的床头，如果您有什么需要，可以呼叫我，我也会随时来巡视您的。"

整理用物，撤屏风，洗手，记录。

护士："李叔叔，那您休息吧，我先回去了，再见。"

三十六、护士在膀胱冲洗中的语言沟通

1. 操作前的语言交流

护士在膀胱冲洗前应了解患者病情，临床诊断，导尿管类型，尿液的性状及尿管通畅情况。患者的意识状态，生命体征，心理状况，合作理解程度及膀胱冲洗目的和冲洗液的选择。

护士："阿姨，您好！我是 56 床的责任护士张辉，您能告诉我您的名字吗？"

患者："我叫玛丽。"

护士："56 床的玛丽阿姨，您好，您现在留置尿管已经 2 天了，我先看看您的尿液引流情况，您留置的是一枚 20 号的三腔单囊尿管，您现在的尿液是深黄色透明的，您有什么不舒服的感觉吗"

患者："没有，只是引流管有些不方便。"

护士："为了清除膀胱内的黏液、细菌等异物，预防感染并保持尿液引流通畅，我一会儿将给您进行膀胱冲洗，您看现在可以吗？"

患者："可以。"

护士："膀胱手术后，都要留置几天，慢慢就会适应的，我们所用的冲洗液是生理盐水 250ml，在冲洗的过程中，可能会需要您配合做一下腹部的放松，

来，我们现在来练习一下腹部的呼吸，可以吗？"

患者："可以。"

护士："吸气 – 呼气，吸气 – 呼气。您做的很好，我们可以进行膀胱冲洗了，那我现在回去准备一下用品，您先休息一下，我们一会儿见。"

2. 操作中的语言交流

护士："阿姨，您好！为了操作安全需要核对，您能再告诉我一下您的名字吗？"

患者："你好！我的名字叫玛丽。"

护士："56 床玛丽阿姨，我们刚才已经见过面了，现在我要为您做膀胱冲洗，您还有什么问题吗？"

患者："没有了。"

护士："那好，我现在协助您躺好，这样您舒服吗？"

打开医用垃圾桶，洗手，戴口罩。暴露出患者导尿管与尿袋连接处，注意患者的保暖，遮挡。将冲洗液瓶倒挂在输液架上，排气后夹闭导管。冲洗液瓶内液面距床面约 60cm，以便产生一定压力，利于液体流入。

护士："玛丽阿姨，我现在给您用的冲洗液是生理盐水 250ml，主要是为了稀释您的尿液，保持尿液引流通畅以及预防尿路感染。"

护士："玛丽阿姨，我现在为您铺了一块无菌巾，请您不要转动身体，以免污染这个区域。"

止血钳夹闭导尿管，分开导尿管与集尿袋引流管接头连接处，弃去集尿袋，消毒导管口，将导尿管和冲洗管连接。夹闭引流管，开放冲洗管，使溶液滴入膀胱，调节滴速为每分钟 60～80 滴。

患者："好的，我什么时候开始用腹式呼吸？"

护士："玛丽阿姨，我现在开始为您进行膀胱冲洗，现在冲洗的速度是每分钟 60 滴，如果您有什么不适的感觉，请您及时告诉我，我会适当减慢速度或停止冲洗，您现在可以做深呼吸，尽量放松，您现在感觉怎么样？"

患者："挺好的，没有不好的感觉。"

护士："玛丽阿姨，在您留置尿管期间，应该注意保持尿管引流通畅避免打折、扭曲、受压，防止尿袋高于膀胱，防止尿液反流，造成逆行感染。"

3. 操作后的语言交流。

护士："玛丽阿姨，现在经过冲洗，您引流出的尿液是清澈透明的，您刚才配合的很好，谢谢您的配合。您有不适的感觉吗？"

患者："没有，挺好的。"

护士："您在平时要注意多饮水，每天应为 1500～2000ml，以便自然冲洗膀胱，您还有问题吗？"

患者："没有问题，谢谢你了。"

护士："不客气，这是呼叫器，有事儿您随时叫我，我也会经常来看您的，您好好休息。"

清理用物，关桶盖，撤屏风，开窗通风，摘口罩，洗手，向患者及家属讲解尿管自护方法及注意事项。记录冲洗液名称、冲洗量、引流量、引流液性质，冲洗过程中患者的反应。

三十七、脑室引流护理的语言沟通

1. 操作前对患者的评估

护士在观察及更换引流管前应评估患者的病情、生命体征，以及询问有无头痛等主观感受情况，至病室评估患者应包括医疗诊断、手术时间、患者神志、瞳孔、呼吸、血压、脉搏情况，脑室引流的高度，引流液的性质、颜色、量，穿刺部位的敷料包扎情况，并询问有无头痛及其他不适感觉。

护士："您好！我是34床的责任护士小张，需要核对您的姓名，请告诉我您的名字好吗？"

患者："您好！我的名字叫刘艳。"

护士："34床刘艳，刘阿姨，您好！今天是您术后第五天了吧？您感觉怎么样？"

患者："还行，头疼感觉比前几天好多了。"

护士："这说明您的病情在向好的方面发展，让我看看您的眼睛，双眼看前方，挺好，瞳孔对光反射灵敏，看看头部，无菌治疗巾清洁，头部敷料包扎很好，没有渗出，如果您头部有痒的感觉，千万不要用手去抓挠伤口，以免感染。我给您测量一下引流袋的高度，您的头不要动，引流袋要高于引流口10～20cm，我们给您调整好引流袋的高度及位置，您或家属不要自行调节，以免发生逆行感染。"

患者："我很紧张，一点也不敢动。"

护士："您也不要紧张，只要没有大幅度活动就不会有问题。"

"现在引流液颜色一天比一天变浅，由深红色逐渐变成淡红色，引流量也逐渐减少，这说明您的脑脊液循环正在逐渐恢复正常，由于您近几天按时服用降压药，我刚才为您测的血压、脉搏、呼吸情况都比较平稳。一会儿我要给您重新更换一个引流袋，您不用紧张，不接触您的伤口，不会有痛苦，更换过程中需要您配合的就是头不要随意转动，我们现在进行更换可以吗？"

患者："可以，小张，我的情况属于恢复得快的吗？"

护士："你恢复的属于正常，我回去准备一下更换引流袋的物品，我们一会儿见。"

2. 为患者更换引流袋中的沟通

护士："您好！刘艳阿姨，我还需要核对，你再告诉我您的名字好吗？"

患者："刘艳。"

护士："34床刘艳，对吧？现在我要给您更换引流袋了，您还有什么问题吗？"

患者："没有了。"

护士："那好，现在我协助您躺好，这样您舒服吗？"

关好门窗，遮挡屏风，将治疗车放于妥当位置，便于操作取物，开桶盖，洗手，戴口罩。

护士："我需要准备一下，我先消毒洗手，我们先将引流管及引流袋夹闭。"

用止血钳夹闭引流管及关闭引流袋夹子，更换无菌治疗巾。

护士："我帮您先更换无菌治疗巾，您配合我一下，您头部稍微抬高点。"

准备消毒棉球，消毒引流管与引流袋连接处两遍。

护士："我们要更换一个新的引流袋，这个高度是要高于引流管的位置10～20cm，这样才能引流的更充分。"

将新的引流袋放于治疗巾上。

需要避免污染引流管，要戴无菌手套操作，将新引流袋出口处拧紧，一手捏住引流管，一手捏住引流袋自接口处断开，将旧引流袋放在医用垃圾桶中，把新引流袋悬挂，引流袋的高度应高于脑室平面10～20cm。

护士："没有弄疼你吧？"

患者："没有，你不要担心。"

护士："我们打开止血钳，松开引流袋夹子，引流通畅，没有问题，您感觉怎样？"

患者："还好。"

护士："您在床上翻身活动时应注意引流管不要打折、弯曲、受压，或用力牵拉，以免造成引流管堵塞或脱落，如果需要做其他检查或想把床头抬高，这有呼叫器，我给您放在枕边，您可以随时与我联系，由我为您调整引流袋高度，以免引起引流液逆流再次感染，您能理解吗？"

患者："知道了，我会注意的。"

护士："您现在的卧位可以吗？用不用帮您翻翻身？"

患者："不用了，我不能移动这个高度，我可以翻身转头吗？"

护士："可以，我们固定与链接都很好，您翻身只要幅度不大绝没有问题，您好好休息吧，有事按呼叫器，我会随时来看您。"

为患者整理床被，整理物品，关桶盖，洗手，书写护理病志，收屏风。

三十八、腔闭式引流操作的语言沟通

1. 操作前对患者的评估

（1）病情：至病室评估有无呼吸困难、疼痛等护理问题以及患者对胸腔闭式引流治疗效果的主观评价等。

（2）胸腔引流情况：水柱波动情况、引流量、性状、颜色及速度，有无气泡逸出等情况。

（3）胸部局部切口情况：有无渗血、皮下气肿情况，敷料覆盖是否完好。

护士：（核对床头卡）"叔叔，您好！能告诉我您的名字吗？"

患者："王选。"

护士："我是您的责任护士小王，今天是您行胸腔闭式引流术的第2天，感觉怎么样？"

患者："挺好的。"

护士："您现在喘气还费力吗？"

患者："不费力了。"

护士："那喘气还疼吗？"

患者："有点疼。"

护士："随着您的呼吸运动，胸引管有时可能刺激胸膜或者肋间神经造成疼痛，您不用紧张，都会有这种情况发生，拔管后就好了。"

"让我看一下您胸部切口敷料情况，挺好的，没有渗出，我来摸摸您的皮肤，没有皮下气肿的发生。（右手挤管，左手控液体）您大喘气然后咳嗽一声，我要看一下水柱波动，（下蹲观察）您再咳嗽一下，您现在的水柱波动是4~6cm，在正常范围以内，水柱波动的正常说明您的胸引管是通畅的，我看气泡也没有了，胸引量和昨天差不多，但颜色可比昨天浅多了。为了保持您胸引管通畅，避免逆行感染，我一会儿为您进行胸腔闭式引流管的护理，更换引流瓶，可以吗？"

患者："可以啊。"

护士："那您现在去卫生间吗？"

患者："不去。"

护士："那您休息一下，我现在回去为您准备物品，一会儿就来，好吗？那我们一会儿见。"

2. 为患者做胸腔闭式引流护理

护士敲门，核对床头卡，携用物至病房，到患者身边。

护士："能再告诉我一次您的名字吗？32床王选是吗？现在我要为您开始操作了，您准备好了吗？我现在协助您取半卧位，如果您有头晕或者其他不舒服的感觉请随时告诉我。（摇床取半卧位）感觉怎么样？"

患者："准备好了，感觉还好。"

（1）开桶盖，洗手，戴口罩。

（2）先将引流管内引流液控入引流瓶内，再用两把止血钳双重夹闭胸引管，在患者床旁开一次性换药碗，摆放好位置，将装有碘伏的换药碗移至床旁。

（3）先松开引流管与旧水封瓶连接处，放于污物桶内，取棉球消毒管周围、横切面各两遍。放于一次性换药碗内，戴无菌手套，左手松开连接口，持引流管，右手将新引流瓶连接管与新水封瓶紧密连接。

（4）摘下手套，连同换药碗一起放车下，把旧水封瓶放车下，将新引流瓶平放于安全处，保持其低于胸腔 60～100cm，取下两把止血钳，摘口罩。

护士："王叔叔，新的胸引流瓶已经更换完毕，谢谢您的合作，您现在有什么不舒服的感觉吗？"

患者："没有啊！"

护士："那好，您现在咳嗽一下，我看看有没有水柱波动，现在有新的胸引液流出来了，说明管道通畅，水封瓶负压合适，在您戴管期间请您多做深呼吸和咳嗽锻炼有利于引流，促进肺膨胀。现在我帮您将床头摇低，这样可以吗？"

患者："可以。"

护士："您休息吧，我将呼叫器放在床头，如果您有什么需要的，可以随时叫我，我也会随时来巡视您的。"

整理用物，洗手，记录引流液量、性状及患者反应，推车离开病室。

三十九、产时会阴消毒的语言交流

1. 操作前评估

护士："您好！现在感觉怎么样？我扶您走，肚子疼吗？告诉我您叫什么名字好吗？"

患者："王红。"

护士："1 床王红，我是您的责任护士小张，您现在已经临产了，我要为您做会阴消毒，为分娩做准备。请您不要紧张。我会动作轻柔的。您还有问题吗？您如果有担心可以告诉我。"

患者："现在消毒会影响胎儿吗？有危险吗？疼吗？"

护士："您放心，这是为了您和您的孩子更安全，没有危险。我会很小心，可以吗？"

患者："可以。"

遮挡屏风。

护士："我帮您把裤子脱下来，慢一点，我扶您躺到床上（臀下铺垫巾），您觉得冷吗？需要盖被子吗？"

患者："不需要。"

护士："我要把床尾调低一点，您别紧张，请抓住床档，我会保护您的。"

2. 消毒

护士："我现在给您消毒，可能会感觉有点凉，请您不要紧张，1 床王红对吗？"

患者："是的，我叫王红。"

护士："请深呼吸，我会动作轻柔，感觉凉吗？我冲洗时请您不要抬起臀部，以免水流到后背，如果觉得宫缩肚子疼也不要左右翻动，以免影响消毒效果。"

3. 操作结束

护士："1床王红，您现在感觉怎么样？"

患者："感觉挺好，就是有点紧张。"

护士："您配合得很好，不要紧张，小宝宝一会儿就出生了，现在已经消毒好了，请不要用手去触碰消毒区域。我会在这儿陪着你，还有什么需要吗？"

患者："我现在该做什么啊？"

护士："你现在先节省体力，等待医生告诉你什么时候该怎么用力，不要紧张。"

四十、早产儿暖箱护理操作程序与语言沟通

早产儿暖箱是用科学的方法为早产儿创造一个温度和湿度均适宜的环境，保持体温稳定，提高早产儿成活率。

新生儿虽然很小，没有语言及理解能力，但是他们也喜欢美好的声音及语言，适当的语言交流也有促进新生儿生长与治疗的作用。

操作程序：

1. 操作前对患儿的评估

护士查看病历，核对床头卡及腕带信息，语言交流。

护士："是1床马力宝宝吗？张阿姨又来看你了，还记得阿姨吗？宝宝是35周早产，出生体重是1800g，现在是出生2小时。医生阿姨说宝宝早产、体重低，为了保证体温在正常范围内，要在暖箱中生活一段时间，暖箱里非常舒适和安全，阿姨现在去把暖箱预热，马上就回来了，一会儿见。"

2. 入暖箱语言交流

（1）洗手，核对床号、姓名、腕带信息，测量体温、体重。

语言沟通：即使是新生儿，也应该进行语言交流，因为他们能感到你的爱抚。

护士："1床马力宝宝，暖箱已经预热好了，我们先量个体温好不好？阿姨看看孩子的手镯，是1床马力宝宝。小腋窝有汗吗？"（没有）

护士："（10分钟后）体温36℃，阿姨看看指甲长不长，很好，再换个干净尿布，宝宝身上皮肤非常好。阿姨抱你称体重，体重是1800g，宝宝不要害怕，这样躺着舒服吧。"

护士："现在暖箱温度调到34℃，过1小时后再来给你测量体温，阿姨会一直陪着你。"

再次核对床号、姓名、腕带信息。将床头卡移至暖箱，并记录。

3. 出暖箱语言交流

护士："宝宝体重长了，吃得很好，自己能保持正常体温了，不需要暖箱了，出来好不好啊？阿姨抱你称个体重，2300g 胖多了。"

护士："衣服已经预热好了很暖和吧，穿上衣服，换个干净尿布，宝宝真帅啊。测个体温好不好啊，阿姨轻轻地。"

护士："（10 分钟后）体温 36.7℃，宝宝现在可以睡觉了，过 1 小时后阿姨给测体重，再见。"

抱出患儿，更换尿布，将患儿着装整理舒适，并记录洗手。

切断电源，放掉水槽里的蒸馏水，用消毒液擦拭清洁暖箱。

四十一、光照疗法操作程序及语言沟通

解说词：光照疗法是一种通过荧光照射治疗新生儿高胆红素血症的辅助治疗法，主要作用是使未结合胆红素转变为水溶性异构体，易于胆汁和尿液排出体外，从而降低血清胆红素的浓度。

程序：

1. 操作前对患儿评估　护士看病历，核对床头卡、腕带信息，语言交流。

护士："是 1 床马力宝宝吗？张阿姨又来看你了，还记得阿姨吗？宝宝是 38 周足月产，今天体重是 3800g，现在是出生第三天，胆红素值 220μmol/L，颜面和周身都有黄染，吃奶好，昨天 24 小时尿量 600ml，诊断为高胆红素血症，医生阿姨说今天需要照 12 小时双面蓝光，它有降低胆红素、退黄的作用，阿姨现在去把蓝光箱预热，马上就回来，一会儿见。"

2. 入箱语言沟通

（1）洗手，核对床头卡、腕带信息、测量体温、体重。

护士："1 床马力宝宝，蓝光箱已经预热好了，阿姨先给你测量个体温好不好？小腋窝有汗吗？"（没有）

护士（10 分钟后）："体温 36.5℃，阿姨看指甲长不长，长了会抓伤脸蛋的，啊，真干净。阿姨给宝宝戴个眼镜避免光线损伤视网膜，宝宝真帅啊！（把身上的粉擦掉，以免影响光疗效果。再换个干净尿布，尿布尽量靠下，增加光照面积，带个脚套防止蹭破小脚）阿姨给你脱掉衣服，身上皮肤非常好。"

护士："宝宝真听话。不要害怕，阿姨抱你称体重（体重 3800g）。宝宝不要害怕，这样躺着舒服吧。现在蓝光箱温度调到 30℃，过 1 小时再给你测量体温，如果热了就把这个门打开，渴了我们就喝点水，阿姨会一直陪着你的。"

（2）再次核对床号、姓名、腕带信息，移床头卡至蓝光箱。

（3）洗手，记录入箱时间（蓝光开始时间）。根据光疗箱的累计时间记录灯管开启时间。

3. 出箱语言沟通

（1）护士先将患儿衣服预热。

（2）洗手，核对床号、姓名、腕带。

护士："1床马力宝宝，12小时的光疗结束了，阿姨给抱出来。（称体重3800g，量体重后，放入婴儿床内）衣服已经预热好了，很暖和吧，我们把衣服穿上，阿姨把眼罩拿掉，擦干净，再换个干净尿布（袜子脱掉，将患儿衣着整理舒适，移回床头卡）。阿姨再给你测量个体温，好吗？（10min后）体温37℃，非常好，宝宝睡觉吧。过会儿阿姨再来看你，再见。"

（3）洗手，记录停止时间及灯管使用时间，并做好护理记录。

（4）切断电源，放掉蒸馏水。

四十二、新生儿脐部护理操作程序及语言沟通

1. 出生后脐带未脱落的新生儿，保持脐部清洁，预防新生儿脐炎的发生。

2. 操作前了解患儿日龄，患儿脐部情况（脐轮有无红肿，脐窝有无渗血、有无脓性分泌物、异常气味，脐带是否脱落、脱落时间）及医嘱用药情况。

操作程序：

1. 备好用物至患儿床旁前，核对医嘱、治疗卡。

护士："早上好！请问您叫什么名字？"

家长："我的名字叫玛丽。"

核对治疗本、床头卡、腕带信息。

护士："玛丽阿姨，您好！我是孩子的责任护士萧南，今天是孩子出生第二天，需要继续为孩子进行脐部护理，这样可以防止脐部感染，促进脐带尽早脱落，宝宝好吗？您看现在做可以吗？"

家长："宝宝挺好的，您现在可以做。"

护士："室内温度已经调节好了，您放心，宝宝不会冷的。"

家长："谢谢。"

2. 洗手，打开包被，更换尿裤，检查脐部情况，按不同情况给予相应脐部护理。

护士："您的宝宝脐部清洁没有感染，请放心，我现在进行消毒处理。"

解说词：提起脐带，暴露脐窝，用棉签蘸取适量的消毒液或药液，擦拭顺序为脐轮、脐窝、脐带断端处，每次使用一根棉签，可以反复数次，直至脐窝清洁无分泌物为止，以干棉签碾干脐部。

"我已经为他擦拭好了，脐部不宜包裹，保持干燥使其易于脱落，脐带未脱落前不可强行剥落，如果结扎线脱落我会通知医生给孩子及时处理的。"

3. 更换清洁衣服，将患儿包扎好。

护士："您的名字是叫玛丽吧？孩子写的是您的名字。"

家长："是的，写我的名字叫玛丽"

4. 整理床单元，整理用物。

护士："我每天都会来为您的宝宝进行脐部护理，您要努力母乳喂养，这样对宝宝的发育有益，您还有什么需要的吗？"

家长："没有。"

护士："那好，有事随时叫我，我也会经常来看宝宝的。"

5. 洗手，记录。

护士："再见！"

四十三、听诊胎心中的语言沟通

目的：妊娠 34 周以上，了解胎心是否正常，胎儿在子宫内的情况。操作前对孕妇的评估；护士在操作前了解孕妇的孕周大小、胎方位、胎动情况；了解孕妇自理能力、合作程度及耐受力，观察孕妇局部皮肤情况。

护士："早上好！我是 58 床的责任护士米娜，请告诉我您叫什么名字？"（核对床头卡。）

孕妇："你好！米娜护士，我的名字叫玛丽。"

护士："58 床玛丽，您好，您现在的感觉好吗？"

孕妇："还好，只是感觉宝宝动的没有以前强了。"

护士："您现在是孕 36 周了，可能与胎头入盆有关系，为了了解您肚中宝宝的情况，我们现在听听胎心，您看现在可以吗？"

孕妇："可以，你们听了以后，我也会放心。"

护士："我把窗户和门已经关上，防止着凉，您不要紧张，要放松。"（拉软帘或遮挡屏风，保护隐私。洗手，戴口罩。）

护士："您觉得坐起来舒服，还是躺着舒服？"

孕妇："躺着就行。"（协助孕妇取半卧位或平卧位，合理暴露腹部，冬季注意保暖，仪器置于孕妇右侧，接通监护仪电源。）

护士："玛丽，请让我轻轻来摸摸孩子的背在哪儿，您要放松配合我，非常安全，涂点膏，会有点凉，别紧张，要放松。"（双手触诊寻找胎儿背部，确认胎背后，涂膏，用多普勒胎心仪。）

护士："听到了吗，这就是孩子的心跳。"（听到如钟声表的滴答双音后，计数 1 分钟，选择宫缩后间歇期听诊。）

护士："现在测胎心是 140 次／分，完全正常。您感觉有什么不舒服吗？不舒服就告诉我。"

孕妇："米娜，听到你说正常，我就放心了。"

护士："监测毕，取下监护仪探头，我再来核对一下，58床，玛丽。"

"我帮您擦干净，您不要着急，我会协助您的"（卫生纸擦拭干净孕妇腹部，协助孕妇整理好衣服，取舒适体位，关监护仪，拔电源，放置好监护仪。）

护士："玛丽，正常的胎动在120～160次/分，您也可以自己进行监测，在监测时按照这张宣传单，也可以了解胎动的实际情况，您看还有问题吗？有事随时按指示灯。"

"您好好休息，我会随时来看您。"（洗手，做好记录。）

四十四、患者入/出院护理的语言沟通

1. 患者入院护理语言沟通

解说：患者或家属持医生签发的住院证明到住院处办理入院手续，手续办理完毕后，住院处人员立即通知相关病区值班护理人员根据患者病情做好接纳新患者的准备工作。

病房电话响：

护士（住院处）："您好！普外病房，请问有什么需要帮助吗？"

护士（门诊）："您好！这里是预诊室，现有一名患者需要住院。"

护士（住院处）："什么疾病？"

护士（门诊）："急性细菌性肺炎。"

护士（住院处）："患者是男性还是女性？"

护士（门诊）："女性，现在有空床吗？"

护士（住院处）："有空床，38床。"

护士（门诊）："我们现在就护送患者过去，请你们准备一下。"

护士（住院处）："好的。"

解说：病区值班护理人员接到住院处通知后，立即根据患者病情准备床单位。

护士（住院处）："王护士！"

护士（病区）："你好，有什么事？"

护士（住院处）："刚刚接到预诊室的通知，收入院一名急性细菌性肺炎的女患者，安排在38床，一会儿患者就过来，你先准备一下。"

护士（病区）："好的，我马上准备。"

解说：在护送患者的过程中，应注意保暖，不应停止必要的治疗。护送患者入病室后与值班人员进行交接。

护士（门诊）："你好！"

护士（病区）："你好！我是病房值班护士。"

护士（门诊）："您好！我是门诊值班护士，负责来护送李女士入院，这是她的病历"

护士（病区）："好的，谢谢，我们接到通知了。"

护士（门诊）："李女士，这是你住院的地方，您有什么事可以告诉这里的医生和护士，他们会为您解决的，您安心养病吧！"

患者："好，真心谢谢你！"

护士（门诊）："不用谢，祝您早日康复！"（退下）

护士（病区）："李女士，您好！我是您的责任护士，我叫王曼。我来帮您拿东西，现在送您去病房好吗？"

患者："好的。"

进入病房：

护士："李女士，这是您的床位，我先扶您躺下好吗？"

患者："好的。"

护士："我们会相处一段时间，我们会努力使您满意，您是做什么工作的？您希望怎样称呼您呢？"

患者："我是做教育工作的，你可以叫我的名字。"

护士："因为您的年龄比我大，那我就称呼您李老师吧，您喜欢吗？"

患者："你太客气了，这听起来很亲切。"

护士："李老师您平时工作忙吗？"

患者："哎呀！当老师的没有轻松的，整天地围着学校转，整个人呢像是上满发条的闹钟一样，一刻闲不下来。"

护士："那您这次是什么原因住院呢？"

患者："其实本来就是头疼感冒的小病，也没当回事。结果吃了几天的药不见好，还越来越严重，白天晚间都咳嗽，都没法讲课了。"

护士："那您现在感觉怎么样？"

患者："我觉得浑身酸痛，没有力气。胸口也有些疼，可能是咳嗽带的，有时候还感觉上不来气。"

护士："我为您调半卧位好吗？"

患者："这样感觉好多了。"

护士："李老师，我来介绍一下病区环境，您所住的病房正对着我们的护士站，护士站左边就是医生办公室。出门右转是卫生间，左边是开水间。为了您能更好地接受治疗，我们的探视时间是上午 10：00 到晚间 21：00。我们的诊疗和护理时间一般安排在上午，上午查房时不要离开病房，为了避免交叉感染，患者之间是不可以换床的。这里还有一些医院的规定，有时间您可以看看。"

护士："我看您是自己一个人来的，有陪护吗？"

患者："我母亲回家取东西去了，一会儿能来。"

护士:"哦!这期间您要是有什么事可以告诉我,或是我们的工作人员,我们会尽力为您解决的。"

患者:"谢谢你们!太不好意思了。"

护士:"李老师,您的主治医生是张医生,一会儿他会为您做检查的。呼叫器给您放在床头了,您有什么需要可以按呼叫器,我会随时来为您服务的。"

患者:"好的,谢谢!"

检查之后:

护士:"李老师,您检查之后,现在感觉怎么样?"

患者:"我现在放心多了,其实我这也就是个小病,是我自己小题大做了。"

护士:"您能放松是最好了!您一定要注意休息。刚才为您检查的是您的主治医生张医生,他负责为您治疗。我们病房的主任姓万,护士长姓张。一会儿主任、护士长也会来看您的。"

患者:"哦!让你们费心了。"

护士:"您住院期间为您安排的是普通饮食。我们医院有专门的营养部负责配餐。您有什么忌口的或是特殊要求的地方请您告诉我,我会为您沟通的。"

患者:"我没什么特殊的要求,什么都行。"

护士:"那好,您先休息一下,我现在去执行医嘱,一会儿我会来为您做护理处置的。呼叫器就放在床头,这期间您有什么事可以按呼叫器找我。"

患者:"好的,谢谢你!"

2. 患者出院护理的语言沟通

护士长:"李老师!您收拾东西呢?"

患者:"哟!护士长!你们都来了!"

护士:"李老师,我帮您收拾吧!"

患者:"不用了,也没什么东西。"

护士长:"李老师!出院后一定要注意身体!生活、饮食要有规律,要注意休息,不要过于操劳了。"

患者:"是得好好休息了。"

护士:"还有,您平时可以适当地增加一些小运动量的体育活动,像散步、游泳啊。随着季节的变化要适时地添加一些衣物。多吃水果、蔬菜,增强抵抗力。不要忘记1个月后来医院复查。"

患者:"我会记住的!谢谢你们!"(护送患者出门)

护士:"李老师,我帮您拿东西。"

患者:"谢谢您!"

护士长:"李老师,有一件事情需要您的帮忙。"

患者:"什么事?你们尽管说。"

护士长:"请您对住院期间我们医院的医疗、护理工作提出您宝贵的意见,以便我们不断提高医疗护理质量。"

患者："哎呀！你们的服务我非常满意！我感谢还来不及呢！"

护士："谢谢您对我们的工作给予的肯定！这些都是我们的职责所在。今后我们会继续努力！感谢您对我们工作的支持！"

患者："我应该谢谢你们才对！你们都留步吧！别送了，回去还有很多工作要忙呢。"

护士："祝您身体健康！"

患者："谢谢大家！"

四十五、预防患者摔倒护理中的语言沟通

病例：38 号患者，男，71 岁，以"右侧基底节区脑梗死"收入院，患者既往高血压病史 10 年，前列腺增生病史 3 年，目前入院 82 天，肌力Ⅵ级，仅有 1 组营养神经药物，平时睡眠 6 小时，大便正常，小便平均每日 13 次。

护士："早上好！您还记得我吗？我是您的责任护士。"

患者："我记得你王护士。"

护士："您好！昨天睡得怎么样？"

患者："不怎么好，总是起夜，折腾好几回了。"

护士："您不用着急，您现在处于康复期，需要一个循序渐进的过程。由于您有眩晕症状，会直接影响睡眠质量，而且会导致意外跌倒的发生。所以您在活动或是取用物品时一定要注意安全，一定要有人在身边陪伴。"

患者："哦！我会注意的。"

护士："那我现在将水杯、便器放在您能拿到的地方，并且我把这个红色的卡片系在您的手上，这样如果您在活动过程中遇到了困难，无论是谁看到，都会给予您帮助的。"

患者："好！谢谢！"

护士："您现在身边有陪护吗？"

患者："有，给我买饭去了。"

护士："那这段时间请您不要自己单独行动。我把床档帮您放好。呼叫器给您放在枕边了，如果您有什么需要请按呼叫器通知我好吗？"

患者："好，谢谢你王护士。"

护士："不用谢，您休息吧。"

患者按床头呼叫器。

护士来到病室，敲门。

患者："请进！"

护士："您好！请问是您按呼叫器吗？"

患者："是的。"

护士："请问您需要什么帮助吗?"

患者："我想去卫生间,你能扶我一下吗?"

护士："好的,请您不要动,我来扶您。"

放下床档,去除盖被,将左手伸入头下,右手扶肩,将患者扶坐起。

护士："请您先不要着急起身,否则会引起头晕的。"

患者："没事,我没事。"

护士："我先帮您把鞋穿上。我来扶您,请慢慢起身,慢慢走,不要着急。"
(来到卫生间门前)

护士："这里有手扶杠,蹲下和站起来时扶住它。请注意台阶。我就在门外
等您。有什么事您可以随时叫我。"

患者："好的,谢谢!"(结束后回到病房)

护士："请您先坐在床边稍等一下,我先帮您把鞋子脱掉。"

护士："您先休息一会儿,现在感觉怎么样?"

患者："好多了。"

护士："您还有什么需要我帮助的吗?"

患者："没有了,谢谢您!"

护士："好的,呼叫器给您放在枕边了,如果您有什么需要请按呼叫器通知
我。我也会定时巡视病房的,您现在休息吧!"

患者："好的。"

|四十六、压疮预防患者护理中的语言沟通|

护士："您好!能告诉我您的名字吗?"

患者："我叫刘一。"

护士："您好,刘一,我是您的责任护士张力,您现在感觉怎么样?"

患者："感觉还可以,就是长时间躺着,非常不舒服。"

护士："您要耐心一些,会越来越好的,为了减轻您背部的受压情况,现在
要为您进行压疮的预防护理。能让我看一下您背部受压的部位吗?"

患者："可以。"

护士："没问题,挺好的,没有水泡,也没有变红,请您不要担心。一会儿
我为您做压疮的预防护理,主要是改善受压部位的血液循环,防止局部组织长期
受压,造成缺血、坏死。希望您能配合我一下好吗?"

患者："好的,我的意识很清楚,不会压坏皮肤的。"

护士："即使您清醒,也可能会使皮肤变坏,还是需要进行皮肤的护理,如
果在操作过程中您有任何不适,请您随时告诉我。"

患者："你告诉我怎样做，我一定听指挥。"

护士："您需要方便一下吗？我可以协助您。"

患者："不用了，谢谢！"

护士："那好，我先去准备一下物品，我们一会儿见吧。"

护士开始操作。

护士："我现在为您擦洗背部，请您不要紧张，水凉吗？"

患者："好的，可以。"

护士："您现在感觉怎么样？"

患者："还可以。"

护士："您长期卧床，皮肤经常受到潮湿及排泄物的刺激，使皮肤的抵抗力降低容易发生压疮，所以应该每天用热水擦洗皮肤 1~2 次，感觉冷吗？"

患者："不冷。"

护士："好，我们继续吧。"

护士："现在我们要用 50% 的乙醇按摩，您感觉可以吗？"

患者："挺舒服的。"

护士："已经按摩完毕，将衣服穿好，盖上被子吧，您这样躺着舒服吗？"

患者："舒适，感觉真清爽。"

护士："感觉好多了，是吗？"

护士："我现在为您整理一下床铺。"

患者："好的。"

护士："您现在感觉怎么样，需要休息一会吗？"

患者："不用了，挺好的，谢谢！"

护士："我现在为您翻身，侧卧于铺好的一侧。"

患者："好的。"

护士："我为您垫上软枕，您现在这样侧卧舒适吗？"

患者："非常舒适，谢谢！"

护士："经常翻身是卧床患者最简单也是最有效地解除压疮的方法，一般情况下应每 2 小时翻身 1 次，如果患者皮肤受压较重，应该每 30 分钟翻身 1 次，我们要坚持做，那样就不会发生皮肤损坏。"

护士："您还有什么需要我帮忙的吗？"

患者："没有了，谢谢！"

护士："呼叫器我已经放在您的右手边了，如果您有任何需要，请您按呼叫器找我，我也会经常来看您的。"

患者："好的，谢谢。"

护士："谢谢您的配合。"

|四十七、更换床单中的语言沟通|

1. 操作前评估

护士："您好！毕宏，您现在是术后第三天了，您的伤口还疼吗？我看看您刀口敷料怎样？""您的敷料很干净，导管固定得也很好。您吃过早餐了吗？"

患者："医生换药时说我的刀口恢复得很好。"

护士："为了保持您床单位清洁，现在我要给您更换床单，您看可以吗？"

患者："可以，现在就换吧。"

2. 操作中的语言交流

护士："毕宏，您好！我们现在就更换床单，您需要用便器吗？在换床单的过程中，您不要离床，我会随时指导您如何翻身配合我的。"

患者："好的，我很重的，你辛苦了。"

护士："现在我要打开您的被子，您将双手交叉放在胸前，两腿屈曲，我来协助您，转向左侧，好，先盖好被子。这样可以吗？"

患者："这样可以。"

护士："我先将您的枕头移向对侧，您随着我的手劲移向左侧，您侧卧在这里，我给您盖上被子。"

护士："我现在给您扫床，然后给您换上新的床单，好了，我们再翻身到对侧，帮助您将这个新床单铺好。"

护士："毕宏，您现在感觉怎么样？"

患者："感觉很清爽。"

护士："我们来将枕头移过来，您先平卧一会儿，我们来更换被套。"

护士："毕宏，您的床单已经更换好了，您感觉舒服吗？"

患者："非常舒服，从心里感到干净，谢谢你了！"

护士："您的引流管都没有问题，您自己注意点，翻身时不要动作太大，您还有需要我帮助的问题吗？"

患者："没有。"

护士："您休息吧。"

附录 常用护理参考值

一、各种导管的插入深度、更换时间

1. 吸氧鼻导管：鼻尖至耳垂长度的 2/3。
2. 导尿管：男 20~22cm（相当于导尿管的 1/2 长度），见尿液流出再插入 1~2cm。
   女 4~6cm，见尿液流出再插入 1~2cm。
   长期留置尿管者根据尿培养结果及医嘱更换尿管。
3. 胃管：45~55cm（相当于患者发际到剑突的长度或鼻尖经耳垂至剑突的长度）。
4. 十二指肠管：75cm。
5. 肛管：不保留灌肠 7~10cm，保留灌肠 15~20cm。
6. 气管套管：银质套管，每 4 小时煮沸消毒更换 1 次。

二、各种溶液的浓度、温度

1. 输入液体加温：<34℃。
2. 灌肠液
（1）大量不保留灌肠
①常用溶液浓度：0.1%~0.2%肥皂水，等渗盐水，降温时用等渗冰盐水。
②液量：成人每次用 500~1000ml，小儿根据年龄酌减，每次用 200~500ml。
③温度：39~41℃，降温时用 28~32℃，中暑患者可用 4℃等渗盐水。
④压力：液面距肛门 40~60cm。
（2）小量不保留灌肠
①常用溶液浓度：1，2，3，溶液（即 50%硫酸镁 30ml，甘油 60ml，温开水 90ml）。
②液量：成人每次用 100~200ml。
③温度：39~41℃。
④压力：液面距肛门约 40~60cm。
（3）保留灌肠
①常用溶液浓度：10%水合氯醛液；20%黄连素液；0.5%~1%新霉素液。
油剂（即甘油 50ml，加等量温水）。多用于老人、体弱者、小儿或孕妇。

②液量：不超过 200ml。

③温度：39～41℃。

④压力：液面距肛门不超过 30cm。

3. 鼻饲饮食温度：38～40℃。

4. 洗胃水温：38～40℃。

5. 温水擦浴水温：34℃（降温时用）。

6. 床上浴水温：40～43℃。

7. 床上洗头水温：40～45℃。

三、各种过敏试验液的浓度及注入剂量

1. 青霉素试验

浓度：每毫升含 200～500 单位青霉素 G 等渗盐水溶液。

注入剂量：20～50 单位（即每毫升含 200～500 单位的青霉素 G 等渗盐水溶液 0.1ml 作皮内注射）。

2. 普鲁卡因试验

浓度：0.25% 奴夫卡因溶液

注入剂量：取 0.25% 奴卡因溶液 0.1ml 作皮内注射。

3. 破伤风抗毒素试验

浓度：每毫升含 150 个国际单位的破伤风抗毒素溶液。

注入剂量：15 单位（即取每毫升含 150 个国际单位的破伤风抗毒素溶液 0.1ml 作皮内注射）。

4. 细胞色素 C 试验

浓度：每毫升 0.75mg 的细胞色素 C 溶液。

注入剂量：0.075mg（即取每毫升含 0.75mg 的细胞色素 C 溶液 0.1ml 作皮内注射）。

5. 碘试验

浓度：30% 泛影葡胺溶液。

注入剂量：取 30% 泛影葡胺溶液 0.1ml 作皮内注射。

6. 链霉素试验

浓度：每毫升含 2500 单位链霉素等渗盐水溶液。

注入剂量：250 单位（即取每毫升含 2500 单位链霉素等渗盐水溶液 0.1ml 作皮内注射）。

7. 头孢菌素类药物

浓度：每毫升含 0.5mg 头孢菌素等渗生理盐水溶液。

注入剂量：0.05mg（即取每毫升含 0.5mg 头孢菌素等渗生理盐水溶液 0.1ml 作皮内注射）

四、注射时针头与皮肤的角度

1. 皮内注射：针头和皮肤呈 5°角刺入皮内。

2. 皮下注射：针头和皮肤呈 30°～40°角刺入皮下。

3. 肌内注射：针头和皮肤呈 90°角刺入肌肉。

4. 静脉注射：针头和皮肤呈 15°～30°角静脉上方或侧方刺入皮下再沿静脉方向潜行刺入。

每分钟输入液体的滴数计算公式（7 号针头）：

输入液总量（毫升数）÷输液小时数＝每小时输入毫升数

每小时输入毫升数÷60＝每分钟输入毫升数

每分钟输入毫升数×20＝每分钟的滴数

五、氧气吸入流量

1. 缺氧症状

（1）轻度缺氧

　　症状　无明显的呼吸困难，仅有轻度发绀，神志清楚。

　　血气分析　动脉血氧分压（PaO_2）为 50～70 毫米汞柱，二氧化碳分压（$PaCO_2$）大于 50 毫米汞柱。

（2）中度缺氧

　　症状　发绀明显，呼吸困难，神志正常或烦躁不安。

　　血气分析　氧分压为 35～50 毫米汞柱，二氧化碳分压大于 70 毫米汞柱。

（3）重度缺氧

　　症状　显著发绀，三凹征明显，患者失去正常活动能力，呈昏迷或半昏迷状态。

　　血气分析　氧分压在 35 毫米汞柱以下，二氧化碳分压大于 90 毫米汞柱。

2. 氧气吸入的适应证

血气分析检查是用氧的指标，当患者的动脉血氧分压（PaO_2）低于 50 毫米汞柱时（正常值为 80～100 毫米汞柱，50 毫米汞柱为最低限值），则应给予吸氧。

3. 吸入流量

心脏病：肺水肿者：4～6 升/分。

无二氧化碳潴留者：2～4 升/分。

缺氧合并严重二氧化碳 1～2 升/分。

儿童：1～2 升/分。

4. 氧气筒

筒内可耐高压达 150 个大气压（即 150 千克/平方厘米）容纳氧气约

6000 升。

5. 氧气压力表

以千克/平方厘米表示。如指针在 120 刻度处，则表示筒内压力为 120 千克/平方厘米。

6. 氧气流量表

用以测量每分钟氧气流出量。流量表有两种：一种流量表内装有浮标，当氧气通过流量表时，即将浮标吹起，从浮标上端平面所指刻度，可以测知每分钟氧气的流出量；另一种流量表为汞柱式，在刻度 500 毫升以下流量以毫升/分钟计算，在 500 毫升以上则以升/分计算。

7. 氧气湿化瓶

瓶内装入 1/3 或 1/2 的无菌注射用水，并有长短管各一根，长管和流量表相连，短管和鼻导管相连。

如为急性肺水肿患者吸氧时，湿化瓶内应改盛 20% ~ 30% 乙醇，可降低肺泡内泡沫的表面张力，使泡沫破裂，可扩大气体和肺泡壁接触面，使气体易于弥散，改善气体交换功能。

8. 氧浓度和氧流量的换算公式

$$吸氧浓度（\%）= 21 + 4 \times 氧流量（升/分钟）$$

9. 氧气筒内氧气的贮存量和可供小时数的计算法

$$氧气筒内氧气量 = \frac{氧气筒的容积（升）\times 压力表所指压强（kg/m^2）}{1 个大气压强（1kg/m^2）}$$

$$氧气筒内氧气可供小时数 = \frac{氧气筒内氧气量（升）- 氧气筒容积（升）}{每分钟用量（升）\times 60 分钟}$$

10. 用氧注意安全做好四防：防震、防火、防热、防油。氧气筒距火至少 5 米，距暖气 1 米。

六、压力单位换算

1. 压力单位换算：1kPa = 7.5mmHg。

2. 血压压力单位换算表

kPa	mmHg	kPa	mmHg
40	300	20	150
38	285	18	135
36	270	16	120
34	255	14	105
32	240	12	90
30	225	10	75

kPa	mmHg	kPa	mmHg
28	210	8	60
26	195	6	45
24	180	4	30
22	165	2	15
20	150	0	0

七、破伤风抗毒素脱敏注射法

次数	抗毒血清	等渗盐水	注射法
1	0.1 毫升	0.9 毫升	肌内注射
2	0.2 毫升	0.8 毫升	肌内注射
3	0.3 毫升	0.7 毫升	肌内注射
4	余量	稀释至 1 毫升	肌内注射

八、各种药物中毒的灌洗溶液和禁忌药物

药物	服用或灌洗溶液	禁忌药物
酸性物	镁乳、蛋清水、牛奶	强酸药物
碱性物	5% 醋酸、白醋、蛋清水 、牛奶	强碱药物
氰化物	饮 3% 过氧化氢后引吐，1∶15000 ~ 1∶20000 高锰酸钾洗胃	
敌敌畏	2% ~4% 碳酸氢钠，1% 盐水 1∶15000 ~ 1∶20000 高锰酸钾洗胃	
1605，1059 乐果（4049）	2% ~4% 碳酸氢钠洗胃	高锰酸钾洗胃
敌百虫	1% 盐水或清水洗胃，1∶15000 ~ 1∶20000 高锰酸钾洗胃	碱性药物
DDT，666	温开水或生理盐水洗胃，50% 硫酸镁导泻	油性泻药
酚类，来苏尔（煤酚皂），苯酚	用温水、植物油洗胃至无酚味为止，洗胃后多次服用牛奶、蛋清水保护胃黏膜，1∶15000 ~ 1∶20000 高锰酸钾洗胃	

续表

药物	服用或灌洗溶液	禁忌药物
巴比妥（安眠药）	1:15000~1:20000 高锰酸钾洗胃，硫酸钠导泻	
异烟肼（雷米封）	同上	
灭鼠药（磷化锌）	1:15000~1:20000 高锰酸钾洗胃，0.1% 硫酸铜洗胃，0.5%~1% 硫酸铜溶液每次 10 毫升，每 5~10 分钟服一次，配合用压舌板等刺激舌根引吐	鸡蛋、牛奶、脂肪及其他油类食物

九、常用血清标本的取量、正常值和注意事项

检验项目	采血量（ml）	标本容器	正常值	禁忌药物
血沉	1.6	3.8% 枸橼酸钠溶液 0.4ml	男性 0~15mm/h 女性 0~20mm/h	血和抗凝剂充分混匀及时送检
血糖	1.0	氯化钠和草酸钾混合 0.2ml	成人空腹血糖 3.9~6.1mmol/L 2 小时血糖 <7.8mmol/L	充分混匀及时送检
二氧化碳结合力	3.0	10% 草酸钾溶液 0.2ml	20~30mmol/L 或 50~70Vol%	抽血后立即送检
非蛋白氮	2.0	同上	14.3~25.0mmol/L	充分混匀
尿素氮	2.0	同上	成人 3.2~7.1mmol/L 婴儿、儿童 1.8~6.5mmol/L	充分混匀
尿酸	2.0	同上	男性 150~416μmol/L 女性 89~357μmol/L	充分混匀
血氨	5.0	肝素抗凝管	5.88~35.30μmol/L	半小时内送检，事先和化验室联系
可溶性纤维蛋白单体复合物	2.0	10% 草酸钾溶液 0.2ml	ELISA 法（48.5+15.6）mg/L 放射免疫法（50.5+26.1）mg/L	充分混匀

检验项目	采血量（ml）	标本容器	正常值	禁忌药物
凝血酶原时间	1.8	8% 草酸钠溶液 0.2ml	不同方法、不同试剂，检测结果差异较大，需设置正常对照值；测定值超过正常对照值 3 秒以上为异常	及时送检
总胆红素	2.0	不抗凝	3~5 天 68~137μmol/L 成人 3.4~17.1μmol/L	空腹血
黄疸指数	2.0	不抗凝	成人 <17.1μmol/L	空腹、严防溶血
丙氨酸氨基转移酶	1.0	不抗凝	速率法 5~40U/L	同上
天门冬氨酸氨基转移酶	1.0		速率法 8~40U/L	同上
碱性磷酸酶	2.0	不抗凝	磷酸对硝基苯酚速率法（37℃）： 男性 45~125U/L 女性 30~100U/L（20~49 岁） 50~135U/L（50~79 岁）	严防溶血
血清淀粉酶	3.0	抗凝 10% 草酸钾溶液或不抗凝	35~135U/L	
乳酸脱氢酶	3.0	不抗凝	速率法 120~250U/L	严防溶血
胆固醇酶	2.0	不抗凝	合适水平 <5.20mmol/L 边缘水平 5.20~6.20mmol/L	同上
白蛋白（A）/球蛋白（G）	1.5	同上	(1.5~2.5)∶1	严防溶血
蛋白电泳	1.0	不抗凝	醋酸纤维素膜法： 白蛋白 0.62~0.71（62%~71%） α₁ 球蛋白 0.03~0.04（3%~4%） α₂ 球蛋白 0.06~0.10（6%~10%） β 球蛋白 0.07~0.11（7%~11%） γ 球蛋白 0.09~0.18（9%~18%）	严防溶血

续表

检验项目	采血量（ml）	标本容器	正常值	禁忌药物
血钾	2.0	不抗凝	3.5～5.5mmol/L	严防溶血
血钠	1.0	不抗凝	135～145mmol/L	严防溶血
血钙	2.0	不抗凝	总钙2.25～2.58mmol/L 离子钙1.10～1.34mmol/L	严防灰尘污染
肥达反应	2.0	不抗凝	直接凝集法： 伤寒 H＜1:160，O＜1:80； 副伤寒甲、乙和丙＜1:80	严防溶血
血清抗链球菌溶血素"O"试验	3.0	不抗凝	阴性［乳胶凝集试验（LAT）］	不抗凝
甲胎蛋白	3.0	不抗凝	＜25μg/L	防止溶血
乙型肝炎表面抗原（HBsAg）	2.0	不抗凝	ELISA 法或放射免疫分析法： 阴性	空腹血、防止溶血

十、医院常用食品的含水量粗略估计

种类（食物名称数量）	数量	单位	含水量（ml）
牛奶	1	碗	200～220
藕粉（藕粉25g）	1	碗	220～250
蒸蛋（鸡蛋45g）	1	碗	190～210
流汁	1	碗	240～280
大米干饭（50g）	1	刃	100
大米粥（50g）	1	碗	300～350
菜肉包子（面粉50g）	1	刃	50

种类（食物名称数量）	数量	单位	含水量
馒头（面粉 50g）	1	刃	25
面包（面粉 50g）	1	刃	25
蒸水饺	1	刃	70
馄饨（面粉 90g）	1	碗	270
带菜面（面粉 50g）	1	刃	200～220
炒鸡蛋（蛋 45g）	1	个	30
红烧鱼（鱼 100g）	1	碟	80～100
炒肉丝（瘦肉 100g）	1	碟	50～80
炒青菜（青菜 175g）	1	盘	120～150
油条（面粉 50g）	1	刃	20
蛋糕（面粉 50g）	1	刃	20～25
蔬菜	1	盘	160～200
半荤菜	1	盘	160～200
带汤菜	1	碗	300～350
鸡蛋（煮）	1	只	30
咸蛋（煮）	1	只	30
皮蛋	1	只	35
草莓	1	刃	43
香蕉	1	刃只	23
广柑	1	刃只	34
甜橙	1	刃只	30
梨	1	刃只	66
福橘	1	刃	30
苹果	1	只	30

十一、静脉输液液体与添加剂的配伍禁忌

静脉输液液体	配伍禁忌
氨基酸	不得添加任何药物，这类输液可降解对酸不稳定的药物，与青霉素可形成具有过敏原作用的络合物，亦可与药物结合或与药物形成络合物

静脉输液液体	配伍禁忌
血液	不得加任何药物，因血液不透明，不便识别它同药物的配伍禁忌
右旋糖酐 低分子右旋糖酐注射液 中分子右旋糖酐注射液 高分子右旋糖酐注射液	不得添加：氨基己酸，氨苄青霉素，维生素 C，氯丙嗪，金霉素，可溶性巴比妥盐，维生素 K，异丙嗪或链激酶。各种右旋糖酐注射可降解不稳定的药物，亦可与药物结合形成络合物
葡萄糖 例如： 葡萄糖静脉注射液 葡萄糖注射液 果糖 例如： 果糖静脉注射液 果糖注射液	不得添加：氨茶碱，可溶性巴比妥盐，维生素 B_{12}，红霉素，氢化可的松，卡那霉素，新生霉素，可溶性磺胺类，或华法林。如果在输液中加入氨苄青霉素和甲氧苯青霉素，则应分别在 4 小时和 8 小时内输注完，并且在较长时间内不得输注肝素
电解质 例如：氯化钾注射液 氯化钾和葡萄糖静脉注射液 氯化钾和氯化钠静脉注射液	这些注射液通常是弱酸性和中性，它们与许多药物的化学相容性已被确认，但对那些与它们合用后稳定性没有完全确认的药物，若要与其合用需谨慎
林格注射液 复方氯化钠注射液	不得加入林格液的药物有：两性霉素，促皮质素，间羟胺，去甲肾上腺素或四环素
氯化钠静脉注射液 氯化钠和葡萄糖静脉注射液 氯化钠注射液 葡萄糖氯化钠注射液	不得加入含氯化钠注射液的药物：两性霉素
乳酸钠静脉注射液 复方乳酸钠静脉注射液 乳酸钠林格氏注射液	不得加入含乳酸钠注射液的药物：两性霉素，甲乙炔巴比妥，呋喃妥因，新生霉素，琥珀胆碱，四环素或硫喷妥
脂肪乳剂	不得向脂肪乳剂中加任何药物或电解质：因为这些添加剂可"破乳"或引起脂肪小球聚集

静脉输液液体	配伍禁忌
甘露醇	不得将氯化钾和其他电解质或任何其他药物加入 20% 或 25% 甘露醇溶液；若加入很可能盐析出甘露醇，不得向任何浓度的甘露醇溶液中添加促皮质素，可溶性巴比妥盐，去甲肾上腺素，间羟胺，琥珀胆碱，四环素类等药物
碳酸氢钠 例如：碳酸氢钠静脉注射液 碳酸氢钠注射液	不得将下列药品加入碳酸氢钠溶液中：氯化钙，葡萄糖酸钙，各种药物的钙盐，促皮质素，多巴酚丁胺，氢可的松，氢吗啡酮，胰岛素，甲氧苯青霉素，麻醉药品盐类，去甲肾上腺素，戊巴比妥，普鲁卡因，链霉素，四环素类，硫喷妥，万古霉素，若将氨苄青霉素或邻氯青霉素加入碳酸氢钠输液中，则须分别在 6 小时和 8 小时内滴完
山梨醇 例如： 山梨醇静脉注射液 山梨醇注射液	药物与这种液体发生配伍禁忌报道极少：这种液体 pH 值通常为 6.5 ~ 7.5；山梨醇在水中的溶解度为 1:0.5；若将药物加入 30% 的山梨醇溶液中，不会有析出结晶的危险。在缺乏资料依据的情况下加药要谨慎。若有配伍禁忌迹象（如出现浑浊、沉淀或变色）则应将药液废弃

十二、常见药物的体外配伍禁忌

药物	与其配伍禁忌的药物
氨茶碱	肾上腺素，乙胺碘呋啶，头孢匹林，氯丙嗪，克林霉素，铜离子，促皮质素，地塞米松，晕海宁，多巴酚丁胺，红霉素，肼屈嗪，氢化可的松，羟嗪，异丙肾上腺素，乳糖，6 – 甲强的松龙，麻醉药品镇痛药（如盐酸吗啡），去甲肾上腺素，土霉素，苯妥英，青霉素钾盐，普鲁卡因，丙氯拉嗪，丙嗪，异丙嗪，碘胺异噁唑，万古霉素
两性霉素	所有电解质，抗组胺药，青霉素，钙盐，羧苄青霉素，氯丙嗪，多巴胺，利多卡因，庆大霉素，卡那霉素，间羟胺，甲基多巴乙脂，呋喃妥因，土霉素，多黏菌素，普鲁卡因，依地酸钙钠，类固醇，链霉素，四环素，维拉帕米，丙氯拉嗪，紫霉素，维生素 B 和 C 以及其他可与两性霉素产生沉淀的药物

药物	与其配伍禁忌的药物
氨苄青霉素	肾上腺素，氨基酸，水解蛋白，阿托品，氯化钙，葡萄糖酸钙，氯霉素，氯丙嗪，金霉素，多巴胺，红霉素，庆大霉素，肼屈嗪，氢化可的松，卡那霉素，林可霉素，间羟胺，去甲肾上腺素，新生霉素，土霉素，戊巴比妥，苯巴比妥，多粘菌素，丙氯拉嗪，链霉素，磺胺异噁唑，琥珀胆碱，四环素，硫喷妥，B 族维生素，维生素 C
青霉素	两性霉素，头孢噻吩（先锋霉素Ⅰ），氯丙嗪，红霉素，羟嗪，林可霉素，间羟胺，去甲肾上腺素，土霉素，苯妥英，丙嗪，异丙嗪，四环素，硫喷妥，万古霉素，B 族维生素，维生素 C
葡萄糖酸钙	两性霉素，头孢噻吩，羟嗪，新生霉素，土霉素，苯妥英，氢化泼尼松，丙氯拉嗪，丙嗪，异丙嗪，碳酸氢钠，链霉素，四环素，万古霉素
羧苄青霉素	丁胺卡那霉素，两性霉素，氯霉素，红霉素，庆大霉素，氢化可的松，卡那霉素，林可霉素，土霉素，苯妥英，异丙嗪，链霉素，拟交感胺，四环素，托布拉霉素，B 族维生素，维生素 C，羧苄青霉素溶液应避光
头孢噻啶（先锋霉素Ⅱ）（含有头孢噻啶的各种输液 6 小时后发生变化）	红霉素，土霉素，苯福林（去氧肾上腺素），多黏菌素 B，四环素，所有巴比妥盐（6 小时内头孢噻啶效力下降 10%～15%），所有抑菌的抗生素（降低活性）
氯霉素	苯甲醇，葡萄糖红霉素和乳糖红霉素，氢化可的松，羟嗪，新生霉素，土霉素，苯妥英，多黏菌素 B，丙氯拉嗪，异丙嗪，磺胺嘧啶，四环素，曲吡那敏，万古霉素
扑尔敏	氯化钙、胆影葡胺注射液，去甲肾上腺素，戊巴比妥
氯丙嗪	氨茶碱，两性霉素，氨苄青霉素，不溶性巴比妥盐，青霉素，氯霉素，氯噻嗪，邻氯青霉素，香苯，乙胺，甲氧西林，可溶性硫胺类药物
邻氯青霉素	0.125% 四丁酚醛喷雾液，氯丙嗪，红霉素，庆大霉素，土霉素，多黏菌素 B，四环素，维生素 C。据报道邻氯青霉素与可利菌素甲磺酸和卡那霉素合用，可使药效降低。不得将邻氯青霉素加到乳酸盐溶液或 pH < 4 的糖溶液中，醋酸根离子，碳酸氢根，磷酸二氢根和磷酸一氢根，枸橼酸，枸橼酸二氢盐和枸橼酸一氢盐等可使邻氯青霉素降解

药物	与其配伍禁忌的药物
可利菌素甲磺酸	头孢噻吩，头孢噻啶，金霉素，氢化可的松，羟嗪，卡那霉素，甲氧西林，四环素，可利菌素甲磺酸钠溶液应避光保存
安定	安定与贮存在聚氯乙烯袋（而不是玻璃或聚乙烯容器）中的葡萄糖（或含盐）输液混合后4小时，浓度下降10%以上
盐酸多巴酚丁胺	若将它与含有碱性药物的葡萄糖或输液混合，则会发生变色、浑浊或沉淀。这些药物是：氨茶碱，布美他尼，氯化钙，葡萄糖酸钙，安定，呋喃苯胺酸，普通胰岛素，苯妥英钠，碳酸氢钠和维拉帕米（异搏定）
红霉素琥珀酸乙酯 葡庚糖酸红霉素 乳糖酸红霉素	氨苄青霉素，邻氯青霉素 丁胺卡钠霉素，羟羧青霉素，头孢噻啶，头孢噻吩，头孢唑林（先锋霉素 V），氯霉素，可利菌素甲磺酸，肝素，新生霉素，戊巴比妥，苯妥英，水解蛋白，司可巴比妥，链霉素，四环素，硫喷妥，复合维生素 B，氯化钠等药物溶液 酸性物质，氨茶碱，氨苄青霉素，羟苄青霉素、头孢噻吩，维生素 C
呋喃苯胺酸	所有患者药物，所有酸性静脉注射液，后者限于 2ml 注射液。而 25ml 安瓿（含 250mg 呋喃苯胺酸）则可有氯化钠静脉输注液（BP）或林格注射液稀释，但不能用葡萄糖溶液（因 pH 值较低）稀释
庆大霉素	两性霉素，头孢噻吩，氯霉素，红霉素，肝素，可溶性磺胺药，各种青霉素（可使庆大霉素丧失活性），链霉素或卡那霉素（毒性增强），普卡西林（庆大霉素失活）
肝素 （溶液 pH<6 则肝素很快失活；肝素在葡萄糖注射液中时间过长，则不得输注）	青霉素，氯丙嗪，茶苯海明（晕海宁），红霉素，庆大霉素，氢化可的松，羟嗪，卡那霉素，甲氧西林，新生霉素，丙氯拉嗪，丙嗪，异丙嗪，链霉素，四环素，万古霉素
肼屈嗪（肼苯哒嗪）	氨茶碱，氨苄青霉素，氢化可的松，美芬丁胺（恢压敏），美索比妥，苯巴比妥，依地酸钙钠，氯噻嗪，磺胺嘧啶，磺胺二甲基嘧啶，维拉帕米（异搏定）

续表

药物	与其配伍禁忌的药物
氢化可的松琥珀酸钠（不得加到 pH 值过高或过低的液体中）	氨苄西林，氯化钙，葡萄糖酸钙，氯霉素，头孢噻吩，氯丙嗪，多黏菌素 E，茶苯海明，肝素，卡那霉素，新生霉素，四环素类，万古霉素
卡那霉素	氨苄西林，两性霉素，钙盐，头孢噻吩，氯唑西林，庆大霉素，肝素，氢化可的松，甲氧西林，美索比妥，呋喃妥因，苯巴比妥，苯妥英，丙氯拉嗪，可溶性磺胺药
阿莫西林	丁胺卡那霉素，两性霉素，氯霉素，红霉素，庆大霉素，氢化可的松，卡那霉素，林可霉素，土霉素，苯妥英，异丙嗪，链霉素，拟交感胺，四环素，托布拉霉素，B 族维生素，维生素C，阿莫西林溶液应避光
多黏菌素	两性霉素，头孢匹林，头孢噻吩，头孢唑林，氯霉素，氯噻嗪，氯唑西林，肝素，呋喃妥因，泼尼龙，四环素。硫酸多黏菌素 B 溶液应避光保存
氯化钾	脂肪乳剂，20% ～25% 甘露醇溶液
泼尼龙磷酸钠（氢化泼尼磷酸钠）	氯化钙，葡萄糖酸钙，茶苯海明，多黏菌素 B，丙氯拉嗪，异丙嗪
异丙嗪	氨茶碱，巴比妥类，青霉素，阿莫西林，氯霉素，氯噻嗪，右旋糖酐，茶苯海明，磺碘酮，香草二乙胺肝素，氢化可的松，甲氧西林，硫酸吗啡，呋喃妥因，苯妥英，泼尼龙，放射造影剂，磺胺二甲嘧啶，磺胺异噁唑
磺胺类 磺胺嘧啶钠 磺胺二甲基嘧啶钠 （与葡萄糖和果糖溶液有配伍禁忌）	酸性电解质，氯霉素，氯丙嗪，庆大霉素，肼屈嗪，胰岛素，右旋糖酐铁，卡那霉素，林可霉素，间羟胺，甲氧西林，甲基多巴，麻醉药品盐类，去甲肾上腺素，普鲁卡因，丙氯拉嗪，异丙嗪，链霉素，四环素，万古霉素
四环素	两性霉素，氨苄西林，异戊巴比妥，青霉素，阿莫西林，头孢噻吩，氯霉素，氯噻嗪，氯唑西林，茶苯海明，甲基多巴，呋喃妥因，新生霉素，戊巴比妥，苯巴比妥，苯妥英，多黏菌素B，司可巴比妥，维生素 B，碳酸氢钠，磺胺嘧啶，磺胺异噁唑，硫喷妥，华法林，四环素溶液应避光保存

药物	与其配伍禁忌的药物
硫喷妥	酸、酸性盐，丁胺卡那霉素，青霉素，头孢匹林，氯丙嗪，克林霉素，葡萄糖，茶苯海明，茶海拉明，麻黄碱，氢吗啡酮，胰岛素，转化糖，乳酸盐林格液，果糖，间羟胺，去氧麻黄素，硫酸吗啡，麻醉药品盐类，去甲肾上腺素，青霉素，喷他佐辛（镇痛新），哌替啶，纤维蛋白溶酶，普鲁卡因，丙安拉嗪，丙嗪，水解蛋白，碳酸氢钠，磺胺异噁唑，琥珀胆碱，四环素，三乙醇胺
万古霉素	在输液中不可与甲氧西林，替卡西林，青霉素等配伍
盐酸维拉帕米（异搏定）	在葡萄糖或盐类输液中与下列药物有配伍禁忌，可发生变色、浑浊或沉淀。这些药物是：白蛋白，两性霉素 B，多巴酚丁胺，肼屈嗪和复方新诺明
维生素 B	氨茶碱，两性霉素，可溶性巴比妥盐类，氯霉素，氯丙嗪，红霉素，氢化可的松，新生霉素，丙氯拉嗪，可溶性磺胺类药物，四环素

＊呋喃妥因和盐酸四环素在氯化钠注射液中是可以配伍的。

十三、可能使粪便变色的药物

药物	产生的颜色
抗酸药、氢化铝类药剂	白色或有斑点
蒽醌类	黄色至绿色
口服抗生素	灰绿色
所有抗凝药	粉红色至红色或黑色＊
含铋制剂	绿黑色
活性炭	黑色
低铁盐	黑色
肝素	粉红色至红色或黑色＊
消炎痛	绿色
羟基保泰松	粉红色至红色或黑色＊
保泰松	粉红色至红色或黑色＊
扑蛲灵	红色
利福平	橙红色
水杨酸盐，阿司匹林	粉红色至红色或黑色＊

＊这种颜色表明可能有肠出血。

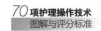
十四、可能使尿变色的药物

药物	产生颜色
氨基比林	红色
阿米替林	蓝绿色
蒽醌类	黄至红或红棕色
安替比林	黄至红色
氯喹	锈黄色至棕色
大黄泻素	在碱性尿时为粉红色至红或红棕色
低铁盐	黑色
呋喃唑酮	锈黄至棕色
消炎痛	绿色
山梨醇铁	黑色
左旋多巴	放置时变暗黑色
甲基多巴	放置时变暗黑色
亚甲蓝	蓝绿色
甲硝基羟乙唑	暗黑色
呋喃妥因	锈黄至棕色
非那西汀	放置时变暗棕色至黑色
酚酞	有碱性尿时为粉红至红色
吩噻嗪类	粉红至红色或红棕色
苯琥胺	粉红至红色或红棕色
苯妥英	粉红至红色或红棕色
伯氨喹	锈黄至棕色
奎宁	棕至黑色
间苯二酚	暗绿色
核黄素	黄色
利福平	亮橙红色
水杨酸偶氮磺胺吡啶	在碱性尿时为橙黄色
磺胺类	锈黄色至棕黑色
氨苯蝶啶	淡黄色荧光
华法林	橙黄

十五、乙肝病毒标志物化验结果的判断

乙肝病毒血清学标志物组合					判断		
表面抗原	表面抗体	e抗原	e抗体	核心抗体	临床疾病	传染性	治疗需求
+	−	+	−	−	急性乙肝 慢性乙肝	有	需要
+	−	+	−	+	急性乙肝 慢性乙肝	有	需要
+	−	−	+	+	急性乙肝携带者 慢性乙肝恢复 状态	低	DNA阳性需 治疗阴性 者随访
+	−	−	−	−	HBsAg携带者	一般无 建议查DNA	随访
−	+	−	+	+	恢复期	无	不需
−	+	−	+	−	恢复期	无	不需
−	+	−	+	−	恢复期或 注射疫苗后		

注：检测乙肝病毒脱氧核糖核酸（HBN－DNA）阳性表示有传染性，病毒在复制。